U0279514

脑科学的故事

（第三版）

顾凡及　编著

上海科学技术出版社

图书在版编目（CIP）数据

脑科学的故事 / 顾凡及编著. -- 3 版. -- 上海：
上海科学技术出版社，2024. 8. -- ISBN 978-7-5478
-6705-1

Ⅰ. R338.2-49

中国国家版本馆CIP数据核字第20247TW831号

脑科学的故事（第三版）

顾凡及　编著

上海世纪出版（集团）有限公司
上 海 科 学 技 术 出 版 社　出版、发行
（上海市闵行区号景路159弄A座9F-10F）
邮政编码201101　www.sstp.cn
上海光扬印务有限公司印刷
开本 787×1092　1/16　印张 21.5
字数 268千字
2011年6月第1版
2024年8月第3版　2024年8月第1次印刷
ISBN 978-7-5478-6705-1 / N·276
定价：98.00元

本书如有缺页、错装或坏损等严重质量问题，请向印刷厂联系调换

人类所知的宇宙间最复杂的物质是人类的大脑。探索大脑的奥秘是人类不懈的追求。将大脑研究历史上有趣的科学故事，用高中学生都能理解的语言，生动地向读者描述，是一件十分有意义的事情，但又是一件不容易的事情。脑科学或神经科学是当前生命科学发展最令人瞩目的领域之一，要将有关的科学内容写成既不是教科书的简写本，又不是卡通式的概念介绍，而是有一定知识深度、令人兴趣盎然的书，不是一般作者所能够完成的。显然，顾凡及先生用了 4 年时间写成的《脑科学的故事》一书是在这方面的一个有益尝试。

这本书以严谨的科学态度将脑科学研究历史中的一些重要故事，经过严格的考证和挑选后，生动地介绍给读者。其中每个故事都是经得起推敲而又活泼生动的，这是本书的一个特点。兴趣是做任何工作的巨大动力。期望这本关于脑科学的书对提高读者的科学兴趣起到一定的推动作用。

这本书以脑的认知功能为主线，向读者介绍了从神经元到脑的高级功能，乃至意识、情绪等方面科学家的研究故事。其中穿插有科学家锲而不舍的研究精神和动人个性，有科学研究过程的趣闻和失败，还有正确的科学结论如何在认识的反复中最后得以确立的故事等。它告诉读者，在科学面前，不存在"少数服从多

序

数的原则"，也不存在绝对权威，真理往往掌握在少数人的手里，实践或历史是检验真理的唯一标准。这些故事无疑地有益于培养青年读者的科学精神和素养，有益于激励他们去进行科学实验，质疑已知、探求未知。从这个意义上说，本书所述的故事也可供广大中学老师乃至大学老师在教学中作为参考之用。

这本科普读物的显著特点——图文并茂，使得本书的可读性大大提高。简单明了的插图把文字叙述难以讲清的事情变得一目了然，同时使读者印象深刻，难以忘怀。更须提到的是，作者与时俱进地在书中给出了许多很有用的网站和参考书目，为读者进一步深入探索创造了有利的条件。

作者顾凡及教授从复旦大学数学系毕业后，便从事生物控制论和计算神经科学的教学和科研工作达40多年。他是我国当年从数理学科出发、高度跨学科地研究脑科学的少数专家之一。可以想象，作为一个数学背景的人要进入脑科学领域并有所成就，他所付出的巨大努力和得到的亲身经验！这些也是他写作本书的极好条件。本书的出版是他退休后为我国科学普及事业所做的一个重要贡献。作为顾凡及教授的挚友和同事，我欣然为本书作序。

寿天德

2004年退休以后，一直想做一点自己感兴趣、而在上班期间没有时间做的事；也希望自己在退休之后还能对社会有点贡献。比较切实可行的是为广大读者，特别是青少年读者写一些有关脑科学的科普读物。

回忆我之所以走上科学之路，中学时代读科普书是最大动因，尤其是别莱利曼的《趣味物理学》《趣味力学》《趣味天文学》《趣味代数学》《趣味几何学》等既十分有趣，又有硬核科学内容的书使我如痴似醉。所以当我想写科普书时，首先想到的就是希望自己也能写出一本类似于别莱利曼作品那样的兼具科学性和趣味性，还希望能与时俱进，兼具前沿性的趣味脑科学科普书。这对我是一个全新的挑战。在我的科学生涯中，以往写东西时多只注意科学性，有时适当注意一下可读性，几乎完全没有考虑过趣味性。虽有别莱利曼的楷模在前，但是如何做到这一点，是否能为一般公众，特别是青年学生写出满足上述所有要求的书，心中并无多少把握。但是，正是这种挑战给我带来欢乐。由于我以前在上海科学技术出版社出版过一本译作，所以当我把这些想法和出版社的同仁谈了之后，承蒙他们的支持，觉得可以一试。这样我们就把这本书的读者群定位在具有中学文化程度以上对脑感兴趣的一般公众，目的是要引起公众，特别是青年学生对脑科学的兴趣，以讲故事的形式向他们介绍脑科学的基本知识。

在目标确定以后，我就把这件事当作科研一样来做，首先是搜集和筛选尽可能多的材料，当然标准是科学性、趣味性和前沿性。我大量翻阅了复旦大学本部图书馆里有关脑和心智的藏书，对其中有些书读了又读，并把精彩的地方随时记录下来。我又在网上搜索了六七百位国外科学家的网页和有关脑科学的科普网页，从中找到了不少好材料。我也多次和国内外同行讲到我的这一新目标，得到了他们的鼓励和支持，其中一些朋友还给我介绍了好些有趣的材料。在这些材料的基础上，加上我 40 多年的工作积累，经过 4 年多的辛苦，终于搭起了一个架子，写出了一个草稿。对这个草稿我前后修改了 8 遍，尽管还不很满意，觉得还需要补充和润色，但是也不能久拖不决，无限期地修改下去，总得有个阶段性的结果。因此终于下决心，在 2011 年出版了本书的第一版。

令笔者感到欣慰的是，初版出版以后得到了读者的认可，并获得了 2015 年第十一届上海科普教育创新奖成果奖（图书类）二等奖和 2016 年上海科技进步奖三等奖。虽然如此，从初版出版到今天已经过去了十几年，脑科学又有了许多新的发展，特别是在脑科学和信息科学技术的交叉领域（本书的最后一章），这种发展更为迅速，需要更新和补充，甚至近乎重写。另外，因为初版是笔者科普写作的第二本书，无论从对脑科学本身的理解还是写作技巧方面都还很不成熟，因此，在目标不变的大前提下，是出版一本修订版的时候了。笔者的这一愿望得到了上海科学技术出版社包惠芳主任的大力支持。好在这十几年来，笔者一直没有停止过学习，以及对材料的搜集和阅读，还不至于"愚夫难为无米之炊"；不过反过来说，材料太多，而全书的篇幅又不能增加太大，如何选择倒成了不大不小的难题。

　　笔者自问在修订本书时已经尽力而为了，除了重写的部分之外，对全书也前后修改了 5 遍，不过由于水平所限，一定还有许多缺点，甚至可能有错误，希望读者不吝指正。

顾凡及

2024 年元旦序于复旦大学

脑比天恢弘，

若将两相较，

脑中有天空，

君亦在其中。

——迪金森*（Emily Dickinson）

写在前面

　　什么是世界上最复杂的东西？什么系统总共还不到三斤重、里面的"元件"数却和银河系里面星星的数目一样多？什么系统中可处状态的数目比整个宇宙中所有的基本粒子数还要多？什么机器里的每个元件都要和其他成千上万个元件有立体的联系？什么系统虽然只有半个排球那么大，但是里面所有的连线如果一根接一根连在一起的话可绕地球两圈？什么系统的耗能只有一个冰箱中的灯泡那么多，但是如果要让当今最先进的超级计算机完成其类似功能却需要整个水电站产生的电能，还不能完成其所有功能？什么系统对来自外界的输入不光抽取其特征，还要对其加以重新组织、分门别类并赋予意义？什么东西知道自己的存在，还有喜怒哀乐？如此等等。这些问题中的每一个听上去都是如此奇特和匪夷所思，然而所有这些问题的答案都指向同一个物体——人脑。

---

　　* 迪金森（1830—1886年），美国女诗人，美国现代诗的先驱者之一，1858年后开始隐居，留有诗稿1 700余首。

在生物界中按脑和体重之比来说，人的脑体比要比与人类亲缘关系最近的其他灵长类动物高三倍。人的脑重占整个体重的2%，但是在休息状态，脑所消耗的能量要占到整个身体总消耗的20%。我们人之所以为人，主要就是因为有这样的一个脑。人脑使我们区别于所有其他生物，人脑使我们成为万物之灵。脑使我们有记忆、有思想、有感情、有目的、有意识，脑使我们能够预见未来、发明创造。移植了其他器官，一个人还可以是他自己，但是如果移植了别人的脑，那么就变成了别人。

人类已能够打破原子，可以上天揽月，甚至发送航天器飞出太阳系，还能够测定自身的基因序列。然而，对于我们的脑是怎样工作的，我们怎样"看"、怎样"听"、怎样"想"、怎样"行动"，怎样有喜怒哀乐，等等这些问题，尽管有些我们已经有了不少线索，但是不知道的比知道的还要多得多。特别是我们怎么会有主观体验，我所"看到"的"红"色和你所"看到"的"红"色是一样的吗？我们怎么会有意识？我们怎么知道自我？如此等等，这些都依然是难解的谜题。这些问题尽管很难，但是由于其重要性和挑战性，"引无数英雄竞折腰"，正在成为科学研究的热点和前沿。这些问题的中心也就是一个字——脑。近世最伟大的生物学家、诺贝尔奖得主克里克（Francis Crick）说："如果要想正确地懂得我们在这个极其广袤和复杂的世界中的地位，我们就必须要比较细致地认识我们的脑。"也就是说，研究脑也就是认识我们自己。

尽管现代的电子计算机在运算速度上比人脑快得多，在许多专业领域，例如下棋，已经"打遍天下无敌手"，但是往往只有"一技之长"，要想全面超越人脑，即使可能的话，也还有很长的路要走。使无数工程技术人员着迷的一个问题是怎么样设计出具有类似脑的某些功能，甚至有通用智能的机器；或者造出一种"人性化"的机器，使用它的时候就好像在和一个人打交道。要想造出这样的机器，认识脑是怎样工作的会对此有所启发。

　　社会的快节奏和老龄化，以及人们对生活质量越来越高的要求，也使得如何防治脑疾病成为当务之急。据统计，85 岁以上的老年人中至少有 4 成得阿尔茨海默病（俗称老年痴呆症），还有大量年纪不到这个岁数的人也得了同样的病症。这些人连自己的亲人都不认得，生活完全不能自理，需要有人整天护理，这对社会和家庭都是极大的负担，但至今还没有有效的治疗手段，也没有有效的预防方法，甚至连病因都不是很清楚。美国前总统里根就因阿尔茨海默病而离世，他在确诊后但还不太糊涂的时候，发表了一份告美国人民书，希望公众能重视这种疾病。他在公开信中写道："通过敞开我们的心扉，希望使公众更加关注这种情况，或许这会使人们更深地理解受到这种疾病折磨的个人和家庭……不幸的是，随着阿尔茨海默病的发展，患者家庭会承受沉重的负担。我只希望能有办法减轻南希＊将要经受的痛苦。当那天来临时，在你们的帮助下，南希一定会有勇气直面它。"这些话语透露着英雄末路、无力回天的一丝悲凉。阿尔茨海默病还仅仅是折磨人类的诸多脑疾病的一种。据美国神经科学学会 2008 年的统计，全世界有 20 亿人为与脑有关的疾病所苦，为此耗费的费用超过 20 万亿美元。因此，要预防和治疗形形色色的脑疾病，认识脑的工作机制必不可少。

　　更为现实的是，许多残疾人由于损伤了部分器官而遭受苦难。人们希望制造这种器官的人工代替品并与脑建立起功能上的联系，恢复或至少部分恢复患者丧失的功能，这就是现在科技上的一大热点——脑机接口，包括种种人工假体、脑植入芯片等。人们甚至期望通过类似装置还能提高人的能力。而要做到这一切，也需要认识脑。

＊ 里根夫人的名字。——作者注

　　正是基于上述一切，克里克说："对我们人来说，在科学研究中没有比研究自己的脑更重要的了。我们对整个世界的认识都有赖于它。"另一位诺贝尔奖得主埃德尔曼（Gerald M. Edelman）则说："脑科学的知识将奠定即将到来的新时代的基础，这些知识使我们可以医治大量疾病，建造仿照脑功能的新机器，对我们自己的本质和我们如何认识世界都会有更深入的理解。"所有这一切使美国参众两院在1989年通过立法，并由时任总统老布什宣布20世纪的最后10年为"脑的十年"。2013年，欧盟宣布了费时10年，原定耗资10亿欧元的"人脑计划"（最后实际耗资6亿欧元），其后美国宣布了美国的脑计划（BRAIN），包括我国在内的世界主要科技大国也都相继宣布了自己的脑计划。脑科学研究已经成为21世纪科学研究的前沿和热点，成为世界各国科学研究的重点领域和竞争舞台。

　　要真正发展脑科学，就要让社会各界了解脑科学，支持脑科学，要使一批有志青年对脑科学感兴趣，决心献身脑科学。那么，一本兼具科学性、前沿性、可读性和趣味性的科普作品或许可在这方面起点作用。本书就是为此所作的一个尝试。

　　本书并不想对所有关于脑的知识一一介绍，这不是本书的任务，况且笔者也没有这个能力。尽管最近几十年来在分子水平上已对脑进行了大量深入研究，成为脑科学研究中极为重要的领域和前沿，使我们对分子水平上脑功能的机制有了空前深入的理解，但是囿于笔者知识的局限，本书内容完全没有涉及分子神经生物学，也没有涉及运动控制、嗅觉、体感等，对于发育神经生物学、精神病、听觉等重要内容也很少涉及。笔者只是想在浩如烟海的脑科学知识中拾取一些美丽的贝壳，以引起读者对脑研究的强烈兴趣。所以，本书在取材时尽量选取那些故事性强而又有科学意义的材料，希望通过讲这些故事能无形中向读者介绍许多有关脑的知识。当然，为了使一般公众也能欣赏，笔者在相关之处，不得不对基本知识和术语做尽可能简要的介绍。

　　每章的最后，笔者以参考文献的形式列出了内容取材的主要来源，并在后记中推荐了一些相关的高级科普读物、教科书和专著，以供有兴趣的读者进一步阅读、思考。如果有读者由此走上了脑科学研究的道路，这将是对笔者最好的奖赏。对于那些对神经科学已经有相当了解，甚至本人就是研究神经科学的专家，也希望本书所搜集的材料能成为他们讲课时的调味品。

　　本书的写作得到了寿天德教授、孙复川教授、汪云九教授、唐孝威院士、郭爱克院士、杨雄里院士、梁培基教授、李光教授、童勤业教授、路长林教授等许多老朋友的支持和鼓励。特别是我近60年的老朋友和老同事寿天德教授，他鼓励我说一本好的有关脑科学的科普书有可能吸引一批有志青年走上研究大脑之路，这比一篇普通的科学论文更有意义。他还在2008年盛夏酷暑之中通读全稿，对第1章和第2章中某些不够确切的表述作了修改，为本书作序并推荐出版。高上凯教授在百忙中审阅了本书的第6章，并提供了1张实验照片。郭爱克院士、李朝义院士、路长林教授、梁培基教授、唐孝威院士和杨雄里院士在百忙中审阅了全书，给出书评，并提出了宝贵意见。郭爱克院士还推荐了两本相关的参考书。在本书出版之后，除了以上朋友的继续支持之外，我也得到了陈宜张院士，以及已故弗里曼教授（Walter J. Freeman）、江渊声教授（Nelson K. S. Kiang）的不断鼓励，使我坚持科普写作。中国神经科学会的一些领导和同事也对本书的写作给予鼓励和支持。上海科学技术出版社胡炜编辑为本书的顺利出版做了大量工作，她对本书中所用的许多材料进行了查证，对内容进行了精心的加工和剪裁；她对稿中所用的插图逐一做了仔细检查，对印刷效果不够理想的图或者重新制作，或者找出更好的图予以更新，从而保证了本书的图片质量；她还在各节中加了小标题，使全书的眉目更为清楚。

没有她辛勤而认真的工作，本书不可能有现在这样的质量。本书第三版的顺利出版则要感谢上海科学技术出版社包惠芳主任和王娜编辑的支持和精心编辑。笔者谨在这里向上述各位教授和同事表示我的感激之情，也希望能听到读者的反馈意见、批评和指正。

顾凡及

目 录

1 爱情藏身在何方?

告诉我爱情藏身在何方?

是在脑海,还是在心房?

——莎士比亚,《威尼斯商人》*

人类所有的精神生活和智慧都源于脑。但人们曾经把脑的所有功劳都归之于心,长期以来,人们误认为心脏是我们记忆、思想、情感(特别是爱情)、意识之所在地,而脑则无足轻重。这种认识的痕迹时至今日还大量保存在我们的语言和行动里。比如,"思想"一词就用"心"作为偏旁,"心智""心情""心意""心愿""用心""小心""心算""同情心""心里难过""牢记在心""心心相印"……这些日常词汇都把脑子的功能归到了心脏。不仅汉语是这样,几乎所有其他语言也一样。例如在英语里表示感情和记忆的说法:"having a broken heart"(心碎)、"giving heartfelt thanks"(衷心感谢)、"memorizing by heart"

---

* 译文引自朱生豪译《莎士比亚全集》第一卷,译林出版社。

（记在心里）等。我们现在又把双手弯举过头顶成心形来表示爱（图1.1）。古埃及人在制作木乃伊时，会精心地把心脏保存在体内，甚至把肝、肺、胃、小肠都仔细地保存在4个罐子里，却把脑不当一回事地丢掉了。古希腊哲学家亚里士多德认为脑是一个散热器，用来散发心脏之热。他说："当然，脑和知觉一点关系都没有。正确的观点是知觉之所在和源泉都在于心区。"

西方医学之父、古希腊医生希波克拉底是第一位正式认识到脑的作用的人。他在专门讨论脑疾病的《论神病》（*On the Sacred Disease*）一文中写道：

"人们应该认识到所有的快乐、愉悦、欢笑、运动，还有悲伤、忧愁、沮丧和哀伤都来自脑，而不是来自其他东西。脑以某种特殊的方式使我们有了智慧和知识，能看会听，并且懂得什么是邪恶，什么是公平，什么是坏，什么是好，什么是甜美，什么令人讨嫌……也是由于有了脑，我们才会发疯和精神错乱，害怕和恐惧才会折磨我们……当脑不健康的时候，我们就会由此受累……根据上面所讲的一切，我认为脑对人有最大的影响。"

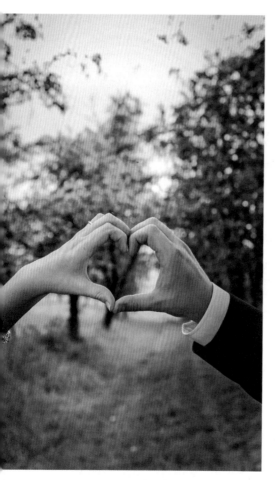

图1.1　用手势做成心形表示爱

这或许是历史上第一次有记载的、以明确的语言把人的心智归之于脑。希波克拉底远远地走在时代前面,但是他并没有对他的这一重要论断多加解释。希波克拉底的认识也许是来自他的医疗实践,看到脑损伤患者的行为异常吧。人们有根有据地认识脑的作用、功能和工作机制还不到 400 年,所以莎士比亚在他那个时代还要发出"告诉我爱情藏身在何方? 是在脑海,还是在心房?"这样的疑问。而产生新认识的原因也是英国医生威利斯在当时的一场和脑有关的流行病中比较了患者的行为变化以及尸检所发现的脑结构改变有关。

近年来,又有些人开始谈论心脏和心智的关系,其根据是有些接受心脏移植手术后的患者性格上发生了明显变化,甚至在某些方面变得像提供心脏的人。不过,1992 年,一项对 47 名接受心脏移植后 2 年以上后仍健在的患者的调查表明,其中仅 6%(即 3 名)的患者报告称,他们的性格发生了明显变化。引起这种变化的原因可能是多方面的,或许其原因是器官移植后患者服用的药物,例如某些器官接受者发现自己手术后开始爱吃甜食,恰好与捐献者一样。但这其实只是因为治疗过程中服用了会使人感到饥饿的药物,因此变得爱吃甜食。也有可能是纯属偶然的巧合,毕竟这样的例子在样本总体中所占的比例太小。也有可能是由接受这样一场大手术后对精神上的巨大冲击和所引起的心理活动产生的。当然也不能排除新心脏所释放的化学物质经过血流影响患者脑的可能性。近年来,有不少研究发现,不仅是心脏,包括小肠在内的许多内脏,甚至肠道中的细菌都会通过释放某些化学物质到血流中去,从而通过脑对人的情绪等心智活动产生影响。当然,没有人会认为人的心智所在地会是在小肠中的细菌里面。总之,心脏移植改变性格的新闻虽然耸人听闻,但是并不能改变心智所在地在脑而不在心的科学结论。即使心脏真对心智有所贡献,那也只是通过脑产生的间接贡献。

1.1　吓坏维也纳全城的科学家——大脑皮层功能整体论和定位论之争

　　大脑能够完成形形色色、千变万化的各种功能，那么，为了完成某种特定功能，究竟是只需其中一些区域起作用，还是需要整个脑的活动？这一争论从 19 世纪初起一直延续至今，依旧时有回响[1]。

靠摸人头骨判断贤愚的颅相学——正确提出了脑功能定位思想的错误学说

　　19 世纪初，奥地利医生加尔（Franz Joseph Gall）相信人不同的认知功能和性格特点是由不同脑区决定的（图 1.2），如果某种功能用得

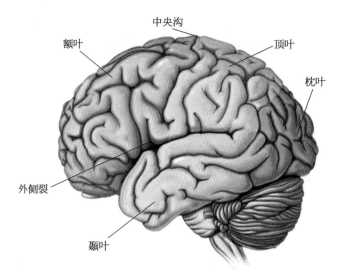

图 1.2　大脑皮层的各个分区[2]

大脑皮层的表面有许多褶皱，鼓起的部分称为"回"，凹下去的部分称为"沟"，特别深的沟则称为"裂"，如把大脑分为左右两半球的沟就称为"纵裂"。正是这些沟裂把大脑表面分成许多不同的区域。大致地说，从皮层外表来看可分成 4 个区域：前端的额叶、顶部的顶叶、两旁的颞叶和后端的枕叶。

多，相应的脑区就会增大，对应于它的颅骨也会隆起，因此通过检查颅骨的隆起情况就可以确定该人的性格，后来人们把这个理论称为颅相学（phrenology）（图1.3）。

加尔9岁时就注意到有同学对文字材料的记忆力超强，并且有一对像母牛一样鼓起的眼睛。在他的印象中，有这样眼睛的人往往都有很强的记忆力，于是他把这两者联系了起来，以后他又进一步认为大脑额叶负责对文字和语言的记忆。长大以后，他把这个想法推广到其他特点。他搜集了300多个社会上两种极端类型的人（著名的作家、诗人和政治家，以及罪犯和疯子）的颅骨，以及120多个活人的头颅模型，把他们的性格和行为特点与他们的颅骨特征对应起来（图1.4）。如他认为耳朵上方的颅骨表示"破坏性"，这首先是因为在食肉动物的颅骨中，这一部分最宽广；其次他发现有个学生非常喜欢虐待动物，

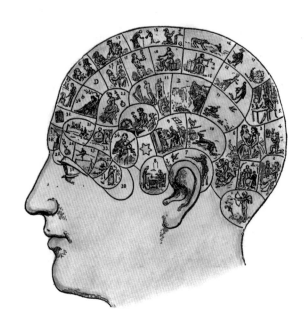

图1.3　颅相学想象出来的大脑功能分区

后来又当了外科医生，而其颅骨的这部分非常突出；再次，有位后来当了刽子手的药剂师的这部分颅骨发育得很好。加尔还根据他所看到的扒手的颅骨特征定位"占有欲"，根据诗人写诗时经常抚摸的头部部位定位"想象力"，如此等等。加尔在颅骨上画出了 27 块区域对应 27 种特征，尽管还有一些区域是空白的。当然，从现在的观点来看，加尔的研究方法不科学，他仅仅根据很少量的特例就推广出普遍性结论，而对于不符合他想法的案例则根本弃之不顾；他的定位也是错误的。但颅相学在当时引起了很多人的兴趣，那时有关颅相学的书籍的销售量竟然仅次于《圣经》！

尽管加尔的理论缺乏科学根据，也没有得到实验支持，从总体上说是错误的，但是他最先提出了脑功能定位的思想。加尔的理论受到了实验生理学家弗卢朗（Marie-Jean-Pierre Flourens）的强烈反对，他把加尔说成是一个疯子，丧失理智地搜集大量骷髅，认为"这太可怕了！"确实，"有个时期，维也纳的每个人都担心自己死后头颅会成为加尔的收藏品。"当然，以此作为理由来反对颅相学也并不科学，但是，从加尔的接班人施普尔茨海姆（Johann Spurzheim）所闹的笑话中对颅相学的错误可管中窥豹。生理学家马让迪（Francois Magendie）保存着大科学家拉普拉斯的脑，施普尔茨海姆非常希望能去看看。马让迪故意把一个低能儿的脑给他看，施普尔茨海姆不知是计，对此赞不绝口，闹了一个大笑话。

弗卢朗反驳加尔脑功能定位的关键根据是他的下列实验：损坏鸟脑皮层的不同部位，并没有发现鸟的行为有什么特异性缺陷，因此他认为动物的行为是由整个脑决定的。但他采用的实验对象主要是低等动物，即使以高等动物作为实验对象，用的也是非常幼小的动物。而他考察的又多半是睡眠、觉醒、运动、饮食等一般性的行为，缺乏特异性。其实，更深层次的原因是他痛恨颅相学，以致他先入为主地排

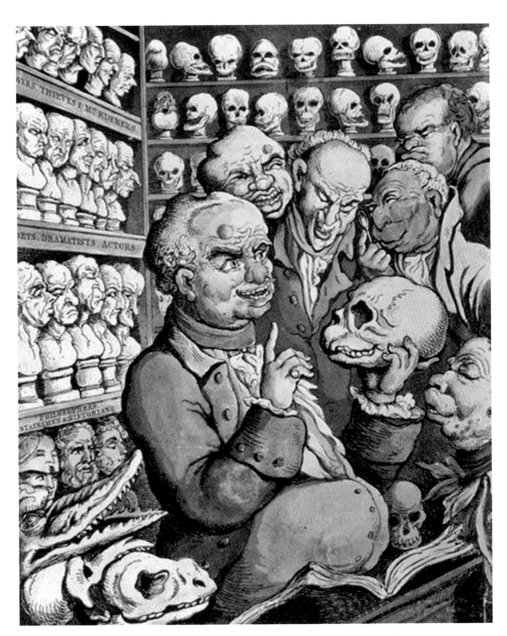

图 1.4　颅相学家搜集各色人等的颅骨，研究这些人的性格和行为特点与他们的颅骨特征之间的关系，这吓坏了维也纳的居民

斥一切有关功能定位的思想。所以，尽管后来人们正是用了和他类似的实验方法有力地支持了皮层功能定位的思想，但他却失之交臂，成见使他为他人做了嫁衣裳。

"我们用左脑说话！"——语言是一种复杂的过程，它的不同方面定位在脑的不同区域

1861 年，法国神经解剖学家布罗卡（Pierre Paul Broca）收治了一位名叫莱沃尔涅（Leborgne）的患者。莱沃尔涅是巴黎的一名鞋匠，21年前中过风，从此不能讲完整的句子，而只会发"他"（tan）这个音。问他叫什么名字，他的回答是"他"；问他别的问题，他回答的依然是"他"，于是后来人们就把他称为"他"先生。"他"虽然不会说话，但是他的面部表情和行为举止表明他能理解语言。他的舌头、嘴和声带都能运动。他能吹口哨，甚至会哼小曲，但就是不能用语言表达出来；不仅口头表达不行，书面表达也不行。在初次发病的 10 年后，他右半身偏瘫，后来连看东西和智力都发生了障碍。布罗卡对其进行了检查，但仅仅 6 天之后"他"就去世了。次日上午进行了尸检，结果发现"他"左侧脑的前部有损伤，左额叶大范围软化，并向后延伸到顶叶，向下延伸到颞叶，但是可清楚地看出软化的原发部位在左额叶的中部。布罗卡在尸检当天下午举行的人类学学会的学术会议上报告了这一病例，他坚定地宣称："所有这一切都使我们相信，在这一病例中，额叶损伤是造成失语的原因。"后来，他又对 8 名类似的患者进行尸检，发现他们的左侧额叶都有类似的损伤。根据这些发现，1864 年，布罗卡总结了一句有关脑功能的名言："我们用左脑说话！"他特别强调他所发现的这个区域与颅相学所说的语言区域是不同的。此后，脑的这一部分就被命名为布罗卡区（参见图 1.5）。而布罗卡的研究也成为定位论再次崛起的契机。

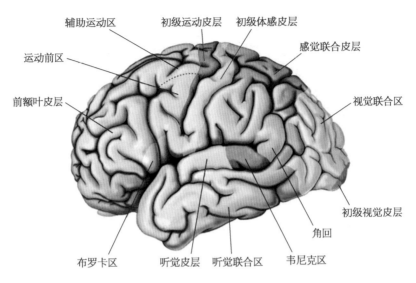

图 1.5　大脑皮层的功能分区

其后不久，德国医生韦尼克（Carl Wernicke）发现了另一种语言障碍。患者能够清晰地说出单词，但语无伦次，还常常杜撰一些毫无意义的新词。这种患者的脑损伤发生在颞叶后部和顶叶以及枕叶的交界处，这个区域被命名为韦尼克区（参见图 1.5）。

上述的这两个病例都出现言语障碍，前一个是能懂不能说，后一个是能说听不懂。看起来不可分的语言功能实际上可拆分成不同的方面，并且由脑中不同的区域主管。按照韦尼克的看法，韦尼克区主管的是对言语的理解，由它通过神经通路传导到布罗卡区，激发起那儿的发声程序而最终使人说出话来。由此推断，如果联系这两个脑区之间的通路发生故障，会产生一种新的言语障碍。后来在临床上也真的发现了这样的病例，称为传导性失语症。这种患者能理解听到或看到的词，也会说话，但就是不能正确地说。他们往往在说话时丢失了一些词，或者用词不当。他们自己也知道说错了，却又无法纠正，真可谓"明知故犯"！

最近的研究表明，布罗卡区对语法理解也有关系。哈佛医学院的

格施温德（Norman Geschwind）研究了一位布罗卡区受损的患者，名
叫查尔斯。查尔斯只能断断续续地说些关键词，对比较简单的话也能
理解，但是对语法复杂一点的话就无法理解了。看看格施温德和查尔
斯之间的一段对话：

　　　　“你听得懂我的话，对吗？”
　　　　“对！”
　　　　“如果你要和远处的朋友交谈，该怎么办？”
　　　　“电话。”
　　　　“狗会飞吗？”
　　　　“不！”
　　　　“潜水艇会飞吗？”
　　　　“不！”
　　　　“飞艇会飞吗？”
　　　　“会！”
　　　　“豹子被狮子杀掉了，哪个动物死了？”
　　　　“我不知道！”

　　看来，查尔斯只会动词和名词，对于复杂一些的语法结构就有困
难了。

　　从 20 世纪下半叶以来，人们进一步知道脑中和言语有关的区域还
不只限于布罗卡区、韦尼克区以及它们之间的联结线路，还有更多的
脑区也与之有关。

究竟哪种学说才是水果的烂芯子？——运动功能定位学说之争

　　接着，1870 年，德国精神病学家希齐希（Eduard Hitzig）邀请解剖

学家弗里奇（Gustav Fritsch）合作对狗做实验。他们用非常微弱的电流（如果用它来刺激舌尖，刚刚能引起感觉）来刺激狗的大脑皮层，发现刺激狗脑中央沟前侧的不同部位可引起对侧躯体上不同部位的运动。他们还发现用手术刀单侧切除能引起前掌运动的区域以后，虽然还没有完全破坏对侧前掌的运动，但运动机能已受到损害，并且姿势也不正常了，不过这对感觉似乎没有什么影响。这样，他们自信已经发现了与躯体部位有拓扑对应关系的运动区。

1881 年，英国科学家费里尔（Sir David Ferrier）毁损了一只猴子的左侧运动皮层，7 个月后他把这只半身不遂的猴子领到第七届国际医学大会的讲坛上，介绍给台下的听众。会后，大会还组织了一个专门委员会对这只猴子作了解剖，发现其大脑皮层的损伤部位确实与费里尔报告的完全符合。在同一个会上，另一位科学家戈尔茨（Friedrich Goltz）也给与会者看了一条活蹦乱跳的狗。这条狗的顶叶皮层和枕叶皮层已经动过 5 次手术，然而这条狗既不瞎、也不聋，其他感觉也一切如常，能跑会跳。戈尔茨讽刺定位论说："某种水果看起来非常诱人，但却是穿芯烂。我们并不难发现有关皮层定位假说的烂芯子。"会后，同一个委员会也对他的狗作了解剖。结果发现这条狗的脑部损伤比戈尔茨所讲的要少得多，特别是包括运动区在内的额叶保持完整，视区也没有受到损伤，委员会认为这条狗剩下的皮层完全可以负责感觉和运动功能。戈尔茨对他人的无端挖苦反而暴露了他自己在科学上的不严谨！

故事还未了——思维与记忆究竟需要全脑还是只定位在个别脑区？

到了 20 世纪初，几乎所有的学者都承认大脑皮层有某种程度的功能定位，但还是有人坚持大脑皮层的高级功能（如思维与记忆）需要整个大脑皮层的工作，对此不存在功能定位。这是整体论的一个变种，其中影响最大的当推美国心理学家拉什利（Karl Lashley）关于记忆的研究。他让大鼠学习在迷宫中找食物，然后研究大脑皮层损伤对完成此任务的影响。拉什利发现，如果在学习前就损伤大鼠的大脑皮层，它需要通过更多次的学习才能避开盲端取到食物。在另一组实验中，拉什利先让大鼠学会避开盲端直接取到食物，然后再损伤它的大脑皮层，结果发现此后大鼠经常要出错。在最关键的一个实验中，拉什利发现大鼠学习和记忆损害的程度与大脑皮层损伤的面积正相关，而与损伤的部位无关。他的工作对整体论是极大的支持。但是，后来人们发现他的结论有问题，因为迷宫学习要牵涉到多种感觉模态。因此，单独损伤某一模态并不足以阻止大鼠完成任务，因为别的模态可起到补偿作用，只有当损伤面积很大而牵涉到许多模态时，问题才明显地表现出来。拉什利对实验事实做出的解释不正确！但是，有一点他是对的，即学习和记忆并不只局限于皮层的某个局部小区域。

总的来说，功能定位论者和整体论者在看法上都有对的一面，也有不足的一面。美国哈佛大学心理学家考斯林（Stephen Kosslyn）对皮层功能整体论和定位论的争论作了一个很好的总结："早期功能定位论者的错误，是企图把行为和感知仅仅投射到皮层的单个部位。任何一种行为或感知都是由脑的许多部分的多个区域产生的。因此，解决这个争论的关键，就是要理解诸如感知、记忆、推理以及运动之类的复杂功能是由许许多多分布在脑各处的不同内在过程共同完成的。事实上，这些功能本身通常可用许多不同的方式来实现，不同的方式涉及不同的过程组合……因此，任何一种复杂功能都不是仅由单独的哪个部分来实现的。从这种意义上来说，整体论者是对的。颅相学家所定位的那些功能并不能定位在单个脑区，但是，参与实现这些功能的各个简单过程则都是定位在特定脑区的。因此从这种意义上来说，定位论者也是对的。"[3]

1.2 两位诺贝尔奖得主对簿颁奖典礼——神经元学说的故事

如果把脑比喻成一栋大厦,那么这所大厦是用什么样的砖块建造起来的?尽管人们早已知道生物体都是由细胞构成的,但是对于神经系统的基本结构是什么却长期争论不休。这是因为新鲜大脑标本中各部分的颜色都差不多,因此如果没在事先对标本适当地染色,即使用了显微镜也根本看不清内部的结构。更重要的原因是神经细胞的形状与其他组织的细胞很不一样,它的细胞体上长出许多小枝,彼此纠缠在一起,其中有些小枝还很长,不容易追踪其去向,而这些小枝和其他细胞接触处的空隙极窄,超出了光学显微镜分辨率的极限,在 20 世纪中叶之前根本就没有手段能看清楚。另外,在认识脑的历史过程中,人们曾经受水力驱动机器人的启发,认为脑中也有一种称为"精气"的流体在"管道"中到处流动,这样才能驱动肌肉运动。这种传统思想非常顽固,使许多科学家相信神经系统是一张网。

在医院的厨房里第一次看到了神经细胞全貌——高尔基染色法的伟大贡献

1872 年,意大利的一位住院医生高尔基(Camillo Golgi)(图 1.6)把医院的厨房改建成了一间实验室,尽管设备非常简陋,而且研究工作大多只能晚上在烛光下进行,但他还是坚持研究。一天,他偶然把一块脑组织放到了盛有硝酸银溶液的碟子里。好几个星期后,高尔基想起了这块还浸在碟子里的脑组织,结果他惊奇地发现脑块在显微镜下显现出复杂的花纹:在一团缠结的网络中散布着黑色的斑点——神经细胞体。万幸的是,不知道什么原因,硝酸银只随机地把

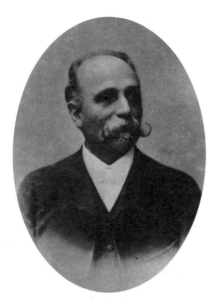

图 1.6　高尔基

很少一部分神经细胞（大约只有 1%～10%）染上色。如果硝酸银把所有的神经细胞都染上色的话，由于神经元排列得非常密集，那么标本就会变成漆黑一片，与不染色一样难于看清其中的结构了。同样幸运的是，一个神经细胞如果有部分能被这种方法染上色的话，那么整个细胞都能被染上色。高尔基的染色方法使人们第一次看到了整个神经细胞的外形（以前的染色法要不只给细胞体染上色，要不就只给小枝染上色，只给神经纤维染上色的标本，由于看不到细胞体，只看到许多彼此纠缠在一起的纤维，就更给人神经系统是张网的印象了）。由于这些细枝彼此缠结在一起，用光学显微镜根本分不清它们是不是分开的。因此，高尔基的染色法虽然让他有机会首次看到神经细胞的全貌，理应成为神经细胞的发现者，但是他却因为固守旧识，错误地认为神经系统就像心血管系统一样是彼此连通的，细枝彼此融合在一起，构成了一个网络。他把此称为"神经网"。

神经系统究竟是一张网，还是由一个个独立的神经细胞组成的？——神经网学说和神经元学说之争

西班牙解剖学家拉蒙-卡哈尔（Santiago Ramon y Cajal）（图 1.8）小时候是个"问题少年"，曾因用自制火炮轰塌了邻居院门而被拘禁了几天，又曾是街头顽童的头头，令街坊侧目。他酷爱绘画，不过他作为

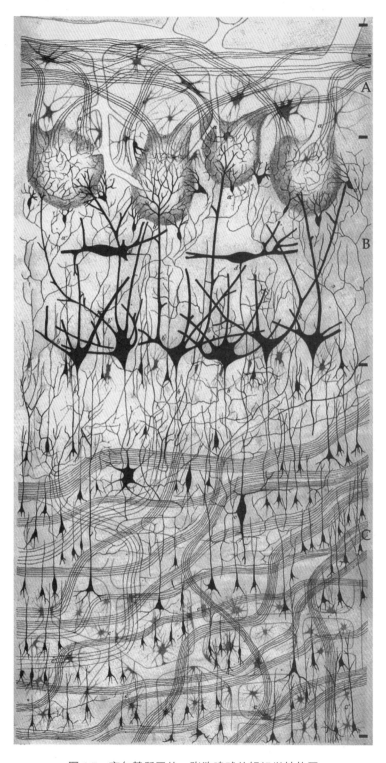

图 1.7　高尔基所画的一张狗嗅球的组织学结构图

解剖学教授的父亲对此不以为意，让他去一所宗教学校就读，这是他不喜欢的。转学也没多大效果。后来父亲在无奈之下，曾让他学理发和皮匠等手艺。有一次父亲让他随自己去挖掘尸骨，不料歪打正着，触发了他喜欢绘画的天性，由此迷上了画解剖图谱，从此走上学医之路。开始时，他的工作条件非常艰苦，为了购置一台老式显微镜，他花光了在古巴当军医两年里积攒下的每一分钱。其艺术天赋和想象力给他的科学事业插上了翅膀，他把在显微镜下看到的死细胞活灵活现地画了出来（见后文中的图 2.16）。1887 年，他在马德里第一次看到了用高尔基法染色的脑切片。虽然高尔基发现这一染色法已有 14 年了，但当时还没有多少人知道。拉蒙–卡哈尔完全被这种方法迷住了，后来他在自传中回忆道："只要看一眼就够了！"神经细胞"一直到其最细小的分支都染上了棕黑色，在透明的黄色背景中异常清晰，一切都像用墨汁绘成的素描"。回来以后他改进了这种方法，并迫不及待地进行了大量研究。"在我的标本中发现了许多新现象，脑中的想法纷至沓来，发表的狂热充满了我的心灵[4]。"正是拉蒙–卡哈尔提出了"神经元（也就是神经细胞，神经元这个术语是后来才被提出来的）学说"。虽然卡哈尔和高尔基一样在当时也无法亲眼看到不同的神经细胞是彼此分离开来的，但是他搜集了许多间接的证据一致地表明神经元是神经系统的基本结构单元，每个神经细胞都是一个独立的细胞，它们彼此并没有融合在一起。这就是神经元学说。为了让科学界更了解自己的工作，拉蒙–卡哈尔把自己的多篇论文（西班牙文）翻译成德文，并到国际会议上去宣讲。

　　高尔基和拉蒙–卡哈尔因对神经系统结构的研究而分享了 1906 年的诺贝尔生理学或医学奖。拉蒙–卡哈尔的神经元学说得到了大多数科学家的支持，但高尔基还是固执己见。甚至在 1906 年诺贝尔奖颁奖典礼时，高尔基在获奖演说中还为其观点进行辩护，宣称神经细胞的轴突彼此融合在一起构成网络。他说道："由于面对一个具体的解剖事实，我不能同意现在流行的说法。
这个事实就是存在我称之为弥散
神经网络的结构。我认为这个网
络非常重要，我毫不犹豫地把这
种网络称之为神经器官，这种网
络的组成方式本身就向我表明了
它的重要性。事实上，中枢神经
系统的每个神经元素都对中枢神
经系统的结构有所贡献，尽管它
们在方式上可以有所不同，在程
度上也可以有所不同[5]。"

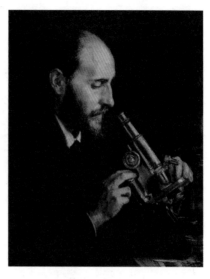

图1.8　拉蒙-卡哈尔

　　拉蒙-卡哈尔也在获奖演说中
作了针锋相对的回答："没错，如果仅仅从逻辑的角度看问题，那么，
假定所有的神经中枢都是由介于运动神经和感觉神经之间的连续中介
网络构成的，这个观点既方便又经济。不幸的是，大自然看来并不理
会我们智力上对方便和统一的要求，它常常更喜欢复杂多样……我给
你们谈过的有关网状复合体的诱人想法（这种想法在形式上每5～6年
就变化一次），使得一些生理学家和动物学家反对神经流可通过接触或
者隔开一定间隙进行传播的学说。他们所有的主张都基于一些不完善
的方法所得出的结果，远远不如据以构建神经元概念的那些发现……
我想要说的只是，尽管我竭力想从用各种染色方法所得到的标本中找
到人们所假定的细胞内管道……我还是没有找到哪怕一丁点儿确凿无
疑的证据[6]……"

　　为什么像高尔基这样的科学巨匠会在事实面前如此顽固？那是因
为当时的技术手段有限。一般来讲，一根头发丝的宽度是90 000纳米，
细菌的大小是2 000纳米，病毒的大小是20纳米。现在我们知道神经

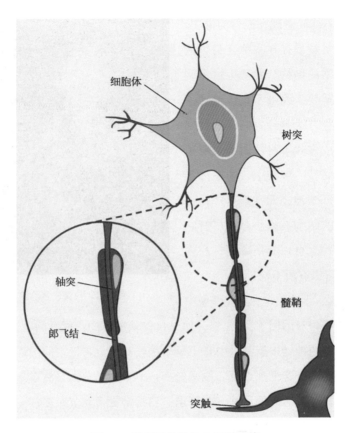

图 1.9　神经元的结构与突触连接

细胞相邻处的间隙——突触间隙的大小只有 20 纳米，也就是大约一个病毒的大小，而光学显微镜分辨率的极限是 100 纳米，用光学显微镜根本就不可能看到这种突触！当然神经系统是一张网的传统思想非常顽强，即使是大师如高尔基也未能免俗！这一争论直到 20 世纪 50 年代在电子显微镜下清楚地看到了神经元与神经元之间的突触结构时，才最终画上句号。不过，经过几乎 100 年之后，人们发现高尔基的想法也并非一无是处，这就是在某些神经元之间存在电突触，这种突触的间隙极小，大概只有 3 纳米，以致一个神经元中的离子可以通过这种突触直接流入另一个神经元，使这些神经元几乎连成一体，而这正是高尔基所主张的[7]。

神经细胞的"标准像"——神经元的多样性和共性

现在来看看典型的神经细胞是一副什么样的长相。与其他的组织细胞不同，神经细胞的细胞体上向外长出了许多细枝（科学上称为"突起"）。这些突起可以分成两大类，一类像树枝一样向四处伸展，并且每个"树枝"上还分出许多细枝，称为"树突"；另一类突起通常只有一根，粗细均匀，中间不分枝，只是到了末端才分成许多细枝，称为"轴突"。许多神经细胞的轴突还分成了许多段，每一段都被一种叫做施万细胞的神经胶质细胞缠绕、包裹，这是一种绝缘层，称为髓鞘（也有一些神经细胞的轴突上没有髓鞘，这只有当轴突很短的时候才会发生）。髓鞘和髓鞘之间的空隙称为郎飞结。郎飞结暴露在导电的细胞外液中，神经脉冲传导时会从一个郎飞结跳跃到下一个郎飞结，这样就大大加快了传导速度。如果大脑里所有神经细胞的轴突上都没有髓鞘的话，要使神经传导的速度维持原样，就只有加粗轴突的直径，这样一来，大脑的体积就要增加 10 倍。有这么大脑袋的胎儿根本不可能从母体中生出来！

在轴突与细胞体连接的地方有一个锥形的结构，称为轴丘，是神经脉冲开始的地方。神经脉冲沿着轴突传导直至轴突末端，在末端上有一些膨起的结构称为"终扣"。这些终扣与下一个神经细胞的树突或细胞体或轴突邻接，这是不同神经细胞相互作用的地方，称为"突触"。

以上所讲的是神经细胞的"标准像"。实际上，神经细胞的形状千差万别，就像世界上没有两片完全相同的树叶，也没有两个神经细胞的形状会完全一样。迄今为止，对神经细胞分类依然是神经科学研究

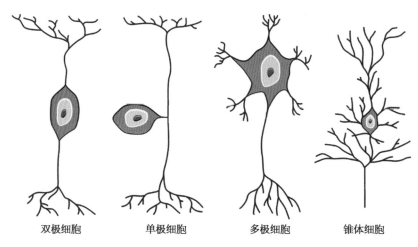

双极细胞　　　　　单极细胞　　　　　多极细胞　　　　　锥体细胞

图 1.10　不同类型的神经元

双极细胞只有两个突起，一般都属于中间神经元，它们接受来自其他神经细胞的输出，又输出到别的神经细胞。单极细胞只有一个突起，离开细胞体以后才分成两枝，一枝作为感觉纤维到达体表，另外一枝则向中枢传送，这是一种感觉神经元。运动神经元属于多极细胞。大脑中的锥体细胞也是一种多极细胞。这里画出的只是众多不同类型神经元中的几种。

中的一个热点问题，许多大的科学计划如美国脑计划、瑞士政府资助的蓝脑计划（Blue Brain Project）等都把鼠脑以至人脑中的神经细胞的分类和图谱作为主要的研究内容之一，而直到现在也还没有一个完整的人脑中的神经元分类图谱。对揭开脑之谜最抱乐观态度的蓝脑计划负责人马克拉姆（Henry Markram）承认每个神经元都是独一无二的。现在对神经元的分类标准，已经从最初的形态研究深入分子和电生理性质等不同水平，即使大致上做个分类，整个成年哺乳动物神经系统中神经元的类型数目也为 2 500～5 000，对神经元细胞类型的全面普查仍是一项热点研究。

很少人想到髓鞘有多重要——渐冻症的教训

如果大量神经细胞的髓鞘受到破坏，那么人还会得一种稀奇古怪的病，即多发性硬化症（俗称"渐冻症"）。32 岁的 J. C. 就是一位这样的患者。

J. C. 在打扫自家车道的时候，绊了一下，她觉得自己行动笨拙而有点不好意思，笑着说也许车道真的该修一下了。两周以后，她又跌倒在自家的客厅里。6 个月以后，她的视力也发生了问题，不过又过了6 个月后视力又恢复了。第二年，她感到双手有些麻木，左腿也不得力，不得不去看医生。诊断的结果是她患了多发性硬化症。

J. C. 表现出了好几种症状，但实际上渐冻症的临床表现要远比这复杂得多。多发性硬化症为什么会有那么多不同的症状呢？这取决于髓鞘遭到破坏的神经细胞在神经系统的哪个部分。神经系统要想功能正常，不光要求神经信号的传导速度要快，而且还要求参与这一功能的所有神经细胞的工作在时间配合上要精确。髓鞘遭到破坏，不仅减慢了神经脉冲的传导速度，而且也可能完全打乱了不同部分神经信号在时间上的配合，于是就损害了这部分神经回路的功能。这可能发生在中枢神经系统，也可能发生在周围神经系统。如果受到影响的轴突在视神经，那么就会产生视觉上的问题；如果受到影响的轴突是周围神经系统的神经，那么身体感觉或者运动就受到影响；如果这发生在大脑白质中的神经束，那么就会产生认知或者性格上的问题。J. C. 的症状在渐冻症中还只能算是小菜一碟，有些患者症状严重时不仅行动不便，甚至说话都含糊不清，连吞咽食物都有困难，危及生命。因此，我们不要把渐冻症仅仅当做一种奇闻异事来听。2020 年，全世界有 280 万渐冻症患者，为什么这种患者的髓鞘会受到破坏，虽然有一些猜想，例如可能是误受自身免疫系统的破坏，也可能是一种遗传病的或是收到了病毒的感染，但确切原因还不知道，也没有有效的治疗方法。

1.3   神经系统中的通用货币——神经脉冲的故事

深秋时节七彩缤纷的原野，回肠荡气的交响乐，醉人心扉的花香，令人馋涎欲滴的美味，寝食难安的牙疼，盛夏的酷热和严冬的苦寒，这一切刺激的物理本质各不相同，但我们都能感受到。外界的刺激，无论是光、声、机械、温度，还是化学刺激，经过各种感受器的转换，到了神经系统里都被转换成电信号，并且以神经脉冲的形式在大脑各处传输。而大脑的命令最后也以神经脉冲的形式传送到肌肉或者腺体。在大脑内部既没有发光的图像，也没有喧闹的声音，所有这一切在脑的内部都表示成了大群神经细胞的神经电脉冲串，这些脉冲串或疏或密，发放模式多种多样，但是每个脉冲的形状基本都一样，不同动物体内神经脉冲的形状都差不多（图 1.11）。如果给人看单个神经脉冲的波形，即使是专家也很难判断这个脉冲是从哪个动物的哪个部位记录得到的。

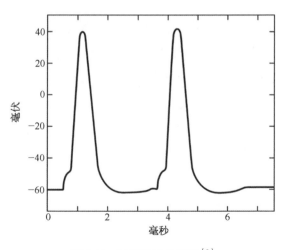

图 1.11   神经脉冲的波形[9]

20 世纪中叶以前，人们就知道神经细胞内部的离子成分与外部的不同，细胞膜对通过它的离子有一定的选择性，使细胞内部的电位比外部低。如果把细胞膜在某一点上"捅破"，让膜两侧的离子自由流动，那么这点上的内外电位差就会减少，这个过程就是"去极化"。发生神经脉冲的时候，细胞内部的负电位会升高，所以一开始，人们以为神经脉冲的发生就是在某一点上破坏了膜对内外电荷的分隔，从而有电流流过，产生了神经脉冲。如果这种理论［称为伯恩斯坦（Julius Bernstein）的膜理论］是正确的话，那么神经脉冲的幅度最大也不会超过膜两边在产生神经脉冲之前的电位差（这个差值叫做"静息电位"）。

应该得诺贝尔奖的乌贼——粗大的乌贼巨轴突为揭开神经脉冲的产生和扩布提供了难得的标本

20 世纪 30 年代初，有位名叫霍奇金（Alan Lloyd Hodgkin）（图 1.12）的年轻人进入了著名的剑桥大学三一学院求学，主修生物学和化学。同时，霍奇金还在"动物学"课程教授的劝告下，尽可能地多学些数学和物理学的知识，这对他以后的辉煌成就起了很大的作用。这个学院在神经生理方面的研究有很强的传统，有些教授更是神经科学界的泰斗。这些教授的著作引领霍奇金思考起神经脉冲的问题。毕业后他留校工作。1937—1938 年，他又应邀到美国洛克菲勒大学工作了一段时间，在那里他学会了解剖乌贼的轴突，然后回到剑桥

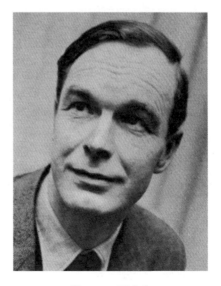

图 1.12　霍奇金

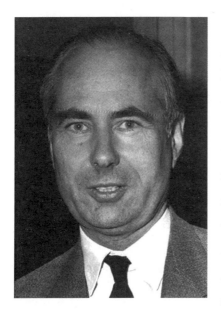

图 1.13　赫胥黎

继续任教。1939 年初，霍奇金及其学生赫胥黎（Andrew Fielding Huxley）（图 1.13）想检验伯恩斯坦的膜理论。他在洛克菲勒大学学会解剖的枪乌贼巨轴突给他们提供了一种非常理想的实验标本。这根神经有 1 毫米粗（一般的神经只有千分之几毫米粗），他们把一根很细的电极插进去 10 ～ 30 毫米，并注意避免碰到细胞膜，因此除了插进去的端点有些损伤之外，这根神经是完好的。他们同时把另一个电极放置在浸浴神经的盐水中，这样就可记录到发生在细胞膜上的电活动。实验结果让他们大吃一惊，他们发现神经脉冲的幅度要比静息电位大得多。这个现象显然是膜理论解释不了的。正当他们想深入研究这个问题的时候，第二次世界大战爆发了，两人不得不投笔从戎，把研究搁置了下来。

二战结束后，两人又重新研究这个问题。当时人们已经知道，神经细胞内部的钾离子浓度要比细胞外的高，而在细胞外的钠离子浓度要比内部的高。按照伯恩斯坦的理论，在静息时只有钾离子能透过细胞膜，而在发生神经脉冲的时候，细胞膜对钾离子和钠离子有差不多的通透性。也就是说，在静息的时候只有带正电荷的钾离子从神经细胞内向细胞外侧扩散，这使得细胞内的电位要比细胞外的低，但这样的扩散不会无限进行下去，因为神经细胞内流失的正电荷越多，"同性相斥、异性相吸"的力量就越大，这股力量要把带正电荷的钾离子从神经细胞外侧驱逐回神经细胞内侧，最后达到平衡。这就造成了静息电位，这一点与事实完全相符。而在发生神经脉冲时，伯恩斯坦的膜理论认为细胞膜对钾离子和钠离子有同样的通透性，一方面有带正电荷的钾离子从其浓度高的神经内侧流向神经外侧，另一方面又有同样也是带正电荷的钠离子从其浓度高的神经外侧流向神经内侧，所以膜的两侧就电荷的分布情况来说差不多，也就建立不起什么电位差。这样的话，神经脉冲的幅度就不可能比静息电位更高，这与实验结果不一致。

要想解释实验的结果，就必须假设在发生神经脉冲的时候，细胞膜对钠离子的通透性要大大超过对钾离子的通透性，从细胞外侧涌进的钠离子远多于流出去的钾离子，造成神经细胞内侧的电性比外侧高，这样就可以解释为什么神经脉冲的幅度要大大超过静息电位了。这里的关键点是神经细胞膜对钾离子和钠离子的通透性不是一成不变的，而是与膜两边的电位差有关，并且还会随时间变化。正是从这一假设出发，经过多年的努力，霍奇金和赫胥黎相当完美地解决了神经脉冲产生和传播的机制，他们两人也因而荣获了 1963 年的诺贝尔生理学或医学奖。选择合适的实验标本对神经科学研究的成功往往起到关键作用，所以在霍奇金荣获诺贝尔奖以后曾经开玩笑地说这个奖其实应该颁发给乌贼，因为如果没有乌贼巨大的轴突供他们研究，他们就很难做出这样的发现。

离子学说——神经脉冲是怎样产生和传播的?

按照他们的理论（离子学说），产生神经脉冲（生理学上也称为"动作电位"）的关键是细胞膜上有对电位差敏感的离子通道。在静息时，膜对钾离子的通透性比对钠离子的通透性强 30 倍，随着细胞膜两侧电位差的减少，膜对钠离子的通透性逐步增加，更多的钠离子进入细胞内，一旦流入的钠离子超过流出的钾离子（此时去极化了大约 15 毫伏，这时的膜电位就是产生动作电位的阈值），净正离子的流入就进一步加强了去极化，而去极化程度的加深又使得有更多的钠离子流入，这样的正反馈造成膜内的电位迅速上升。但是高钠离子通透性只维持极短时间，约 1 毫秒之后，进入细胞内的钠离子流就开始减弱，而膜对钾离子的通透性则逐步增加，开始了相反过程，也就是说膜电位不仅回复到静息电位而且还继续下降（这称为"超极化"）。之后膜对钾离子的通透性又逐渐减弱，膜电位又有所上升，最终恢复到静息水平，这整个过程如图 1.11 所示。

　　一处产生的动作电位会引起邻近有电压敏感离子通道的细胞膜上也发生动作电位，动作电位就在轴突上传播开来，传播的速度因轴突的不同而异，慢的每秒不到 1 米，而快的每秒可以超过 100 米。轴突变粗，或是包裹髓鞘都能加快传播速度。由于髓鞘的电阻很高，离子流倾向于通过邻近郎飞结处裸露的细胞膜形成回路（参见图 1.7），只要这个距离不太大，动作电位发生处的去极化电位衰减到郎飞结处依然超过阈值，就能在此引发动作电位的产生，这样，动作电位就好像在郎飞结之间不断地跳跃，这被称为跳跃传导。不仅如此，动作电位在轴突上的传播还是单向的。在刚发生过动作电位的地方，对钠离子的通透性一下子跌到很低，而对钾离子的通透性却很高，产生动作电位的阈值大大抬高，因此动作电位只能向前传播，而不能反传回去。动作电位发生后的阈值升高期在科学上称为"不应期"。也由于上述这些原因，动作电位的形状和幅度都是固定不变的，这被称为动作电位的"全或无"定律。

如果神经脉冲走错了地方——凝视性耳鸣和联觉

　　前面讲过，外界形形色色的各种刺激进入脑后就都转换成了形状相同的神经脉冲，光是看某个神经脉冲本身，不可能知道它究竟是由光刺激引起的，还是由声刺激或其他刺激引起的。神经脉冲是脑内通信的"通用货币"，不同刺激的神经脉冲会到达大脑的对应部位引起特定的感觉；万一神经脉冲走错了地方，就会引起错误的感觉。

例如，有种病症叫做"凝视性耳鸣"，当患者朝前看时，什么问题也没有，但如果要患者朝左看或朝右看，他就会听到打铃一样的声音。为什么会这样？原来这种患者的听神经损坏了，脑干（参见后文中的图1.18）中的听觉核团接收不到来自耳朵的信号，因此闲无所用的脑组织就要派别的用场。这些核团正好与支配眼动的动眼神经核相邻，从眼动中枢来的轴突就会侵入，当大脑命令眼睛运动的时候，这个命令也送到了听神经核团，而被错误地感觉成了铃声。

还有一种称为"联觉"的有趣现象，就是有些人在受到某种刺激（例如声音刺激）的时候，除了通常的感觉（听觉）之外，还会感受到另外一种知觉（例如颜色）。这是因为一种感官接受正常刺激所产生的神经脉冲不仅传送到了脑中相应的知觉区域，而且还传送到了产生其他知觉的脑区。有位这样的妇女对神经病理学家西托维奇（Richard Cytowic）说："你的名字——理查德的味道就像巧克力一样，在我的舌头上暖洋洋的，一下子就化掉了。"这位妇女并不是西托维奇的女朋友，也不是他的粉丝，她的话并不是谈情说爱时的甜言蜜语，而确实就是她的真实感受。她所说的"理查德"并不特指这位医生，仅仅就是"理查德"这个发音。巧克力也不是一种隐喻，而确实就是她感觉到的嘴中的味道。还有位有联觉的人可以"看见"味道。有一次他在宴席上说："我们还得等一会儿才能吃，鸡肉上面的火花还不够多。"大概每2.5万个人中会有一个有联觉的人。

1.4　复活节夜之梦——神经递质的故事

在知道了神经系统是由一个个相对独立的神经细胞构成的之后，

一个自然的问题是，神经细胞之间是怎样通信的？

1897 年，英国生理学家谢灵顿（Charles Scott Sherrington，1932 年诺贝尔生理学或医学奖得主）给一个神经细胞与另一个神经细胞连接的地方起名为突触。人们早就知道了在神经纤维上传导的是电信号，而在整个神经系统中传递信号又很快，谢灵顿很自然地猜想这种传播必定是电性质的，而不可能靠某种化学过程。由于谢灵顿是神经生理学研究的权威，大家相信他的话一定是对的。

1905 年，有位年轻的科学家埃里奥特（Thomas Renton Elliott）发现肾上腺素对内脏的作用与交感神经的作用非常类似。例如，刺激交感神经会使心跳加快、胃的肌肉舒张、瞳孔放大；如果把肾上腺素直接施加到这些器官的表面，也会产生类似的现象。因此，埃里奥特猜测刺激交感神经也许会释放出肾上腺素，或者与它类似的化学物质，正是这种化学物质引起肌肉的活动，那么突触有可能是通过化学过程起作用的。然而埃里奥特人微言轻，他的这一观点并没有受到绝大多数科学家的重视，他自己也没有坚持深入研究下去。

做梦比清醒更"清醒"——神经递质的发现

生活在奥地利的德国科学家勒维（Otto Loewi）（图 1.14）参观过埃利奥特的实验室，很可能由此埋下了相信突触可能是通过释放某种化学物质起作用的想法的种子，但当时他想不出怎样才能用实验验证，只好暂时搁置一旁。这一搁就是将近 20 年，到了 1921 年，他才终于做出关键性的实验来证实神经脉冲会使神经细胞释放化学物质，作用于相邻的细胞。这个发现颇具戏剧性，勒维回忆说："1921 年复活节前夜，即星期六晚上，我从睡梦中醒来，点亮了灯，在一张小纸条上写下了一些字句，旋即又呼呼睡去。早上 6 点我想起前晚在纸上写过一些十分重要的东西，但一个字也认不出来，这个周日是我整个科学生涯中最沮丧的一天。但是第二天的凌晨 3 点，我又醒来了，而且记得做的梦是什么。这一次，我再也不敢冒险了；我跳了起来，立刻冲到实验室对青蛙的心脏进行操作，到了 5 点钟，我已得到了有关神经脉冲化学性传输的决定性证据[8]。"

勒维的实验是这样的。他不断地刺激支配青蛙心脏的迷走神经，使青蛙的心跳减慢；然后把流过这个心脏的液体灌注到另一个青蛙的心脏中去，结果发现第

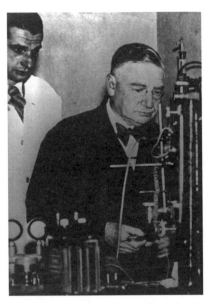

图 1.14　勒维

二个心脏的跳动也减慢了（图 1.15）。后来他又做了一个实验，这次所刺激的神经是使心跳加快。他仍然把流过这个心脏的液体灌注到第二个心脏中去，后者的心跳也加快了。这样他就证明了刺激神经的结果必定是使神经释放了某种化学物质（这类化学物质后来被统称为神经递质，而且不只有勒维发现的那两种），正是这些化学物质改变了心跳的节律。也就是说，神经是通过释放神经递质来传递信息的。

勒维后来说到，如果他不是在睡梦中，而是在大白天想到这个实验方法的话，多半不会去做。因为大白天人太清醒了，会理智地考虑到神经即使释放化学物质，这种物质的量也必定微乎其微，所以想收集到足量物质以致能明显改变另一个心脏的活动的机会非常微小。万幸的是，当他这样清醒的时候，实验已经做了，并且得到了结果。他也因此获得了 1936 年的诺贝尔生理学或医学奖。对勒维来说还有万幸

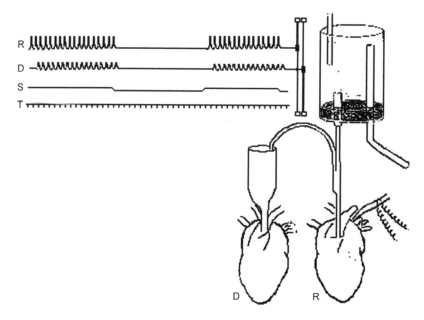

图 1.15　勒维发现神经递质的实验示意图

图中左上角 4 行记录：R 代表心脏 R 的搏动；D 代表心脏 D 的搏动；S 下降部分表示给心脏的迷走神经加电刺激；T 代表时间。

的一点是他做的是复活节夜之梦，复活节时天气很冷，他刺激蛙神经所释放的神经递质不致受到相应酶的破坏，如果他做的是"仲夏夜之梦"，那么在那种炎热的天气里，他的实验就不会成功。

埃克尔斯的转变——化学学说大获全胜

　　勒维的实验是在外周神经上做的，神经释放的神经递质作用于心肌，那么在中枢神经系统中是不是也是这样呢？神经细胞与神经细胞之间的通信是不是也是化学性的呢？尽管有不少科学家相信确实如此，但是也有一些非常知名的科学家，例如澳大利亚科学家埃克尔斯（John Carew Eccles）（图 1.17）在很长一段时间里都坚持认为中枢神经系统的神经细胞之间的沟通靠的是电信号。

　　后来，越来越多的实验证据表明神经细胞之间的沟通更可能靠的是神经递质而不是电的直接传播，这使埃克尔斯感到非常沮丧。他对朋友说，看来这一次他将成为这场科学争论的输家。朋友劝他完全没有必要这样沮丧，他的实验结果并没有问题，有问题的是他对结果的解释。某项研究处于初始阶段时有种种不同的解释不仅是很自然的事，而且非常有必要，只有积累起了足够多的事实，才有可能判断谁对谁错。况且，究竟是谁对谁错对科学本身来说并不重要。科学之所以能不断发展，就在于它在永无休止的争论中不断推翻不符事实的假设。

　　朋友说埃克尔斯应该为他发现了自己的错误而感到高兴，他应该修正观点、改进实验，继续前进，甚至通过自己的实验推翻自己以前的错误观点。埃克尔斯从善如流，后来他说道："事实上，我甚至学会了可以在自己珍视的假想被驳倒时感到高兴，因为这也是一种科学成就，从对错误的纠正中可以学到许多东西。"他感到从思想上得到了解放，科研成了一种开阔视野、令人兴奋的探险。他成为一名化学论的支持者，并且用实验证实了在中枢神经系统中，不仅兴奋性突触传递是通过神经递质介导的，而且抑制性突触传递也是通过神经递质介导的。埃克尔斯因对突触研究的卓越贡献而获得了1963年的诺贝尔生理学或医学奖。

　　正是由于勒维的先驱性工作，以及勒维的老朋友戴尔与埃克尔斯之间的论战，人们最后认识到，虽然神经系统中确实也存在依靠电活动传递信号的突触，但是在高等动物中绝大多数的突触都是通过化学信号传递信息的。当有神经脉冲传导到轴突末梢时，末梢中的一些称为突触囊泡的小泡中所储存的神经递质就会释放到突触间隙中，这些神经递质在突触间隙中通过扩散到达后一个神经细胞的细胞膜（称为突触后膜），与那里的一些特殊蛋白质（称为受体）结合而改变它的构型，从而使某些特定的离子可以通过突触后膜，形成膜电流。所有的膜电流都有一部分流过轴丘，并在那儿总和起来。当这个总和超过阈

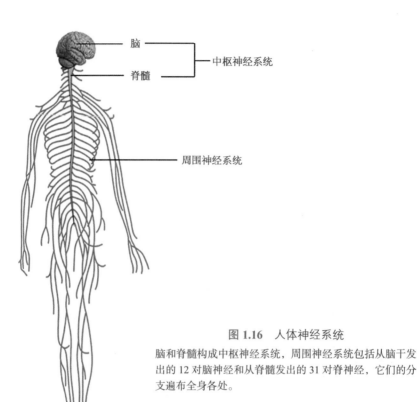

脑

脊髓

中枢神经系统

周围神经系统

图 1.16　人体神经系统

脑和脊髓构成中枢神经系统，周围神经系统包括从脑干发
出的 12 对脑神经和从脊髓发出的 31 对脊神经，它们的分
支遍布全身各处。

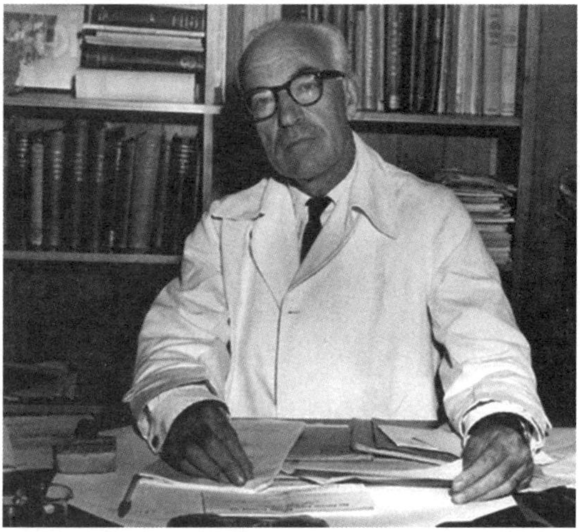

图 1.17　埃克尔斯

值，就会触发一个神经脉冲并沿着轴突再向下传导。

1.5　能练成"老顽童"周伯通的"双手互搏"之术吗？——裂脑人的故事

相信喜欢金庸武侠小说的读者一定会记得《射雕英雄传》中的老顽童周伯通有一门独门绝技——"双手互搏"之术，这就是他的双手可以各行其是，就好像两个人一样。金庸在书中是这样描写的："常言道：'心无二用。'又道：'左手画方，右手画圆，则不能成规矩。'这双手互搏之术却正是要人心有二用，而研习之时也正是从'左手画方，右手画圆'起始。"读者多半会认为这仅仅是小说家言，在实际上是断断不会发生的。但是看了下面的故事，就可以知道，这是确有可能的，不过……这在正常人身上不会发生，只有对脑动手术之后才有此可能。

人大脑的左右两个半球从形态上看基本对称，但在功能上有所不同，大脑右半球控制着左半身躯体的感觉和运动；而大脑的左半球则控制着右半身躯体的感觉和运动。如果左半球中风就会造成右半身瘫痪，而右半球中风就会造成左半身瘫痪。从失语症患者的故事中，可知主管语言的中枢一般说来主要在左半球。两个大脑半球之间通过胼胝体等联合纤维（统称为"联合"）相互联系起来，不断进行信息交

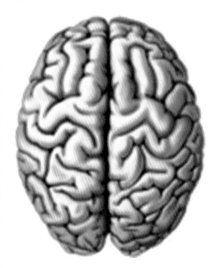

图 1.18　脑的俯视图

一条纵裂将大脑分成左右两半球，两个半球在深部通过一些神经纤维束联系，这些神经纤维束被称为"联合"，其中主要的是胼胝体。

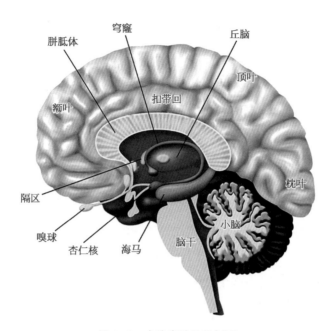

图 1.19　大脑半球的纵剖面

大脑覆盖于丘脑、脑干和小脑等之上。海马、穹窿、扣带回、隔区、杏仁核等构成边缘系统，它与人的记忆、情绪等关系密切。脑干是脑深部的一个茎状组织，除去嗅觉之外，所有的感觉神经都要在这里把信号传送给一些神经元，再由这些神经元继续传向大脑皮层。图中的胼胝体是把两半球联系在一起的主要神经束，这里看到的是它的剖面。

流，而且其中之一（通常是左半球）起到支配作用，形成了一个统一的"司令部"，协调地主宰着我们的一切活动。如果人为地断开左右两半球之间的一切联系，那是不是就变成有了两个"头脑"？

　　联系大脑两半球纤维中最主要的部分是胼胝体，包含大约两亿根神经纤维。对某些严重的癫痫病患者，在药石无效的情况下，为了避免癫痫从一侧扩展到另一侧，医生曾尝试通过切断胼胝体来达到这一目的。这样，患者的大脑就分成了互不联系的两半，因而被称为"裂脑人"。1936 年，美国有位神经外科医生报道说这样做并没有明显的副作用。但是情况究竟是不是这样呢？

裂脑初探——裂脑猫实验告诉了我们什么?

美国加州理工学院的斯佩里（Roger W. Sperry）（图 1.20）与其同事在 20 世纪五六十年代先后用猫和猴子来做实验，结果发现如果切断了左右两半球之间的联系，就可以让一侧半球学会一种反应，而让另一侧半球学会另一种反应。他们训练了一只裂脑猫的右半大脑学会辨识两扇门上的符号是"+"还是"O"，以此来获取其中一扇门后面的食物。训练完成以后，如果让

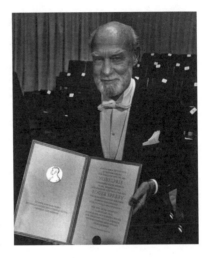

图 1.20　斯佩里

它的左半大脑去解决同样的问题，就必须重新训练。因此，切断癫痫患者的胼胝体到底有没有副作用还须做更细致的研究。

左脑能说会做，右脑只做不说——只有左脑才会说话

认知神经科学的奠基人之一加扎尼加（M. S. Gazzaniga）当时在斯佩里的实验室做研究生，对先前做过手术的裂脑人做了细致的心理测试[10]。第一位患者是位二战退伍的中年老兵，他在手术后不会说话了，这使医生吓了一大跳。幸而一个月后他恢复了说话能力。这种情况在裂脑人中并不多见。事实上，第二位患者在麻醉效应消失后，抱怨说："头疼分裂成了两半！"当护士问他会不会说话时，他微笑着说了一句绕口令："Peter Piper picked a peck of pickle peppers！"（意思是"彼得·皮佩捡起许多腌辣椒！"，不过由于中英文发音的不同，翻译成汉语后就不再称得上是绕口令了。）

初看起来，裂脑人一切正常。他们会说话、会阅读，对周围的一切也都认得。癫痫也不发作了（有位患者在手术前严重到每天要发作15次），或者至少可以用药物控制住，他们看起来也蛮高兴。但是如果做进一步测试，就会发现有些不对头。如果让患者左手拿个东西，如一把木梳而不许看，然后问他拿的是什么，他就讲不出来；如果让他用右手去拿，他马上就说出来了。这是因为大脑中主管言语的中心在左半球，而左半躯体的感觉都输送到右半球，裂脑人左右大脑之间交流信息的通路被断开了，来自左手的信息就到不了"会说话"的左脑。

同样地，来自右半视野的信息投射到左半大脑，而来自左半视野的信息投射到右半大脑（图 1.21）。如果让裂脑人坐着正视前方屏幕正

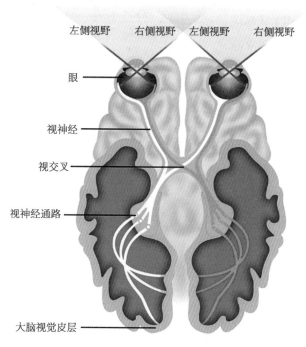

图 1.21　左右两半视野在大脑中的投射
右侧视野投射到左半球，而左侧视野则投射到右半球。

中央的一个点，然后在屏幕的右侧闪烁一个汤匙的图形，并问患者看到了什么，他会告诉你看到了一个汤匙。然而如果在屏幕的左侧闪烁一个汤匙的图形（图 1.22），再问患者看到了什么，他就会告诉你什么也没看到。由于这种图形闪烁的时间很短，比眼球移动的时间还要短，因而保证了不会由于眼动而让图形投射到了另外一个半球上去，可以确信这时有关汤匙图形的信息只投射到了"不会说话"的右半球，而"会说话"的左半球由于胼胝体断了又得不到这个信息。但是如果要求受试者用左手从台面下的一堆物品中摸出一件与他看到的一样的东西，他会正确地把汤匙挑出来。这是因为左手由右脑控制，而屏幕左侧的图形信息到达的也是右脑，这说明右脑确实接收到了有关汤匙图形的

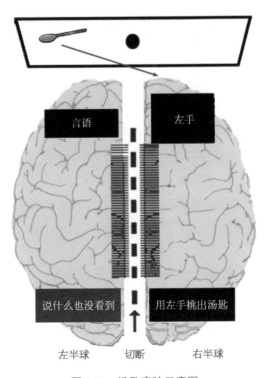

图 1.22 汤匙实验示意图

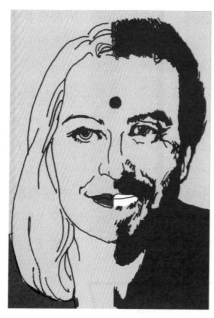

图 1.23 看到的是男还是女

左半边是妇女的半张脸，右半边则是男子的半张脸。

信息，只是不会"说话"而已。这时即使汤匙还在受试者的手中，如果不让他看到而再问他，他还是不能说出这是什么，甚至会说是一支铅笔，这可能是因为善于分析推理的左半大脑得不到来自左手的信息而只能妄加猜测，认为实验室里有一支笔的可能性很大，所以就那么说了。如果在屏幕上显示图 1.23，并让患者注视额头部位的点，这时问他看到的是什么，他会说看到了一个男子的脸。但是，如果这时要他用左手从一堆正常人脸的图片中挑出一张与他刚才看到的脸类似的图片，他多半会挑出一张妇女的脸。

尽管右半球不会"说话"，但这并不表明右半球就"笨"到不能理解"看"到的东西。如果在屏幕的左侧显示一支香烟的图片，而让患者用左手从屏风的小洞里伸进去从屏风后面的 10 个物品中摸出 1 个与他看到的东西相关的物品，他会摸出一个烟灰缸！

左手抢着做右手的事——右脑更擅长空间关系

还有些奇怪的事情，有些裂脑人刚做完手术的时候，两只手可能会做相反的动作，例如一只手扣扣子，而另一只手却去解开扣子。再如，有位女患者每天早上穿衣服总要费好多时间，这是因为她的左手总要"捣乱"。有时候她伸右手到五斗橱里挑一件衣服，她的左手却抢着去拿另一件衣服。有一次她的左手捏住一件衣服不肯放，她竟然一点办法也没有。她要不就将就着穿这件衣服，否则就只好请人掰开她的左手。值得注意的是，每次她左手挑的衣服都比右手挑的要鲜艳。她出门旅行前总要花半天工夫来整理行装，因为她的左手总是从箱子里把她右手放进去的东西又拿了出来。还有位患者，医生让她把右手伸到一个洞里去，患者却抱怨说："不行啊！有人拖住了我的手。"医生仔细一看，原来是她自己的左手紧紧地捏住了她的右手腕。还有搭积木实验，研究者要求患者按照图样只许用右手搭积木，在手术以前这对患者来说是一件轻而易举的事，但在手术以后只用右手他怎么也做不好，因为他的左手会过来抢搭；只有实验者把他的左手拉开，或者让他坐在自己的左手上面，他才能让右手去完成任务。看来，右半球更擅长与空间视觉有关的任务。这些患者就好像有了两个意见不统一的头脑，有位患者抱怨说："我感觉好像头脑里有两个淘气的孩子老是在那里争吵。"这岂非正是"心有二用"了吗？而伽扎尼加的患者中也确实有人能"左手画方，右手画圆"。不过这并非学习"双手互搏"的起手基本功，而是裂脑的后果。如果郭靖真要学会双手互搏之术，可能得先请神经外科医生切断他的胼胝体才行。

　　为什么左手要抢着做右手要做的事？这个问题的答案现在也有了一些线索。当一个人想用某只手做一件事的时候，通过脑成像技术可发现大脑双侧的辅助运动区（参考图 1.5）都被激活了，不过激活的程度有区别。辅助运动区并不直接指挥肌肉运动，而是激活初级运动皮层。对正常人来说，与将要活动的手对应的辅助运动区不仅会激活它后面的初级运动皮层，而且还会通过胼胝体去抑制对侧的辅助运动区，这样就只有一只手活动。裂脑人由于其胼胝体断开了，结果两侧辅助运动区的活动都激活了相应的初级运动区，于是两只手就都动了起来。

"我知道我还是喜欢加扎尼加医生的，但是现在我不知道为什么有点怕他"——联合的不同部位传递不同的信息

为了减少裂脑手术的副作用，医生发现保留部分联合也可改善癫痫患者的病情[10]。进一步的研究又发现联合的不同部分所传输的信息不同。联合的前部牵涉高级的语义信息，而后部则与传输视觉、听觉、触觉等感觉信息有关。例如，手术前的测试中，在患者的左侧视野投射"骑士"两个字时问他看到了什么，他给出了正确的答案"骑士"。手术切断了其胼胝体的后部，这时他的右脑所接收到的感觉信息不再能传输到会说话的左脑去了，但是相关刺激的高级语义信息还能通过胼胝体前部传输过去。所以，手术后再做同样的测试，患者回答说："我头脑里有一幅图画，但是我说不清楚。场子里有两个人在打。穿着古装，戴着盔甲，骑在马上，彼此要把对方打下来……是不是骑士啊？"最后，把联合完全断开以后再问他，他就说："我什么也没有看见。"

胼胝体联系的是两侧的大脑皮层。在胼胝体的下面还有一个连接两侧的皮层下结构——边缘系统（参见图 1.19，主管基本的情绪反应）的神经纤维束——前联合。边缘系统和大脑皮层之间有着丰富的双向联系。加扎尼加对前联合完整的裂脑人做了下述实验。他让她带上一种特制的接触镜，使得不管眼睛怎么动，外界刺激都只投射到一侧视网膜。这样，他就可以让受试者长时间地看东西，也可以看得更仔细。他让她的右侧视网膜看一部电影短片，其中有人把另一个人丢到火里去。当问她看到了什么时，她会说话的左侧大脑皮层没有看到这些情景，所以她回答说："我想我只看到一些白色的闪光，可能有几棵树，就像秋天里的红叶树。""不过我不知道是什么原因有点害怕……我有那么点紧张。我不喜欢这间房间……或许是你使我有点紧张吧！我知

道我还是喜欢加扎尼加医生的，但是现在我不知道为什么有点怕他。"
这是因为她的前联合是完整的，所以右脑的恐惧可以通过前联合传送
到会说话的左脑皮层，但是左脑皮层不知道恐惧的原因是什么，就只
好妄加猜测。

"一头两头脑"——左右两半球各有所长

根据对裂脑人的研究，以及对一侧大脑半球中风患者的行为观察，
现在一般认为大脑两半球在功能上也有所不同[10]。人们还做了这样的
实验，即向正常人的左颈动脉或右颈动脉注射速效安眠药。由于左颈
动脉的血流只流到左脑、右颈动脉的血流只流到右脑，这样就可选择
性地只让半边大脑陷入昏睡。如果是左脑陷入昏睡，那么受试者就不
会说话；而如果只是右脑陷入昏睡，那么受试者就可以和实验者进行
正常的对话。

上述这些故事都说明大脑左右两半球是有所分工的。按斯佩里的
说法是左脑主管读（reading）、写（writing）、算（arithmetic），称为
"3R"。一般认为左半球更倾向于分析和理性，而右半球则更倾向于总
体把握和情绪化，容易倾向于悲观。因此左半球受损的患者容易把自
己的病情看得过于严重，而有些右半球受损很严重的患者却若无其事。
在某些极端情况下，患者还会否认自己有病。

在正常情况下，左半球起主宰作用，并且左半球也是唯一会用语
言表达它的意见的半球。在裂脑人的情况下，右半球在某些场合下似
乎要自行其是，例如上面讲的在它指挥下的左手要抢着做一些和患者
意识违背的事。那么两个半球是不是真有可能有不同的意见呢？在加
扎尼加众多的裂脑人患者中，有两位右脑半球也多少有些语言能力的
患者，他们的右半球能懂得一些词组和单词，而且还能用文字作出回
应。由于听觉系统和视觉系统不一样，实验上没有办法仅仅使一侧半

球听到说话，而另一侧听不到。所以加扎尼加在问问题时总是不说关键词，而在应该讲关键词的时候，把相应的关键词投射到视野的左侧或者右侧。回答也是让患者用相应的手把字母卡片拼成单词。在大多数情况下，两个半球的回答是类似的，但是也有截然不同的情形。有一次加扎尼加先向患者提问题："你毕业以后想做什么？"患者答道："我要做一个绘图员，事实上我已经为此在接受训练了。"接着他又问道："你……以后想做什么？"并在患者的左视野闪现"毕业"两字。患者用左手把字母卡片一个一个找出来，结果拼成了"A-O-T-O-M-O-B-I-L-E、R-A-C-E-（R）"（赛车手），这不仅使加扎尼加出乎意料，连患者自己也吃了一惊。没准真的像斯佩里说的那样："我们看到的一切都表明手术的结果使这些患者有了两个头脑，也就是说，有彼此分离的两个意识。"不过，真要下结论可能还为时过早。

由于在裂脑人方面的系列研究工作，斯佩里获得了 1981 年的诺贝尔生理学或医学奖。喜讯传出的那天，斯佩里和夫人正在外野游，学校里闹翻了天，却找不到"状元郎"，只好由他的同事出面应付一切。校刊还专门发了号外，校长在贺词中写道："谨向您大脑的左右两半球一起致以最诚挚的祝贺。"

1.6　"它山之石可以攻玉"——脑多学科交叉研究的故事

人们曾长期认为脑是灵魂的栖息地，不可能用数理方法来进行研究，但是数理方法在化学和其他学科研究中的成功应用，使美国的一些学者在 20 世纪中叶开始尝试把数理科学的方法应用于脑科学。

从数学生物学到控制论——数理科学与生物学的初步交流

1934 年俄裔美国数学生物学家拉舍夫斯基（Nicolas Rashevsky）教

授来到芝加哥大学，建立了跨系、科的数学生物学博士点。他强壮而和蔼，带有明显的俄国口音，有一把蓬松的大胡子，在系里举行的野餐会上，常常用胡子给小孩子开玩笑。他鼓动了一大批物理学家和数学家参加他组织的科学讨论会。一到会上，他就热情洋溢、唾沫横飞，任何坐在第一排的人，都得准备受到他"沫弹"的袭击。后来名满天下的麦卡洛克（Warren McCulloch）和皮茨（Walter Pitts）都是他每周一次的讨论会上的常客。

皮茨是拉舍夫斯基的研究生，专攻数学生物物理，同时还学习数理逻辑。他非常聪明，但脾气有点古怪，考试时老是不回答问题，反而批判试题，因此最终没有拿到博士学位。他与精神病学家麦卡洛克合作发表的一篇论文是神经网络研究的奠基之作，也开创了把神经元作为一种计算单元的研究。后来他转到麻省理工学院，参加了维纳（Norbert Wiener）（图 1.24）组织的有关科学方法论的讨论会。

20 世纪 30 年代末在哈佛医学院有一个关于科学方法的系列讨论会，维纳是讨论会的积极分子，他是一位数学家，而讨论会的组织者罗森布吕特（Arturo Rosenblueth）是一位生理学家。维纳小时候有"神童"之称，15 岁就取得了数学学士学位，19 岁得了博士学位。他的整个身心都沉浸在科学思考之中。据他的同事回忆：

"（维纳）是一位不肯闲下来的人，对什么都充满好奇，他既热爱交友，同时也颇为饶舌。他的一大嗜好是在麻省理工学院的小路上走来走去。20 世纪 30 年代的中期，戴着眼镜的维纳教授在学校里的小径和偏僻罕人的地方漫步，堪称麻省理工学院的一道著名风景。他一边走，一边还在手指缝里夹一根雪茄，嘴里叽里咕噜地讲着一些最新的话题，还往往发一些奇谈怪论……"[11]

有一个学生回忆与他路中相遇的情形：

"他在半路上停了下来，我们正好向着他的方向走过去，他便开始与我们讨论他正在思考的问题。我们结束谈话的时候，他继续前行。突然之间他又转回来，走来问我们：'顺便问一句，你们有没有留意我们碰面之前，我是往哪个方向走的？'我忍住笑，回答道：'您好像是准备去往 8 号楼。'他一副恍然大悟的表情，连声道谢，还说：'嘎，那看来我已经吃过饭了。'"[11]

参加这个讨论会的还有其他数学家、生理学家、物理学家、医学家和工程师。他们一边吃饭，一边讨论。讨论的气氛非常自由，大家畅所欲言，对所作的报告提出问题并发表自己的看法，甚至是尖锐的批评意见。这种批评意见尽管是善意的，但是非常直率、不留情面，以致有极少数人因为受不了这样直率的批评而再也不来参加讨论会了。但是绝大多数人都觉得从这种批评中获益良多。

正是通过这种讨论，维纳感悟到：

"在科学发展上可以得到最大收获的领域是各种已经建立起来的部门之间的被忽视的无人区。""正是这些科学的边缘区域，给有修养的研究者提供了最丰富的机会。""到科学地图上的这些空白地区去作适当的查勘工作，只能由这样一群科学家来担任，他们每人都是自己领域中的专家，但是每人都对其邻近的领域有十分正确和熟练的知识；大家都习惯于共同工作，互相熟悉对方的思想习惯，并且能在同事们还没有以完整的形式表达出自己的新想法的时候就理解这种新想法的意义。

数学家不需要有领导一个生理学实验的本领，但却需要有了解一个生理学实验、批判一个实验和建议别人去进行一个实验的本领。生理学家不需要有证明某个数学定理的本领，但是必须能够了解数学定理中的生理学意义，能够告诉数学家他应当去寻找什么东西。"[12]虽然，这些话从原则上来说几乎已经成为共识，大家普遍认可交叉科学的重要性，但是在实际上能真正做到维纳要求的专家依然不多。这是

因为每个学科有每个学科的思想
习惯、专门知识和术语，每个专
家在自己的领域上无论从时间上
来说，还是从经济上来说都做了
大量的投资，当他们熟门熟路，
沿原来的道路走就能取得成绩的
时候，除非看到非常突出的好处，
惰性使人不愿意轻易更弦改辙。
诺奖得主克里克原来是学物理学
的，后来转入生命科学研究，他
在回顾往事时感叹道："（这种转
变）几乎就好像是要求人必得重
生一次。"不过他一点也不后悔这

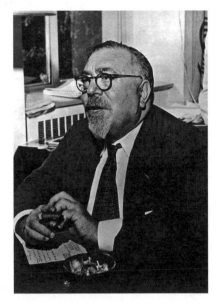

图 1.24　维纳

种"重生"，正是这种重生让他发现了 DNA 的双螺旋结构，揭开生命
之谜，并开启了向意识这一以前科学家唯恐避之不及的神秘领域的科
学研究之路。

　　1948 年，维纳出版了其经典著作《控制论》，其中专门有一章讨论
计算机与神经系统的问题。这个学派的活动对推动用数理科学、信息
科学的思想与方法研究脑产生了深远的影响。计算机科学的主要奠基
人冯·诺伊曼（John von Neumann）还专门写了一本书讨论计算机与脑
的问题。但是，把数理科学应用于脑研究的做法在当时也曾为一大批
生物科学家所不理解，他们认为这种研究把生物对象过于简化，或者
说"漫画化"。例如，他们不能容忍把神经元理解为像开关一样的某种
二值逻辑元件，或者把脑说成为计算机。尽管这种批评有合理的一面，
但对使脑研究走上定量化、精密化的初步尝试采取把小孩和洗澡水一
起倒掉的态度是不可取的。20 世纪的后半叶起，科学家开始认真地把

数理科学以及信息科学应用于脑研究。

最早、也最成功地把数理方法应用于神经科学的经典范例是前面提到的霍奇金和赫胥黎有关动作电位产生和传播的数学模型。他们根据生物学实验结果，建立起依赖于膜电位和时间的钾离子通道和钠离子通道的电路模型，列出了相应的方程，即霍奇金-赫胥黎方程（或H-H方程）。解这个方程，不仅能精确地再现它所依据的实验事实，还能产生动作电位，并且以合理的速度向前传播；而这些现象并不包括在建立方程的前提假设中。这就像电学中的麦克斯韦方程是根据"静电场、静磁场、恒定电流产生磁场、切割磁力线产生电流"这样4个实验事实建立起来，并能预测并不包含在其基本假设中的电磁波那样！霍奇金-赫胥黎模型证明了多学科研究对神经科学的重要意义。神经科学一点都不能离开实验研究，但是实验研究也决不能只是就事论事，满足于现象的描述，还需要理性的思考，上升成为理论，甚至是定量的理论！

赖夏德的谆谆教诲——理论必须每时每刻都与实验紧密结合

就在维纳积极与生物学家交流的时候，同一时期，在大洋彼岸战火纷飞的欧洲，有两个年轻人——21岁的哈森施泰因（Bernhard Hassenstein）和19岁的赖夏德（Werner Reichardt），前者是念生物学的大学生，后者是念物理学的大学生，都被征了兵。他们相约如果能活下来，一定要做成一件大事——建立一个综合物理学和生物学的研究所。1958年，他们在（前联邦）德国图宾根的马普生物学研究所建立了控制论研究组，通过对甲虫视动反应的研究建立了初级运动检测模型，开始了视动检测的研究，奠定了对视觉运动检测的模型研究的基础。尽管赖夏德是念物理出身，但他对生物学实验非常重视，后来他告诫新来的青年人："理论必须每时每刻都与实验紧密结合。我不相信无中生有的脑科学理论会有任何机会取得成功。"多年以后，当《当代生物学》（*Current Biology*）杂志问当今计算神经科学的领军人物之一波焦（Tomaso Poggio）"您得到过的最好的劝告是什么"时，他就以赖夏德的这段话相赠，并且还说："我对每一位想从事计算神经科学的学生都强调同样的思想。"[13]

经过近半个世纪的努力，终于在 20 世纪 90 年代正式诞生了计算神经科学、神经工程、神经信息学、神经动力学等多学科交叉研究分支，并且日益受到人们的重视。这些研究在生命科学和数理科学之间架起了桥梁，不仅使对脑的研究可借用数理科学的方法和工具，而且也给数理科学和技术科学带来新的思想，并把两者结合起来为人类造福。关于后者我们将在最后一章中详加说明，此处就不多讲了。

"讲情面对任何良好的科学合作都是一剂毒药"——克里克的忠告

搞多学科研究的大师们无疑有许多共同之处，克里克也是讨论会的常客。对于会议报告他会不留情面地提出评论，尤其不能容忍思想上的模糊不清，以至于有些报告人对他有些害怕。他说："讲情面对任何良好的科学合作都是一剂毒药。"有一次，有位从麻省理工学院来的访问者向克里克介绍有关某种脑功能的一个模型，他看到克里克对此很不以为然，于是说："克里克博士，我的模型确实很漂亮，也行啊！"克里克回答说："小伙子！如果你推销的是吸尘器，大可以这样说，但是我看不出你的模型与脑有什么关系。"直到现在，还会有一些从其他学科刚刚转入脑科学研究的专家，用深奥的数学方法、严密的推理得出某些理论上的结论。他们对自己的工作感觉良好，但他们的前提假设却缺乏神经生理学根据，得到的结论也经不起实验的检验。这些人真应该听听克里克的这一教导。

克里克对别人是这样，对自己更是这样。在他生命的最后 20 年里与他密切合作的忘年交、神经科学家科赫 *（Christof Koch）回忆说：

"因为他太有名了，许多人都不敢对他的想法进行批评，而他要的就是批评。他的想法多得惊人，有些想法非常聪明，有些想法非常有洞察力，但是也有些并非如此，还有一些简直是发了疯。但是要知道，你碰到的是这样一位奇才，这样一位富于创新的天才，他的思想喷涌而出，他需要有人和他共鸣，并告诉他这个想法不行，那个想法太棒了，而那个想法又太愚蠢了……这就是他的工作方式，你早上 10 点去，一直讨论到傍晚 6 点，他会把所有的证据从头到尾梳理一遍，会对数据进行筛选，对此进行讨论，从不同的角度进行考察，否定某个想法，提出新的假说，再次予以否定，然后吃晚饭，通常饭后这个过程还要继续下去。直到他去世的那天为止，他数十年如一日始终如此地工作和生活。"

克里克还说：

"在自然界中杂种往往不育，但是在科学中正相反，交叉学科常常惊人地丰产。如果一个学科过于单纯，它就会枯萎。"

"由于我得到的第一个学位是物理学方面的，所以直到 30 岁时，除一般知识外，我对生物学所知甚少。我花了不少时间才使自己适应生物学所需的不同思考方法，一个人如同重新出生了一次。不过这种转变也不是极其困难，而且所付出的努力肯定是值得的。"[14]

参考文献

[1]　Finger S. Origins of Neuroscience: A History of Explorations into Brain

* 科赫（1956—），美国加州理工学院教授，当前意识研究的领军人物之一。

Function. New York: Oxford University Press, 1994.

[2] Bear M F, Connors B W, Paradiso M A. 神经科学——探索脑. 王建军，主译. 北京: 高等教育出版社, 2004.

[3] Kosslyn S, Andersen R. Frontiers in Cognitive Neuroscience. Cambridge, MA: MIT Press, 1992.

[4] Bentivoglio M. Life and Discoveries of Santiago Ramón y Cajal [EB/OL]. [2010 −12 −27]. http://nobelprize.org/nobelprizes/medicine/laureates/1906/cajal-article.html.

[5] Golgi C. The neuron doctrine—theory and facts//Nobel Foundation. Nobel Lectures Physiology or Medicine 1901−1921. New York: Elsevier, 1967: 189–217.

[6] Ramón y Cajal S. The structure and connexions of neurons//Nobel Foundation. Nobel Lectures Physiology or Medicine 1901−1921. New York: Elsevier, 1967: 220−253.

[7] Bullock T H, Bennett M V L, Johnston D. The neuron doctrine, redux. Science, 2005, 310: 791−793.

[8] Loewi O. From the Workshop of Discoveries. Lawrence: University of Kansas Press, 1953.

[9] Rosenzweig M R, Breedlove S M, Leiman A L. Biological Psychology. 3rd ed. Sunderland, MA: Sinauer Associates, 2002.

[10] Gazzaniga M S, Ivry R B, Mangun G R. Cognitive Neuroscience: The Biology of the Mind. 2nd ed. New York: W. W. Norton & Company, 2002.

[11] 亨德森. 现代机器人技术——万能机器的制造. 管琴, 译. 上海: 上海科学技术文献出版社, 2008.

[12] 维纳. 控制论. 郝季仁, 译. 北京: 科学出版社, 1963.

[13] Poggio T. Q & A——Discussion. Current Biology, 2004, 14(23): 985−986.

[14] 克里克. 狂热的追求. 吕向东, 唐孝威, 译. 合肥: 中国科技大学出版社, 1994.

2　看的秘密

"眼睛和脑并不像一台传真机，也没有某个小人在那里看着输入进来的图像。"

——维泽尔 *（Torsten Wiesel）

"我们并不是用眼睛来看的，而完全是用脑来看的。"

——科赫

俗语说"百闻不如一见""眼见为实"，人们常用"像眼睛一样宝贵"来比喻重要的东西，由此可见人们对视觉的重视。但人的视觉系统究竟是怎样看东西的？这还是一个远未解决的问题，同时又是脑研究的一个突破口，所以视觉研究在脑研究中占有非常突出的地位。

---

* 维泽尔（1924—），在美国工作的瑞典神经科学家，因为对视觉研究的贡献而获得 1981 年诺贝尔生理学或医学奖。

2.1 诺贝尔奖得主为什么要研究"我们如何看东西"这样"简单"的问题？——"看"靠的是脑

克里克在《惊人的假说》里曾经说过这样的一件事：在饭桌上人们往往会问他最近在研究些什么，当听说他正在研究我们是如何看东西的时候，往往出现一阵令人尴尬的沉默。这是因为人们想不通这样一位大科学家为什么要研究起像"看东西"这样"简单"的事情。毕竟我们每个人一睁眼就能看到周围形形色色、色彩缤纷的世界，就能从复杂的背景中认出一个又一个对象。对于一个熟人，不管从正面看还是从侧面看，甚至从背后看，不管他是在笑或是在哭，戴眼镜还是不戴眼镜，留着长头发还是剃了光头，我们都能认出他来。这是连三岁的小孩都不用花什么力气就能做到的，这还有什么可研究的呢？我们"看到"的不就是外界景物投射在视网膜上的像吗？

眼睛不只是照相机——脑里没有一个小人在看视网膜上的照片

有人以为眼睛就像是一台照相机，瞳孔是快门，晶状体是镜头，而视网膜就是底片（图 2.1）。这听起来合情合理，但除了前两步确实类似之外，视网膜与底片根本不是一回事。底片只是一丝不差地把落在它上面的像记录下来，而视网膜则要对像进行复杂的加工。照相机只是记录对象，而视觉系统是要"看"。实际上，除了视网膜表面以外，脑子里根本没有什么五颜六色的图像，有的只是电和化学活动，我们所"看到"的是根据这些活动重新构建出来的。对于这些活动的具体过程，虽然在认识上已取得了很大进展，但是有很多地方还很不清楚。

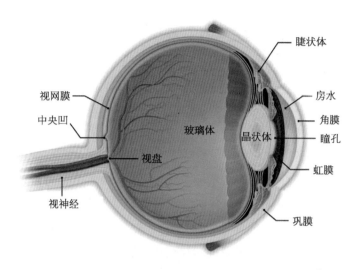

图 2.1　眼睛的解剖结构图（为左眼横断面）

　　40 多年前，我带着当时只有五六岁的女儿到科学院礼堂去看电影，正好碰到上海生理研究所的刘育民教授。我告诉女儿刘教授是视觉研究的权威，她就问刘教授："我的眼睛这么小，为什么看到的世界那么大？"小孩子问了一个大问题。这个问题实际上说明我们所知觉的世界与外界在视网膜上的投影并不是一回事，我们"看到"的并不是眼睛"照相机"的视网膜"底片"上的图像。事实上，外界事物在视网膜上的投影很小，而且还是上下、左右颠倒（图 2.2），但是我们"看到"的事物很大，也没有看到满街的人头朝下、脚往上。因此脑的任务并不是去看视网膜上的像，而是根据由视网膜传来的信号重建一个世界。

　　除了像图 2.2 中所表现出来的颠倒和弯曲以外，我们平时看到的也不全是外界事物物理性质一丝不差的忠实反映，有时会有错觉，实际上，我们"看到"的不仅是当时的外界刺激，我们还调用了存储在我

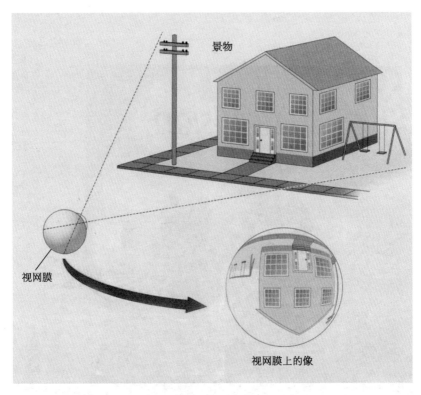

景物

视网膜

视网膜上的像

图 2.2　外界景物和它落在视网膜上的像[1]

们脑中的经验和知识。图 2.3 是昆明石林的一幅照片。如果你没有到过石林，也没有看图注的话，你所看到的只不过是一块造型奇特的巨石而已。但是一旦有人告诉你这是美丽的少女阿诗玛，你就会注意到她包着头巾的头微微向右偏转，她的右手搭在左肩帮忙拉一下背篓，背篓里放了许多从山林中采摘的竹笋和其他山珍。这样，当你再次看这张照片的时候，你都会立刻"看到"阿诗玛。当然，这并不是自然有意雕刻的结果，这只是自然景观到了我们的大脑以后与脑内存储的知识相结合的产物。如此，我们也会看到中秋月亮里的"吴刚"和"桂花树"，我们也会看到名山顶上的仙翁或是灵猴。

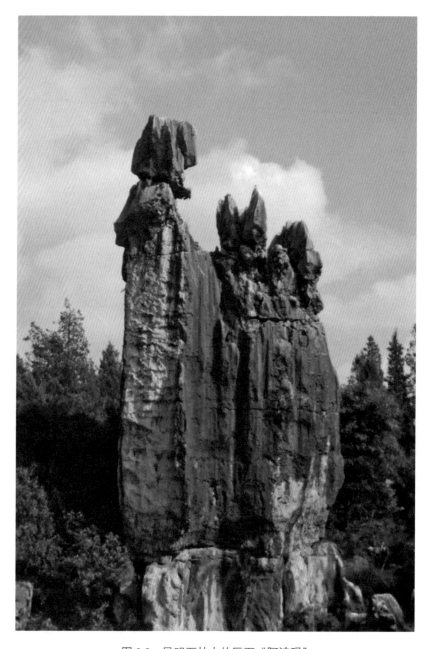

图 2.3　昆明石林中的巨石"阿诗玛"

烈日下的黑煤和烛光下的白纸哪个亮——感觉的"恒常性"

无论是冬日黄昏借着薄暮的微光在室内看报，还是盛夏正午在烈日下看同一张报，我们看到的都是白纸黑字。在同一光照环境下，白纸的亮度要高于黑字的亮度。但如果用光度计去量一下前种情况下白纸的亮度和后种情况下黑字的亮度，会发现黑字的亮度比白纸高！但这并不妨碍我们看到的都是"白纸黑字"，这在心理学上叫做感觉的"恒常性"。这种恒常性使我们在千差万别的情况下都能认出同一个对象。

我们总是把外界刺激和脑子里已有的经验或知识结合在一起。比如，远处物体看起来很小，但是我们知道它们并不小，只是距离很远。有这样的认识是因为我们从小就积累了这样的经验。但对于一些从小就生活在密林之中的人，他们从来都没有看到过远处的物体。当他们走出密林，第一次看到远处的物体时，他们就只觉得物体很小，而没有物体离他们很远的感觉，说看到的牛群就像是一群昆虫。再如，外界的三维物体投射到视网膜上都成了二维的图形，不同物体虽然距离、朝向不同，但可能在视网膜上有相同的投影，也就是说，对于视网膜上的同一个图形，可能有许多不同的解释，大脑必须根据经验和知识在极短的时间里做出最可能的解释。奇妙的是，在绝大多数的情况下，这种解释都是对的，有时甚至还关系到我们的生死存亡，如在笔直的高速公路上开车飞驶时对前方障碍物的判断。只在极少数情况下，而且往往是有极大的人为因素，这种解释才会出错，这就是错觉。视错觉给我们开启了一道难得的窥探我们究竟是怎么"看"的狭缝。有关错觉的问题，笔者会在下一章中详细地介绍。

为什么看不清倒放人脸照的表情——脸识别区

同一个图形不管是经过了移动、转动，还是放大或者缩小，恒常性使我们都能识别为同一对象。但是也有一些奇怪的现象。人脸是我们最熟悉的视觉刺激，照片不管是正放还是倒放，我们都能认得出是人脸。当然在倒放的情形下，要认出照片是谁就会困难些，特别是要认出照片上一些微妙的变化和表情就更困难了。请看图 2.4 中两张倒放的照片，你能认出这是谁吗？这两张照片有什么不一样的地方吗？在倒放的情形下，回答这两个问题有些困难，特别是后一个问题。如果把照片正着放，一下子就看出来是美国前总统小布什年轻时的照片！并且右边照片中的双眼和嘴都给翻过来倒放了，原来的笑容可掬变成了鄙夷不屑。在倒放的情况下，在正放时一眼就可以看出来的差别很难发现。这究竟是为什么？现在还不能完全解释。有人认为，辨识人脸和辨识一般物体的脑区是不同的，辨识人脸在脑中有专门的脸区。在把照片倒置的时候，脑把倒放的照片作为一般物体处理，就不由脸

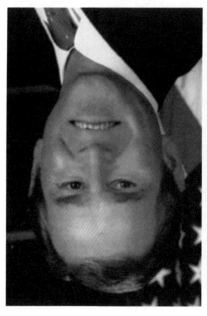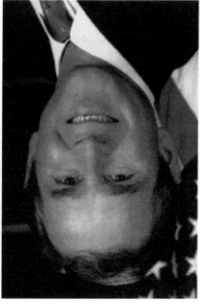

图 2.4　倒放的照片[1]

区来处理了，所以不能区分人脸微妙的表情差异。

我们看物体的时候，究竟是先一下子就认出整个物体，然后再注意到它的各种细节，还是先认出种种细节，然后才把所有的细节综合成整个对象？诸如此类关于"看"的问题还可以提很多，有的我们已经知道了一些答案，但更多的还是一头雾水。

2.2 找不到心仪之星的人——两种感光细胞的故事

有位业余天文爱好者，喜欢在晚上到万籁无声的荒野中去遥望星空，他的目光在夜空中来回搜索，以找到他所钟爱的远方那颗若隐若现的星星。他发现，在看到这颗星星以后，把目光偏离一些会看得更清楚。

就这样观察了两年多，突然有一天他惊慌失措地发现那颗星星消失不见了。他用尽了各种办法，都没法找到那颗星星。这时，他想起最近他老是觉得在晚上开车有些困难。有时候他看不清远方的车子正驶离而去，有时候则看不清旁边疾驰而过的汽车。迎面而来的汽车灯光也会使他眼花缭乱。看电影也开始成了问题，因为他很难适应电影院里的昏暗。在其他方面他也发生了一些问题。就在一周前，他到一家餐厅用餐时撞到了桌子，还被东西绊了几次。但他读书看报并没有什么问题，在光线充足的地方他的视力也没有出什么问题，因此他对这些倒也没有太在意。但是看不到他心爱的星星却让他震惊。这使他想起了他父亲，他父亲在晚年几乎完全瞎了，既不能开车，也不能阅读。这一切究竟是怎么回事呢？

故事得从视网膜上的感光细胞讲起。视网膜上大概有一亿个感光细胞，它们可分成两大类：视杆细胞和视锥细胞（图 2.5）。视杆细胞的前端呈杆状，视锥细胞的前端则呈圆锥状。在感光细胞里面有称为

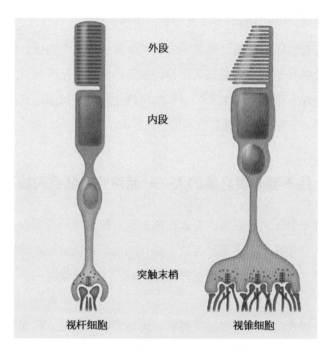

外段

内段

突触末梢

视杆细胞   视锥细胞

图 2.5   视杆细胞和视锥细胞[1]

视色素的蛋白质，它们可以吸收光线而引起一连串生化反应，最后使细胞膜超极化。正是这种电位变化引起其后的神经细胞的电位也发生变化，最终产生神经脉冲向视觉中枢传送。

在人的视网膜中，视杆细胞的数目大约有 9 000 万个，而视锥细胞大概只有四五百万个。在视杆细胞中只有一种视色素，它对光非常敏感，即使在非常昏暗的条件下也能工作，不过它不能区分颜色，空间分辨率也低。正常人视锥细胞中的视色素可以分成三种，分别对三种不同波长的光最敏感，所以它们可区分颜色，而且空间分辨率也高，但是它们只有在光照明亮时才能工作。在视网膜中心有一块微微凹陷下去的区域，称为中央凹。在中央凹的中心完全没有视杆细胞，都是视锥细胞，因此中央凹在昏暗的条件下实际上是瞎的。这就是为什么看黯淡的星星时，如果把目光对准星星所在的位置反而看不见的道理，因为这时星光正落在中央凹处。偏离中央凹，视杆细胞渐渐增多，到大约离中央凹中心 20° 处达到峰值，然后又渐渐减少。所以，如果把目光偏离 20° 左右，让星光所落之处正是视网膜上视杆细胞密度最高的地方，就能看见黯淡的星星。但是在大白天，如果要看清某个对象的细节和颜色，就要把目光对准这个对象，使它的像落在中央凹的视锥上。绝大多数的视锥细胞都集中在中央凹处。

这位业余天文爱好者，正是患上了一种与视锥细胞和视杆细胞相关的遗传病。随着年龄的增大，其视网膜上的感光细胞逐渐死去，且视杆细胞又比视锥细胞先受到影响，因此这种患者首先是在昏暗的条件下，特别是用余光看东西时出了问题。

2.3　无头骑士——盲点的故事

美国著名作家华盛顿·欧文的小说《睡谷的传说》中讲到当地盛传的一个在晚上到处游荡的鬼怪——无头骑士。故事是这样讲的：

"可是，那个经常到这个着魔了的地区来作祟，而且似乎也是所有精灵的领袖，却是一个骑在马背上的无头鬼。据有些人说，它是一个赫塞骑兵的鬼魂。在革命战争的一次无名战役里，他的头给一颗炮弹打飞了。当地人时常会看到它在夜幕中匆匆赶路，就好像御风飞行。它出没之处并不仅限于山谷一带。有时还会跑到附近的路上。尤其是不远处的一座教堂附近。'确实，那一带有几位极可信的历史学家，已经把有关这个幽灵的许多传闻谨慎地收集起来，并仔细地核对过了。'据他们说，这个骑兵的尸首就埋在教堂的墓地里。他的阴魂每天晚上都要骑马出去，到当时的战场上寻找他的头颅；有时它之所以要用那样大的速度穿过山谷，犹如半夜风暴，只是因为它耽搁太久了，急于要在破晓以前赶回教堂的墓地里去的缘故。"[2]

当然，这一切都是无稽之谈。但是如果有兴趣的话，倒确实可以在日常生活中看到到处行走的"无头"男士或者女士。关于这个"无头"现象，笔者将在后一小节中再来解释。

为什么在盲点处没有看到一个洞？——补插现象

我们都知道，视网膜中感光细胞在最深层，其他的神经细胞、血管和视神经倒是在其前面，所有这些视神经和血管都要集中成一束，重新从视网膜上"盲点"处（图2.1中所示的视盘处）穿过视网膜离开眼睛，所以在盲点处就没地方安置光感受器了，当然也就不能对外界刺激起反应，但我们从来也没有觉得我们所看到的景物在盲点处有个洞！如果从光感受器所接收到的光的模式来说，"应该"存在着这样的一个洞，不过大脑把这个洞用它四周的颜色和纹理填补了起来，以致我们觉察不出来。如果眼睛真的完全像一台照相机的话，那么底片在相应于视网膜盲点处就会有一块黑斑。闭上右眼，只用左眼注视图2.6

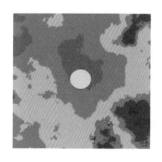

图 2.6　盲点测试图

中的某个数字，例如 4，随后慢慢使你的身体前倾或后仰以调节眼睛到
这张图的距离，当位置合适的时候，左边方块图中央的黄色圆斑正好
落到盲点上，这时你就看不到这个黄色圆斑，看到的是深度不均匀的
一片暗色（究竟是什么颜色不是很分明，你知道这是为什么吗？）。这
就证明我们的大脑确实有某种补插的功能！但这种补插功能的内在机
制是什么，现在还不清楚。

那么，为什么我们通常注意不到这一现象呢？原因之一是我们有
双眼视觉。请重复刚才的实验，当你闭上右眼，用左眼注视数字"4"，
并把本书前后移动到左侧的黄色圆斑正好落在左眼的盲点里消失不见
的时候，睁开你的右眼，黄色圆斑立刻就"跳"了出来。这是因为黄
色圆斑在左眼里的像正好落在左眼的盲点上，但是它在右眼里的像并
没有落在右眼的盲点上。

现在来看更复杂一些的情况。请看图 2.7 上图中的垂直黑条，黑条
的中间有个打上阴影的白色小方块。现在闭上右眼，让这个小方块落到
左眼的盲点里。猜猜看，你看到的是一条连续的黑条，还是上、下各有
一条黑条？答案是一条连续的黑条！为什么？这是因为在自然情况下，
两条分开的黑条正好对齐落在同一条直线上的概率实在是太小了！所以
对大脑来说，最可能发生的情形就是这是一条连续的黑条！下图的情况
更复杂一些，把上图中上半部分黑条换成了白条，再重复上面的实验，
这时你会看到什么？你还是会看到一条连续的竖条！上半部是白色的，
而下半部则是黑色的，不过两者衔接之处有些模糊不清。

不但盲点是这样，有些偏头痛患者由于脑内血管痉挛使得某一小
块视皮层暂时丧失功能，而在视野的相应区域内造成一个盲区。环顾
四周，如果他的盲区正好落在挂在墙上的壁钟或者某幅小装饰画上，
这些东西就会消失不见。但是那里并非一片空白，他看到的是墙壁的
颜色或者图案。

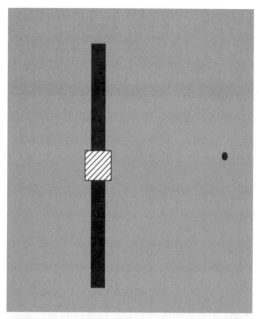

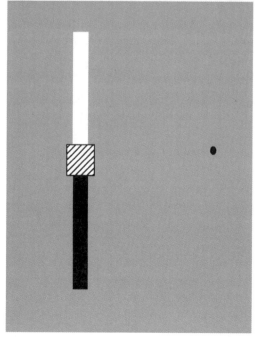

图 2.7　看到了什么[3]

先只看上图，闭上右眼，让左眼注视右面的黑点，把书前后移动，直至左面黑色直条中的阴影方块消失不见，看到了什么？下图把上图中上半部分的黑条换成白条，重复实验，看到了什么？

乔希是一位颇为魁伟的男子[3]，长着像勃列日涅夫那样的浓眉，虎背熊腰，并有一双很厚实的手，看起来非常健康。他 30 岁时出了一次工伤，一支钢杆穿过他的颅骨，在他右枕叶的初级视皮层区穿了一个洞。虽然保住了性命，但当他直视前方的时候，在他视野的左侧有相当大的一块盲区。这给他的生活带来了一些麻烦，比如女用卫生间标牌上的字"WOMEN"（女士），他所看到的却只有右边的三个字母"MEN"（男士），而误认为是男用卫生间。虽然在其他方面他自己觉得没有太多异样，他还是去找了拉马钱德兰（V. S. Ramachandran）医生。他对医生说："当我看你的时候，一切都对，什么也不缺。"不过很快他就停顿下来，皱了皱眉头，仔细端详了一下医生的脸，咧嘴一笑，对医生说："不过如果我仔细看你的脸，你脸上缺掉一只眼睛和一只耳朵，医生，你没有什么问题吧？"

医生给他做了进一步的检验，让他看像图 2.7 那样的图，只不过把中间的方块去掉了。而且由于乔希的盲区比正常人的盲点要大得多，所以上下两条黑条之间的孔隙也要大得多，上面的黑条延伸到他的盲区上缘，下面的黑条顶端就在盲区的下缘。医生问他看到的是一条连续的黑条，还是上下两段分开的黑条。他想了想，说："呃，我看到有两条，一条在上面，一条在下面，中间有很大的一片空白。"医生淡然地答了一声："好吧！"认为没有发现什么奇怪的地方。就在这时，乔希把眼睛眯了起来，并说："等一等，你知道发生了什么奇怪的事情了吗？上下两条在向对方延伸过去。"医生大为吃惊："你在说什么？"

乔希竖起他右手的食指，指着下半条线往上移动，用左手的食指指着上面半条线向下移动。开始时两个食指指尖之间的距离足有 5 厘米宽，然后乔希开始让两个指头相向靠近。他激动地说："它们在长长，彼此靠近，现在变成一条线了！"说的同时，两个指头也碰在一起了。

乔希的故事说明，在他脑中有些神经回路认为所看到的盲区两侧的两条线应该属于一条线，并把这些信息传向高级中枢，结果他的大脑就像把盲点补插起来一样，也把盲区中看不到的地方补插了起来。

一切都能补插吗——"无头"的真相

那么，大脑是不是能随便把什么缺掉的东西都自动补插出来呢？回答是否定的。颜色可以补插，纹理也可以补插，但是物体对象就补插不了。"无头骑士"就是这样产生的。站在离开某人约 3 米远的地方，闭上右眼，用左眼看着他的头，然后把左眼水平向右移动适当的距离，直到他的头在你的视网膜上的像正好落在盲点处，这时他的头就消失不见了，你看到了一个"无头"的人，所以并不是任何东西都能够补插！

英国国王查理二世对科学颇有兴趣，英国皇家学会正是他在位的时候建立的。据说查理二世听说有盲点存在这件事以后，喜欢闭上一只眼睛在宫廷里走来走去，这时他会不时看到恭候他的贵夫人的头被"斩"去了，他也喜欢在死囚上断头台以前就用自己的盲点把他的头"砍"掉。

再来看看对乔希所做的另一些实验[3]。

医生在计算机屏幕上从上到下显示三个相当大的字母"X"，并使中间的那个"X"正好落在乔希的盲区里。医生问他："你看到了什么？"他回答说："我看到上面有一个 X，下面也有一个 X，但是中间是空的。"医生要他再仔细看。他又非常认真地看了一回，然后说："医生，我注意看了，我明白你想让我看到中间也有一个 X，但是很抱歉，我没有看到。"他又看了五分钟，还是看不到。

接着医生在屏幕上显示了一列很小的"X"，一段在乔希盲区的上面，一段在盲区的下面。然后问他："这回你看到了什么？"他回答说：

"对！这是一串很小的'X'。"他又转过身来对医生说："我明白你在给我开玩笑，中间并没有'X'，对吗？"医生回答他说："我现在先不告诉你。不过我还想知道一件事，你所看到的中间的'X'和上下两边的'X'有没有什么不同？"乔希回答说："我看到的是一整串'X'，我没有发现有任何不一样的地方。"

对这个实验的合理解释是：对于三个大的"X"，每个"X"都表示一个目标对象，而一串小的"X"中的每个"X"仅仅是组成某种纹理的一个花纹而已。由此可猜测大脑中处理纹理、颜色和处理目标对象的神经回路是不同的。

拉马钱德兰对乔希做了进一步的实验。在他的盲区的上端显示1、2、3三个数字，在盲区的下端显示7、8、9三个数字。这些数字都很小，而且排成很密的一列，使得它们成为纹理的一部分。拉马钱德兰问他看到了什么，他回答说："嗯，我看到了一连串数字，垂直地排成一列。"医生问他："那么你在中间看没看到空白的地方？"他回答说："没有啊。"医生又问他："那么请你把这些数字高声读给我听。"他回答说："嗯，1、2、3，嗯，7、8、9。嗨！真奇怪，我看到中间有数字，但是我读不出来。它们看上去是一些数字，但是我不知道它们是什么数字。"医生问他："这些数字是不是很模糊啊？"他回答说："不，它们并不模糊，不过看上去很奇怪，我不知道它们是哪些数字，有点像象形文字之类的符号。"看来，乔希脑中处理纹理的系统告诉他："这个区域中有些像数字那样的东西，你应该在中间部分看到它们。"但是由于实际上并没有这样的数字，所以他脑中识别对象目标的神经回路并不工作，结果就成了读不清楚的符号。

看见自己盲区的人——不同特征补插有先后

现在，我们已经知道视觉系统实际上分成了许多部分，有的管形状，有的管颜色，有的管运动，如此等等。那么前述这种补插过程是对所有的特性一下子同时完成的呢，还是对不同特性的补插有先有后？为此，拉马钱德兰又对乔希做了一个新实验[3]。开始的时候，医生让他看一块空白的屏幕，然后突然切换到一帧在红色背景上有一些闪烁黑点的图像。这时乔希惊喜地对医生叫道："天哪！医生，我生平第一回可以看到自己的盲区了！"他抢过医生手中的笔，并在屏幕上描画出他的盲区的范围，他的结果与不久以前另一位眼科专家用专门仪器测定出来的结果完全一致。这时医生问他："那么，乔希，你在盲区中看到了些什么？"他回答说："啊呀！医生，说来奇怪，在最初的几秒里，我只看到有红颜色渗进了屏幕上的这个区域，但是没有看到有闪烁的黑点。但是又过了几秒，我看到了黑点，但是它们并没有闪烁。最后我才看到了这些黑点也在闪烁。"他转过身来，看着医生，擦了擦眼睛说："这一切都说明了些什么问题？"其实，这说明大脑对图形的不同特性的补插速度是不一样的，例如运动（闪烁）的补插要比颜色慢。并且，这也表明不同的特性由不同的脑区负责，因为如果这些特性都是由同一个脑区负责的话，那么它们的补插就应该是同时完成的，而不应该分阶段进行。

2.4　眼观八方和熟视无睹——眼动的故事

有句成语叫做"一览无余"，形容一个人在开阔的视野中，只要看一眼，就能把眼前的一切都看得清清楚楚。但实际上，视网膜只有在中心部位——"中央凹"这一小块区域才有很高的分辨率，可以看清楚对象的细节。如果不许移动你的视线，那么在"一览"之下所能看到的东西其实是很少的。

现在来做个实验：让眼睛盯着墙面上的某处，右手拿一支红色的铅笔水平向右移动，眼睛不许动，直至完全看不到红色铅笔！好，保持眼睛不动，右手臂慢慢转回到正前方。一开始，你还是看不到什么，只是在手臂移动的过程中感到有个什么东西在移动，但是不知道究竟是什么；直到把手臂转回到很接近正前方的时候，你才能看到有一个条形物，但是还是看不清铅笔杆的颜色，更不用说上面的商标了；只有把铅笔几乎已转回到正前方的时候，你才看到了铅笔的颜色，但是商标依然不清楚。直到把目光凝聚在商标上，也就是说，使商标的像落到中央凹，你才看清楚这支铅笔是什么牌的。这是因为只有在中央凹才密集着空间分辨率很高的视锥细胞。

眼观八方——眼球跳动

由于人的眼睛老在动，不断地改变注视点，不断为搜索注视对象而进行快速跳动，使我们的注视点不断地从一个目标跳到另一个目标，从而使我们"一览无余"。这种跳动每天在 10 万次以上，与心脏每天的搏动次数差不多。那么，眼睛老是在跳动，为什么我们看到的图像却很稳定，一点也不像新手拍出来的录像那样老是在不断地晃动？原来人的视觉系统有一种机制，就是眼球跳动的时候是看不见东西的（这就是为什么笔者在本书中不采取许多人所用的"扫视"这个术语的原因，因为在此现象中虽然"扫"则有之，但完全没有"视"），而缺失的场景也是用前后的场景补插起来的。不信你可以对着镜子仔细观察，看能不能看到自己眼球的跳动，肯定看不到！这并不是因为跳动的速度太快，因为如果你注视别人的眼睛，你可清楚地看到这种跳动。

把在观察某个对象时眼睛运动的轨迹记录下来，就给"人是怎样看东西的"提供了宝贵的资料。图 2.8 右图是苏联眼动研究的先驱亚尔布斯（А. Л. Ярбус）所记录的一位受试者观察一张小女孩照片时的眼动记录。图 2.9 是中国科学院上海生理研究所孙复川研究组让三种不同

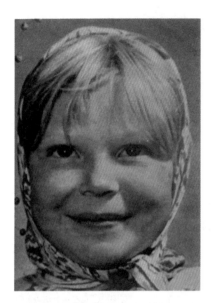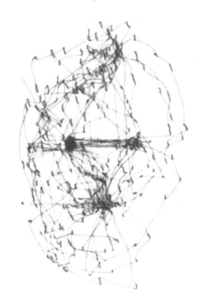

图 2.8　观察小女孩的照片（左）的眼动轨迹（右）[1]

图中的黑点是眼睛停顿时的注视点，连线则是跳动时的轨迹。很明显，这种跳动并不像电视那样均匀地逐行扫描，而是有选择地注视一些最富有特征的地方，例如眼睛和嘴巴。

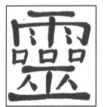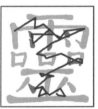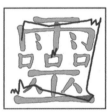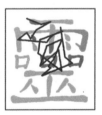

图 2.9　不同受试者对繁体汉字"靈"（左一）的不同眼动轨迹[4]

左二是一位只识简体字，而不识繁体汉字的小孩看这个字的时候的眼动轨迹，右二是一位从小就识繁体字的老者看这个字的时候的眼动轨迹，右一是一位不识任何汉字的外国人看这个字的时候的眼动轨迹。

的受试者看同一个繁体汉字"靈"所得的三种眼动轨迹。对只识简体汉字、而不识繁体汉字的小孩，这不是汉字"灵"字的繁体形式，而是汉字"雨""口""工"和"人"的组合，其目光逐个注视在这些他

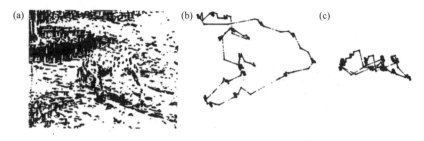

图 2.10　经验和知识决定眼动的模式[4]

（a）中心部分隐藏着一条狗的碎块图；（b）从来没听说过这张图的受试者第一次观察这张图时的眼动轨迹；（c）一旦有一次认出隐藏着的狗以后再观察这张图时的眼动轨迹。

认得的字上面。对于从小就识繁体字的老者来说，这只是一个他认得的字，所以他的目光只在四周停顿一下就完成了任务。而对于一位不识任何汉字的外国人，这是一些复杂的符号，所以他的目光要在各处游荡。这种跳动和停顿并不是我们有意识控制的结果，而是我们的神经系统根据我们的经验和知识自动进行的。图 2.10（a）是一张碎块图，如果你以前从没有见过的话，你会以为这只是一些没有任何意义的斑点而已；但是如果告诉你图中央附近隐藏着一条觅食的黑斑白狗，你也许会豁然开朗："啊！我看到了，是有一条狗"。一旦你认出了，以后无论何时再去看这张图，你都会毫不费力地找到它。图 2.10（b）是受试者没有认出图片中的狗时的眼动轨迹，而图 2.10（c）是认出以后的眼动轨迹。这再一次表明经验和知识决定了眼动的模式。

"熟视无睹"——如果没有微跳动该会多糟

　　眼睛除了改变注视点的跳动和跟踪运动目标的平滑追踪运动（例如你盯着看高空飞过的一架飞机，并目送它远去）之外，还有一种即使当你注视时也还无时无刻不在进行的微跳动，不过我们自己感觉不到而已。这种微跳动，使得外界即使是静止的物体落在视网膜上的像也无时无刻不在抖动之中。为什么要让静止图像在视网膜上不停地抖动呢？这是为

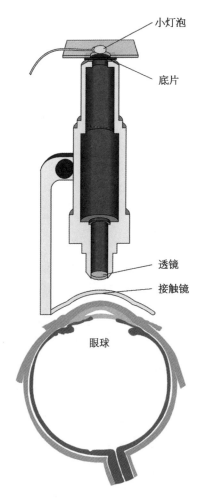

小灯泡

底片

透镜

接触镜

眼球

图 2.11　普里查德把图像稳定在视网膜上的实验装置示意图

把一个小支架固定在接触镜片上，支架的另一端有一个小的镜筒，镜筒靠眼睛的一端有一个透镜，另一端可以放一张底片，底片的后面有一个小灯泡。这样，底片上的图像就可以通过透镜投射到视网膜上。由于底片随着眼球一起运动，所以它落在视网膜上的像相对于视网膜来说就是固定不变的。只有当小灯泡刚亮的时候，感受器还来不及适应，受试者能够看得见底片上的图像，时间一长，图像就逐渐褪色，最后看不见了。

了克服感受器对外界刺激的适应性。感受器只有对变化的信号才起反应，如果是一个恒定的刺激，那么只有在刚开始时才会感觉到这个刺激，时间一长就感觉不到了，正所谓"居芝兰之室，久而不闻其香；入鲍鱼之肆，久而不觉其臭"！如果没有眼球的微跳动，我们就会像青蛙一样看不到静止的物体。青蛙只能看到运动的物体。如果把青蛙放进一个小室，在它身旁放满了死苍蝇，只要小室里没有飞虫，那么直到饿死，青蛙也发现不了死苍蝇，真可谓"熟视无睹"！

正是这种永远都不停止的微跳动使得静止对象落在视网膜上的像也永远在抖动，令感受器不容易适应。那么有没有办法让某个对象在视网膜上的像静止不动呢？如果这样的话，是不是就会看不到这个对象呢？视觉科学家普里查德（Roy Pritchard）用图2.11的装置证实了这一点，不过这种方法很危险，读者千万不要自己去试！

读者不必为不能做普里查德的实验而遗憾！可用下面的办法来间接地证实这一点，请看图 2.12 的左图。把目光集中在中间的黑点上，尽量保持不动，时间一长，除中心部分之外的其他灰色区域就渐渐褪色了。这是因为图中的灰色从中心向四周渐渐变淡，如果没有其他的眼动，而只有微跳动的话，那么这种微跳动所引起的视网膜上像的变化也很微小，因此很快就适应了；而中央的黑点非常突出，黑点与其四周的交替非常明显，不会引起适应。图 2.12 的右图与左图基本相似，只是边缘加上了一个灰色的圆圈。重复刚才的观察，你能发现什么现象？自己能解释吗？

至此，读者也许会问：如果我们看一个很大的颜色均匀的屏幕，由于屏幕很大，里面又都是一样的，那么不管眼睛怎么动，落在视网膜上的像实际上就没有变化，为什么还能看得到呢？这确实是一个问题，直到现在科学家也不能给出完全令人满意的解答。一种可能的解释是由于人的视野有限，因此这种情况下在边界处不会产生适应。而对于一个内部均匀的封闭区域，神经系统会根据边界的情况，对其内部进行填充，因此始终能看到均匀的颜色。

看不到相对于视网膜固定不动的图像的好处之一，就是我们不会

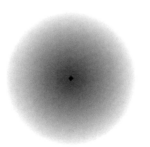 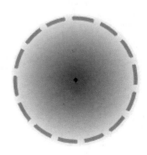

图 2.12　眼睛的适应性实验

注视左图中心的黑点，四周的灰色区域会渐渐褪色。注视右图中心的黑点，四周的灰色区域并不褪色。

看到自己视网膜表面密布的血管网！否则，只要睁开眼睛就会看到分布在视网膜表面供给视觉细胞营养的血管了。除了包括中央凹在内的黄斑这样一小块区域以外，这些血管几乎遍布视网膜表面，光线要穿过这个网络才到达感光细胞。如果我们对固定在视网膜上的像都能看得到的话，那么除了中心一小片区域之外，周围一切都罩上一层血管网的阴影！

2.5 马蹄蟹不可貌相——侧抑制的故事

上面讲了我们的感觉器官主要只对在时间上有变化的刺激才有反应，那么对空间上的变化是不是也是这样呢？美国视觉科学家哈特兰（Haldan Keffer Hartline）（图 2.13）通过几十年不懈的研究，证明了在生物的感觉系统中相近的神经细胞之间存在相互抑制作用，他把这种来自侧向的抑制称为侧抑制，正是这种侧抑制作用加强了空间中有变化的部分。

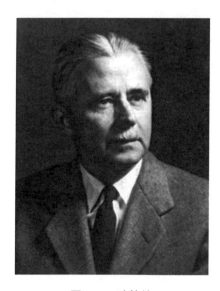

图 2.13   哈特兰

哈特兰的父亲是位生物学教师，年轻时哈特兰常和父亲在大西洋岸边漫步，父亲不时会指给他看一些奇奇怪怪的生物，其中一种给他留下了特别深刻的印象。这是一种甲壳动物，叫做鲎。鲎的成体大约有一个脸盆那么大，后面拖着一条坚硬的尾巴［图2.14（a）］，据说古时印第安人常常把它绑在棍子上当作长矛。在鲎的背部有两个腰圆形的复眼，每个复眼都由上千个小眼组成。

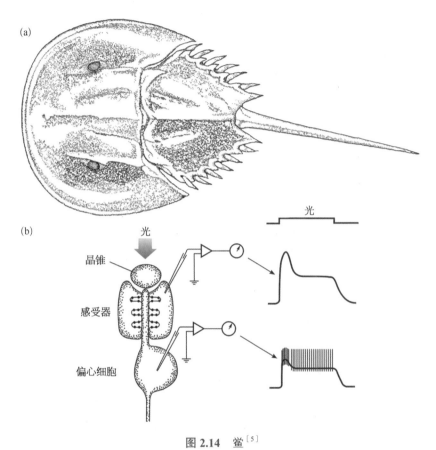

图 2.14 鲎[5]

（a）鲎的外观；（b）鲎复眼上小眼的解剖结构，晶锥相当人眼中的晶状体。

这是一种非常古老的动物，历经沧桑而得以幸存下来，自然有它的优点。小哈特兰当时绝没有想到这种其貌不扬的家伙有朝一日会帮他赢得诺贝尔奖。

　　哈特兰受父亲的影响选择学习生物学。他不但生物学实验做得很出色，对修理实验仪器也很精通。弦线电流计的弦断了，他就自己换！哈特兰对新技术和科学上的新潮流都很敏感。20 世纪 20 年代末，电子管放大器和示波器刚刚引入到生理学的研究，他就自己动手做了一台放大器，尽管外表不太好看，但用起来还是蛮不错的。

　　1927 年，艾德里安（Edgar Douglas Adrian，1932 年获得诺贝尔生理学或医学奖）在鳗的视神经上记录到了成群的神经脉冲，这引起哈特兰极大的兴趣。他想起鲎的光感受器很大，觉得它应该是研究单个神经细胞电活动的好材料。1931 年夏天，他前往伍兹霍尔的海洋生物实验室进行短期交流，专门研究鲎视神经上的电活动。一开始，他用幼鲎做实验材料，因为幼鲎经常要蜕壳，角膜显得非常清澈，而且其视神经也很容易分离。但是记录的结果总是不理想，一群脉冲杂乱无章，只是偶尔可以从中勉强辨别出单根神经纤维的活动，他很苦恼，但还是一个接着一个地做下去。就在他临走前两天，所有的幼鲎统统用光了，只剩下两只成鲎，只好将就着用了。这两个家伙个子很大，背壳粗糙，两眼呆滞，而且擦伤很严重，怎么看都不讨人欢喜。谁知道真是"鲎不可貌相"，它们的视神经不仅很容易分离，而且当光照到它们的复眼上时，在视神经上可记录到一串很有规则，而且峰值很高的脉冲［图 2.14（b）］。一个夏天辛勤的劳动终于得到了丰硕的回报！他发现不管光照的强度如何，所记录到的神经脉冲的形状和幅度都一样，不一样的是单位时间里神经脉冲的个数（发放率）。换句话说，光照强度是用神经脉冲的发放率来编码的。以后，他又发现这种发放率与光照强度的对数成正比，这和我们人主观感觉到的亮度变化是一致的。

　　有一次，哈特兰做实验的时候，发现一根视神经的脉冲发放突然变稀疏了，原来有光漏到了其他小眼上。这种现象他以前也常看到，但他通常只是把这作为一种干扰，设法不漏光就是了。可是这次，他突然灵光一闪："这不正说明各个小眼的活动不是彼此独立的，而是一个小眼的活动会影响另一个小眼的活动吗？"也就是说，一个小眼的活动会抑制其相近小眼的活动。想到这里他非常兴奋，他记起以前看过

的鲨小眼层后面的神经纤维丛的染色照片。鲨的视网膜一共只有两层
细胞：感光细胞和发放脉冲的偏心细胞。偏心细胞的轴突就是视神经
［图 2.14（b）］，视神经在传向脑的过程中，发出许许多多的侧枝，这
些侧枝与其他小眼的视神经形成突触联系，这种联系必定是小眼之间
相互影响的结构基础！哈特兰切断这些侧枝，果不其然，当光照邻近
小眼时，他所检测的那个小眼的脉冲发放不再减少，也就是说，邻近
小眼对它的抑制消失了。

　　哈特兰意识到幸运之神正在向他招手，他正处于一个重大发现的
前夜。于是他把研究方向从研究单个细胞的活动转到研究神经细胞之
间的相互作用。开始研究一种新的现象时，最好把情况尽量简化，所
以哈特兰最初只研究两个小眼的情况。他先在第一个小眼上加上固定
强度的光刺激，让第二个小眼完全对光屏蔽，测量其神经纤维上的脉
冲发放率；然后在第二个小眼上加上不同强度的光刺激，再测量第一
个小眼的脉冲发放率，这两者的差值就代表第一个小眼被第二个小眼
抑制的程度。他用坐标图记录下这个差值与第二个小眼所受到的光
照强度之间的关系，想从中发现规律，但结果很不理想。后来他想
到，在第一个小眼受到第二个小眼的抑制时，第二个小眼同时也要受
到第一个小眼的抑制，这种抑制作用是相互的。因此，应该考察受到
抑制的量和施加抑制的小眼当时的活动程度（而不仅仅是它当时所受
刺激的强度），也就是说它的脉冲发放率之间的关系。搞清楚了这一
点，哈特兰很快就把这种关系的数学方程式写出来了。以后，他又把
这种关系推广到多个小眼之间相互作用的情况。他把实际测量得到的
结果和根据方程式计算得出的结果进行比较，两者符合得非常好［图
2.15（b）］。由图 2.15 可看到，尽管加在鲨复眼上的光刺激是相邻的两
块明暗不同的均匀方条，但是鲨复眼视神经上脉冲发放率的分布却不
这样，在明暗交界处的两侧分别出现峰和谷，这正好和我们人的一种

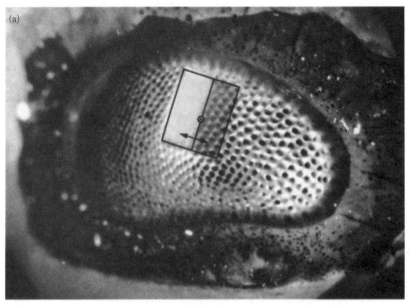

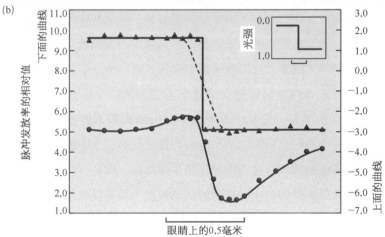

图 2.15 鲎的小眼之间的相互作用实验

（a）在鲎复眼上加上有明暗对比的光刺激。（b）右上角的折线表示光刺激的光强变化，圆点表示这种光刺激所引起的各个小眼的脉冲发放率的实际测量值，圆点所在的曲线表示根据方程式计算得到的结果。如果每次仅暴露一个小眼，而把所有其余小眼都遮蔽起来，也就是说小眼没有受到附近其他小眼的侧抑制，在同样光刺激下测得的结果用三角表示，三角形所在的折线是计算所得的结果。虚线表示由于光感受器前面的曲光体（晶锥）对光线造成弥散，所以明暗分明的光线照射复眼时，实际落在光感受器上的光分布在分界处形成一个过渡区，这就解释了为什么圆点和曲线在分界处不那么陡。

错觉——马赫带现象是一致的，即在明暗交界处的两侧会分别"看到"一条特别亮的亮线和一条特别暗的暗线（关于这点，笔者在下一章中还要详细讲）。

哈特兰的研究结果不仅明确地显示出在生物的神经系统中确实存在着各个组成细胞之间的相互抑制作用，而且这种网络还会表现出类似马赫带的现象，这就给这种心理错觉提供了坚实的神经生物学基础。哈特兰解释说，这种相互抑制作用的功能很可能就是把图像的边缘突显出来，使生物易于检测空间中有变化的部位。这些部位正是携带着关键信息的部位。例如，一张非常传神的漫画寥寥几笔就能使我们认出画的是谁，其效果并不比看到这个人的照片差多少（图2.26）。

事实上，只有有变化的地方才有信息，没有变化也就没有信息。所以侧抑制很可能就是把这种有变化的地方突显出来，使神经系统在传送信息时更为有效。哈特兰由于上述一系列研究而荣获1967年的诺贝尔生理学或医学奖。他和霍奇金一样，也在获奖感言中强调动物标本的选取十分重要，鲎在他的发现中作出了巨大贡献。他说："我们选择鲎作为材料真是一大幸事。""这个视网膜刚刚复杂到足以引起人们的兴趣，然而看起来又简单到足以使人们相信最终是可以把它搞清楚的。"善于选取合适的标本也是科学研究的一大艺术吧！

以后的研究还发现，不仅像鲎这样原始的动物的视觉系统中有侧抑制作用，而且包括人在内的高等动物的各种感觉系统里面都有这样的作用。现在就拿其他动物的视网膜作为例子来说明这个问题。图2.16是拉蒙-卡哈尔笔下的视网膜的解剖结构。这张图虽然已经有100年左右的历史，但是直到今天大致上还是正确的。可以看到这种视网膜至少有三层结构，而不是像鲎的视网膜那样只有两层结构。一个神经节细胞可以接受一个或者多个双极细胞的输出，而一个双极细胞又可以接受一个或者多个感光细胞的输出。在双极细胞和神经节细胞之

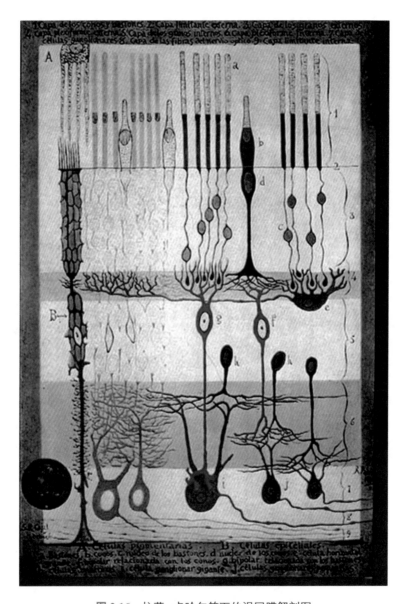

图 2.16　拉蒙-卡哈尔笔下的视网膜解剖图

a：视杆细胞；b：视锥细胞；g、f：双极细胞；e：水平细胞；h：无长突细胞；i、j：神经节细胞。神经节细胞的轴突（图片最底下的一些水平走向的细线）就构成了视神经。进入眼中的光线是从图底下往上传的，所以光线要先穿过视神经和一系列神经细胞，最后到达感光细胞。

间有无长突细胞横向联系；在双极细胞和感光细胞之间则有水平细胞在横向联系。所以对某个神经节细胞来说，刺激和神经节细胞有联系的不同部位的感光细胞都有可能改变它的反应。视网膜上受到刺激能对某个神经节细胞的活动产生影响的这种区域就称为这个神经节细胞的感受野。后来的研究发现哺乳动物神经节细胞的感受野一般呈同心圆结构。刺激感受野的中心部位和刺激感受野的周边部分，其作用正好是互相拮抗或者说互相抑制的，因此这里就有某种侧抑制作用。一般认为，这种作用有利于视觉系统提取图像的边框，因此在形状知觉中起重要的作用。

2.6　瞎子指路——盲视和新旧两条视觉通路的故事

瞎子怎么指路？

有位叫 D. B. 的患者，他右脑枕叶顶端的初级视皮层处的血管异常，因此动了手术，并不可避免地也切除了血管附近的某些正常脑组织。英国牛津大学的科学家韦斯克兰茨（Lawrence Weiskrantz）对 D. B. 进行了一系列的研究。

手术后，医生把 D. B. 带到检查室，室内有块很大的半透明、半球形屏幕。医生让 D. B. 站在屏幕的正前方，并注视屏幕中心处一个很小的点，然后医生在屏幕的不同部位闪烁小光点，并问他看到了什么。当光点落在右半球面时，D. B. 每次都会说："看到了！看到了！"但是当光点落在左半球面时，他会说什么也没有看见。初级视皮层是视觉系统进入大脑皮层后的第一站，从双眼的左侧视野来的信号首先都要进入右脑的初级视皮层 [图 2.17（a）]，因此右脑初级视皮层的损坏就使患者完全看不到他左侧视野的世界。如果让他直视正前方，那么他看到的只有右半边的世界。

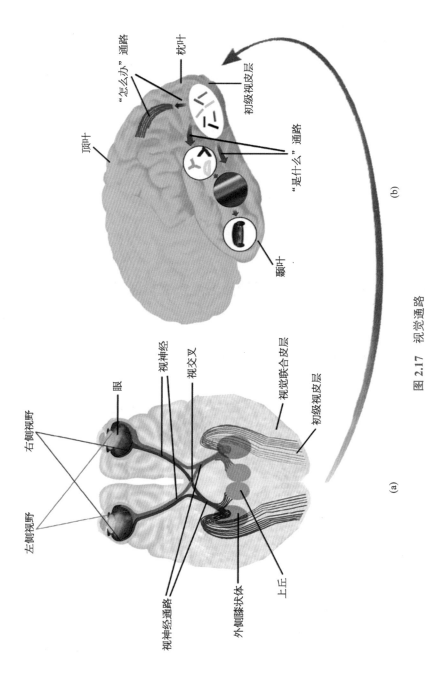

图 2.17　视觉通路

（a）新通路（视网膜 — 外侧膝状体 — 初级视皮层 — 视觉联合皮层）和旧通路（视网膜 — 上丘 — 顶叶皮层）；（b）新通路中的"怎么办"通路和"是什么"通路。

　　不久，医生发现了一件怪事。如果医生把手放在左半球面处，D.B. 能直接伸手过去握住，而且一点也不会错！于是，医生让他直视正前方的墙壁，然后在他注视点的左侧放一个可移动的标记，并要他指点标记的位置。虽然他坚持说什么也没有看见，但是他却能正确地指出标记的位置。医生又在左侧给他"看"一根手杖，朝向有时垂直有时水平，要他说出手杖的朝向如何。虽然 D. B. 还是说看不到手杖，但是每次他都"猜"对了。

　　有次实验后医生问 D. B.："你知道你自己的表现怎么样吗？"

　　他回答说："不，我不知道，因为我看不见，我什么也看不到！"

　　"你能告诉我你是怎么猜的吗？为什么你有时说是垂直的，有时却说是水平的？"

　　"不，我说不出来，因为我什么都看不到，我真的不知道。"

　　最后医生又问他："你真的不知道你每次都猜对了吗？"

　　他用怀疑的神情回答说："我不知道！"

　　韦斯克兰茨把这种现象称为"盲视"。他对 D. B. 重复了多次实验，D.B. 总是说他对左半视野什么也看不到。如果硬逼他说，他偶然也会说似乎有种"感觉"，觉得有什么刺激在"平滑地"或者"一步一步地"逼近或后退。但是他总要强调从"看见"的意义上来说他什么也没有看到，他只是猜猜而已，他也不知道怎么样才能确切地描述他的这种知觉。

　　2008 年 12 月 23 日，《泰晤士报》网站上报道了一则消息，荷兰蒂尔堡大学的德海尔德（Beatrice de Gelder）教授研究了一位盲视患者 T. N.，这也是一位由于中风而两侧大脑都受到损伤的患者。他完全知觉不到他看到的任何东西，但是却能对别人喜怒哀乐的脸部表情有反应。更令人称奇的是，德海尔德教授让他从实验室的一头走到另一头，并在路径中间凌乱地放了支架、纸盒、箱子等 7 件障碍物，T. N. 不用探棒也不用手摸索就顺利地走完全程，没有碰到任何东西。德海尔德教授说道："对周围进行定向和行动而不是识别，也是我们视觉的一部分。我们总是在利用脑中潜藏的各种资源，并且完成我们以为自己做不到的事。"

盲视似乎成了一个难解之谜。韦斯克兰茨仔细考虑了视觉系统的结构，觉得还是可以解释的。从图 2.17 中可看到从视网膜发出的信号沿着视神经传输分成两支。其中一支从种系发生的角度来说更为古老（"旧"通路），视神经在离开眼球以后直接到达脑干的上丘，并由此向上到达以顶叶皮层为主的高级皮层区。另外一支在种系发生上来说比较新（"新"通路），在灵长类动物（包括人在内）中特别发达，在这条通路中视神经首先到达外侧膝状体，然后再传到初级视皮层，并由此再传输到大脑皮层中 30 个左右的视区进行进一步加工。"新"通路在到达枕叶皮层之后又再分成两条通路，其中一条通路传向顶叶皮层，它主管空间和与在视觉引导下采取行动有关的视知觉，因此被称为"在何处"（where）通路或"怎么办"（how）通路；另一条通路则传向颞叶皮层，它主管与形状之类有关的物体辨认的视知觉，所以被称为"是什么"（what）通路。

通过分析视觉通路的解剖结构，韦斯克兰茨认为 D. B. 尽管由于初级视皮层受到了损伤而致盲，但是他的"旧"通路依旧完整如初，因此落在"盲区"上的视觉信号虽不能沿"新"通路传输，但它还是有可能沿"旧"通路传输到诸如顶叶皮层之类的高级中枢，从而"命令"他的手指向"看不见"的点。这一解释意味着只有在"新"通路的参与之下，我们才产生有意识的觉知（"我看见了"）；"旧"通路尽管也能利用视觉信号作出种种反应，但是人自己完全不明白是怎么一回事。尽管"旧"通路中神经元的数目只占整个视觉系统神经元数目的 10%，但是这个数目还是要超过整个听觉系统的神经元数目，所以也不能等闲视之。

2.7 "会认找不到"和"会做认不出"——"是什么"通路和"怎么办"通路的故事

　　有位叫 D. F. 的患者，因一氧化碳中毒而使大脑双侧枕叶受损[3]。当她从昏迷中醒来时，完全看不见东西，几天以后，她才能认出颜色和纹理，但在辨认物体方面发生严重困难，甚至认不出她丈夫的脸，而且她竟然连镜子中自己的脸也认不出来。给她看某个家用杂物，要她说出是什么东西，她会把杯子说成是烟灰缸，把叉子说成是刀。通常她对看到的物体只能给出粗略的描述，例如把螺丝刀说成是黑色的又长又细的东西，如果要她看图辨物就更困难了。但是，她并非得了"举名不能症"，也就是说，她并不是说不出东西的名称。如果让她摸东西，她能一下子正确地说出物品的名称。进一步检查发现，她的缺陷也不是看不清东西，让她找出黑色背景上的灰色小东西，她并没有困难。尽管她在区别细微的色调差别上面有困难，但是她能正确认出各种原色。

会做认不出——"是什么"通路受损患者的故事

　　D. 米尔纳（David Milner）博士是位专门研究由于中风或其他脑损伤所造成的视觉问题的专家，因此 D. F. 夫妇就去找他咨询。当 D. 米尔纳博士对她进行例行检查时，发现她连视力表上最大的字也认不出来。D. 米尔纳博士举起两个或三个指头并问她有几个指头，她也说不出来。

　　D. 米尔纳博士举起一支铅笔，问她："这是什么？"和往常一样，她一脸茫然。接着，出乎意料，她一边说着"来，让我看看"，一边敏捷地从 D. 米尔纳博士手中拿过铅笔。D. 米尔纳博士一下子惊呆了，不只是因为她知道铅笔在哪里，更因为她竟然能如此灵巧地从他手中拿走。她拿得既快又准，动作流利。

D. 米尔纳博士决定做进一步的实验。他给她看一条直线，并问她："这条线是垂直的，还是横的，或是斜的？"

她回答说："我不知道。"

然后他给她看一条垂直的狭缝（相当于一个信箱口），并要她说出狭缝的朝向。她还是说："我不知道。"

当 D. 米尔纳博士递给她一封信并要她进行投寄时，她抗议说；"哦，我做不来。"

他说："来吧！试试看，就假装你在寄一封信。"

D. F. 还是不愿意做。他又催促她："试试看吧！"

她从博士手中拿过信，把手伸向投寄口，转动手腕，使信件的朝向正好与投寄口的朝向一致，顺顺当当地把信件投了进去。尽管她根本说不出投寄口的朝向是竖、是横，还是斜，她投寄的时候并没有有意识的觉知。

同样地，把一个圆柱体放在她面前，朝向她的一头锯了一条狭缝，滚动一下圆柱体，狭缝的朝向也就跟着改变。然后发给她一张卡片，要求她把卡片对准圆柱体狭缝的朝向。这样简单的任务她就是做不到！但是如果要她把卡片插到狭缝中去，她没有任何问题，一下子就把卡片插了进去。甚至在卡片碰到圆柱体之前，她已把卡片对准狭缝了，所以她并没有依靠触觉反馈。

识别物体和准确动作是两回事——"是什么"通路与"怎么办"通路

从 D. F. 的奇怪表现可推测到什么呢？由于她认不出物体，所以在第一个实验里，可知道她认不出三维物体的朝向。然而在第二个实验中，D. F. 能把卡片正确地插到狭缝中去，说明她还是能处理狭缝的朝向信息。两者的区别在于前者需要辨识，后者主要在于动作。也就是说，第一个任务主要是要辨认出对象"是什么"东西，第二个任务与对象"在哪里"以及在视觉指导下执行动作的关系更大。她的症状提示了在脑中辨认出"是什么"和知道东西"在哪里"在一定程度上是分离的，也就是前面所说的"是什么"通路和"怎么办"通路（图 2.17）。

　　D. 米尔纳博士为了深入了解这两个通路的功能，又做了下述实验。他放了一大一小两块木块在 D. F. 面前，并问她哪个比较大。D. F. 一会儿说是这块，一会儿又说是那块，基本上是随机瞎猜。但当要求 D. F. 伸手去拿的时候，她正确无误地把手伸过去，而且她张开的拇指和食指的幅度也正好适合木块的大小。D. F. 所受到的损伤看来主要在"是什么"通路，她的"怎么办"通路还是完好的（她的视觉"旧"通路也没有问题）。

　　应该说明的是，D. F. 的"是什么"通路并没有完全损坏。虽然她认不出形状，区别不出用铅笔勾画的香蕉和南瓜，但她能区分颜色和纹理。她能区别"原料"，而区分不出"物件"，她可以根据纹理把香蕉与黄色的美洲南瓜区分开来。这也许是因为"是什么"通路还要进一步细分，有的与形状有关系，有的与纹理有关系，有的则与颜色有关系。

　　芝加哥大学的两位科学家克吕弗（Heintich Klüver）和布西（Paul Bucy）切除了猴子两侧颞叶皮层中的"是什么"通路。它们能够在笼子里面走动，也不会撞到笼壁上去，因为它们的"怎么办"通路还是完整的。但如果给它们一支点着的香烟或者一片刀片，它们会把这些东西塞到嘴里咀嚼。雄猴子还想骑到别的动物身上，包括鸡、猫，甚至实验员，这倒不是因为它们变成了色情狂，只是因为它们再也分辨不清对象。它们分不出什么东西可以吃，也认不清谁是配偶。

上面所讲的是"是什么"通路出了问题，而"怎么办"通路依旧完好的病例，那么有没有反过来的病症呢？回答是肯定的。这是一种两侧顶叶受了损伤的症状，称为"巴林特综合征"。对这种患者来说，当有某个小目标正巧落在他的中央凹处时，他就会盯着看，而完全忽略了旁边的一切。如果要他注视视野中的另一个小目标，他非常可能一下子就把目光投得太远而找不到这个目标。然而，一旦这个目标落在他的两个中央凹时，他就能毫无困难地辨认出这是什么东西。

对于正常人来说，与视觉有关的一切几乎都是高度协调一致的，所以很难显示出这两条通路在功能上的相对独立性。阿廖蒂（Salvatore Aglioti）博士根据众所周知的视错觉现象——大小对比错觉设计了一个实验。在图 2.18 中，左右两边两个中等大小的圆周围各放置了 6 个小圆和 6 个大圆，如果问这两个圆哪个大、哪个小，绝大多数读者都

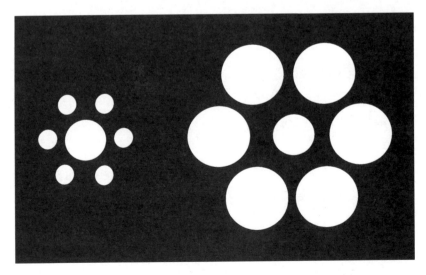

图 2.18   大小对比错觉
哪边中心的圆更大一些？

会觉得左边的更大些，实际上这两个圆一样大。阿廖蒂博士用多米诺骨牌做类似的实验。在桌面上左右两边各放 1 个一样大小的骨牌，然后在左边的骨牌周围放 6 个小的多米诺骨牌，而在右边的骨牌周围放 6 个大的多米诺骨牌。这样，左边中间的骨牌看起来似乎比右边中间的骨牌要大。然而，如果让受试者去拿中心的骨牌，通过录像分析，就会发现无论是去拿左面中心的骨牌，还是去拿右面中心的骨牌，受试者指头之间张开的距离甚至在摸到骨牌前就都是一样的了。这也说明尽管"是什么"通路犯了错误，但是"怎么办"通路却不受"是什么"通路的错误影响。

2.8　"六亲不认"——视觉失认症患者的故事

美国俄勒冈州波特兰市一家医院的神经科医生和内科医生每周都在例会上讨论病房中碰到的疑难问题。这次讨论的是位叫做 P. T. 的中风患者[6]，他 4 个月前开始感到头晕，左手、左腿无力。由于他患高血压，并且 6 年前左侧大脑皮层中过风，所以医生判断很可能是 P. T. 的脑血管发生了问题。X 射线计算机断层成像（CT）检查发现，他确实是再次中风，不过这次在右半球。事实上，中风后的第二天，P. T. 的头晕就停止了，左半身无力在第一个月里也渐渐减轻，只有左腿还有些微拖沓，他自己基本上感觉不出来。这一切并没有什么特别。

认不出妻子的人——P. T. 的烦恼

然而，有一个问题使 P. T. 很烦恼。他经营着一家家庭农场，已经在那里住了 66 年，但现在他既不认识路，连东西也认不出来了。他认不出哪一头是他每天都要挤乳的母牛，也认不出周围的人，甚至连妻子他都认不出来！当他早上坐在餐桌边，妻子把煎好的火腿和鸡蛋送上来时，虽然他清楚地看到了妻子的每个动作，看到她的头、她的身体，知道这是一个人，但他以为这是个陌生人！

更为奇怪的是，他对人和物的认知困难仅限于视觉。只要妻子一说话，他立刻就能认出来！对靠眼睛认不出的物体，用手一摸，也认出来了！所以，他并不是痴呆，这与阿尔茨海默病患者什么也不知道是不一样的。

医生对 P. T. 做进一步检查，让他依次看两幅画，一幅是法国印象派大师莫奈的画作《野餐》（1886 年）中的一个局部，画中是一位身穿星期天礼服的 19 世纪法国乡绅；另一幅是毕加索 1937 年创作的立体主义画作《哭泣的妇人》，并要 P. T. 说出他看到的是什么（图 2.19）。虽然对正常人来说，莫奈的画更为写实，但是 P. T. 却认

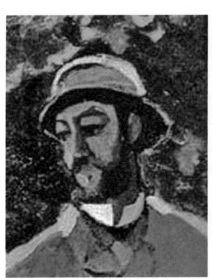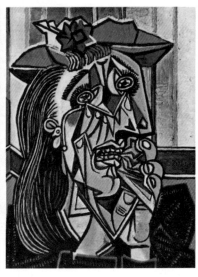

图 2.19　测试 P.T. 的两幅画
（a）莫奈的《野餐》的局部；（b）毕加索的《哭泣的妇人》。

不出来，他说看到的只是一片抽象的色彩和形状。然而，对毕加索的画他却没什么困难，他说这是一个妇女，或许还是一位年轻的女孩。那么，这两幅画的差别在哪？毕加索的画中，面部的各个特征都很清楚，椭圆形的眼睛还用黑边勾上，每一根眉毛和睫毛以及每一颗牙齿都画得很清楚。然而这些特征在莫奈的画中要么干脆没有，要么与背景差不多。在毕加索的画中，边界非常清楚，反差强烈；而莫奈的画则正好相反，亮度和颜色都是逐渐变化的，脸和背景的界线并不分明。P. T. 之所以认不出莫奈的画，也许是由于他在颜色知觉方面有缺陷，但也可能是在反差和边界知觉方面有缺陷。P. T. 由于中风而使大脑受到损伤的部分主要是与颜色以及形状知觉有关的部分，而与运动有关的部分没受到什么伤害。所以当他妻子从炉子边走向餐桌时，他从走路的姿势上可认出她来。P. T. 的症状主要表现为不能用视觉区分谁是谁。P. T. 患的是"失认症"，他有近乎正常的颜色、形状和运动知觉，但在认知物体上发生困难。

失认症有着各种各样的表现，其中有些患者仅认不出某种特定类型的物体，例如有些患者只是分不清活物，而有些患者则分不清无生命的物体，不过后一种情况比前一种要少得多。

手比眼睛知道得早——患者 G. S. 的故事

再来看看名叫 G. S. 的患者[6]。G. S. 在三十几岁时得过中风，情况很严重，但是他最后还是活了过来，并且大部分认知功能也得到了恢复。几年后，他做了一次检查，在感觉方面没有什么问题，能区别颜色和形状，语言功能也正常，但就是在认识物体方面发生了很大困难。给他看日常用品，例如蜡烛和放蔬菜色拉的碗，他就是叫不出它们的名称，甚至经常认不出自己以前画的东西。不过，他对朋友倒认得一清二楚。

　　G. S. 的问题并不是他看不清东西，如果要他判断两条线段哪条长，一点问题也没有。他也能讲出物体的颜色和形状，比如他会告诉你蜡烛是长的，蔬菜色拉碗是圆的，但就是认不出它们是什么东西。但如果问他："用来盛拌在一起的番茄、黄瓜和生菜的木制圆形容器叫什么？"他会回答说："蔬菜色拉碗。"所以，他也不是不知道或者说不出这个名称，但他确实就是看不出这是什么东西。他不能把看到的图像和脑中存储的相关知识联系起来。给他看蜡烛，要他回答这是什么，他只知道这是个长条形的东西，但是如果让他再摸和嗅一下，他就能回答说这是蜡烛。

　　让 G. S. 看一个密码锁（图 2.20），一开始他说不知道这是什么东西。然后他说这个东西有个圆的表面，但还是讲不出这是什么。请他猜一下这可能是什么，他回答是一台电话机。这是因为早期的电话机都有一个圆形数字拨盘，与密码锁的外表有些像。此时告诉

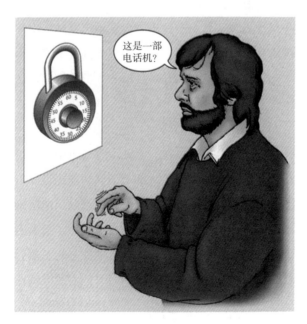

图 2.20　G. S. 错把密码锁当成电话机[6]

他猜错了，要他再猜猜看，他还是坚持说是电话机。然而，他的手指却在快速拧转，就好像在开密码锁一样。问他手在干什么，他说这只是感到紧张时的习惯动作。最后，要他确定究竟是电话机，还是密码锁或者收音机？他才确定不是电话机。又过了一会儿，他犹犹豫豫地说可能是一台钟，最后他看了下手指，恍然大悟地说："我知道了，这是一个锁，一个密码锁。"他老是讲不对，但是他的手指却老早就做出了正确的回答！ G. S. 的问题是不能通过视觉认出日常用品。P. T. 和 G. S. 的失认症都只表现在视觉认知方面，因此被称为"视觉失认症"。

看不懂报纸——患者 F. R. A. 的故事

还有位叫 F. R. A. 的患者[6]，一天早上醒来发现看不懂报纸了，于是去看医生。CT 检查的结果发现他左脑后部的动脉梗塞，使得左脑枕叶以及颞叶的后部受到损伤。在他的病情稳定下来以后，医生对他做了一些测试。要他依样描绘一些几何图形，这没有问题。医生报物体的名称，要他把这个物体指出来，他也能做到。医生给他一张需要填色的日用杂物线条画，并要他把不同物体用不同颜色涂满，他着色的

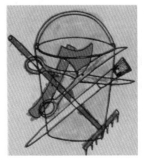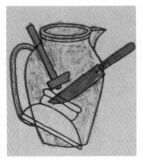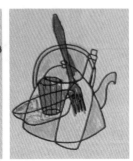

图 2.21　F. R. A. 把不同物体着色的结果[6]

他能正确地区分不同的物体，但就是叫不出这些物体的名称。

结果也正确无误，这说明他还保存着把对象的局部组织成整体的能力（图2.21）。但是要他把画中物体的名称一一报来，他却一个都叫不出来。给他看一些日常用品的图片，要他说出这些物体的名称或者功用，他只能说对一半。但如果报给他某个日常用品，他能轻而易举地给出详细的口头描述。给他看一张狗的图片和一张老鼠的图片，并问他这两种动物哪种大哪种小，他的回答简直就是瞎蒙；然而如果直接问他狗和老鼠哪种动物大，他却能准确无误地回答。

分不清整体——患者 C. K. 的故事

有些视觉失认症患者还缺乏把对象局部整合为整体的能力。有位叫 C. K. 的年轻人[6]，他的头部在车祸中受损。医生让他临摹几何图形，初看起来似乎没有什么问题，但他笔画的次序根本不合常规。他先画了右上方块的左半边，接着画圆圈的左上1/4，然后画左边的方块，结束这个方块后又跳过去画了右上方块的右半边，然后才结束画圆（图2.22）。他的障碍是不能把每个方块和圆看作一个整体，他看到的只是许多线。

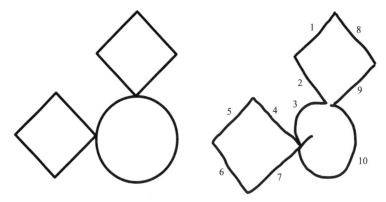

图 2.22　患者 C. K. 临摹几何图形[6]

左图为原图，右图为临摹的结果，图中所注数字表示他落笔的先后次序。

刘姥姥酒后镜子里看到了亲家母——人脸失认症患者的故事

在视觉失认症中最特殊的一种类型是"人脸失认症"。无疑，人脸在社会交往中起着极为重要的作用，我们主要是通过识别脸来识别不同的人，人脸失认症患者不认得的恰恰就是人脸！有位患者这样描述自己的经历："有次在俱乐部里我看到一个人用奇怪的神情盯着我，我就问侍应生这是谁呀？你可别笑我啊，我看到的是镜子里的自己。"这个患者也认不出与他同时代的名人，像丘吉尔、希特勒、斯大林和玛丽莲·梦露等。特别使人感到奇怪的是，这位患者的记忆力很好，对日常用品也能辨认无误，甚至可以识别线条画，这些对许多失认症患者来说都是非常困难的事。也就是说，这位患者除了人脸之外几乎什么都认得出来，他不能辨别的就是人脸！

还有位名叫比尔的患者，他在 50 岁时回忆说："我 6 岁时对我哥哥说抢银行的蒙面强盗都是笨蛋，他们用面罩把脸蒙了起来，但是身体的其他部分却还露在外面。一直过了很久，我才理解，对绝大多数人来说，脸是非常个性化的。"但人脸对比尔来说，看起来都差不多，没啥区别。他说道："有一天大白天，我在街上碰到我妈妈，但我没有认出她来。我和她相向而行，她走过我旁边时离我还不足两英尺 *。那天晚上她告诉了我，我才知道这件事。她并不是在开玩笑。"人脸失认症给比尔的社交活动和工作带来了很大困难。他回忆说："对我来说，在晚上的社交活动中，许多人坐在一张桌子旁是非常枯燥乏味的，这就像一个普通人整晚都和只把脚露在外面的同伴坐在一起一样。我很难找到一份满意的工作，因为我很难与同事建立适当的关系。在办公室里我甚至不知道到底有多少人在那里工作，因为他们看起来都一样，所以我弄不明白我碰到的人是否已见过，还是陌生人。"

---

* 1 英尺 =0.304 8 米

　　甚至发生过这样的事，有位人脸失认症患者在与太太一起参加社交活动的时候，一定要太太在头上戴一个红蝴蝶结，因为以前在类似的场合他曾差点儿错把另一位女士当作他的太太带回家，他不想再犯同样的错误。更令人奇怪的是，有位患者是农民，他不能区分人脸，但是对自己的 36 只绵羊却能一一叫出名字，一点也不会搞错。

　　最后，还有一个有趣的例子。请看图 2.23，这是 16 世纪意大利画家阿钦博尔多（Giuseppe Arcimboldo）的作品《蔬菜，还是园丁》，正常人会毫无困难地认出这是一碗蔬菜。然而，C.K. 却认不出来，他看到的只是一堆五颜六色、毫无规则的形状。但是，当把这幅画倒过来看时，他认出了这是一张人脸！

　　这些故事表明，视觉系统中"是什么"通路与整个视觉系统一样，也有既并行又串行的信息处理机制。如果初级视皮层损坏了，那么人

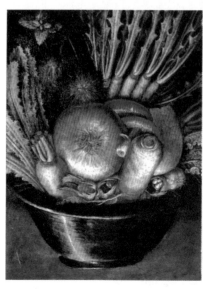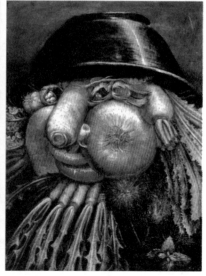

图 2.23　蔬菜，还是园丁
正看是碗蔬菜，倒看是张脸。

就会看不到相应部分的视野。如果受损的是视觉皮层的高级部位，尽管人没有瞎，也能看得见东西，但此时人不能把看见的东西与脑中储存的知识联系起来，因此就认不出东西了！至于失认症为什么有这么多不同的症状，现在已有了许多假说，但至今还没有定论。

识别物体，并不仅仅限于把许多个别的特征组织成协调一致的整体，还要与记忆联系。人究竟是怎么识别物体的？这已成为认知神经科学中一个十分活跃的前沿领域。

2.9　素描画大师——初级视皮层朝向感受野的发现

1958 年早春的一个日子，休伯尔（David H. Hubel）从华盛顿驱车前往巴尔的摩，他要与约翰斯·霍普金斯医学院眼科研究所的库夫勒（Stephen Kuffler）教授及其助手维泽尔谈谈到他们那里工作的事情。当时谁也没有想到这次会面会对休伯尔和维泽尔（图 2.24）的一生产生那样重大的影响。

休伯尔原计划到约翰斯·霍普金斯医学院蒙卡瑟尔（Vernon

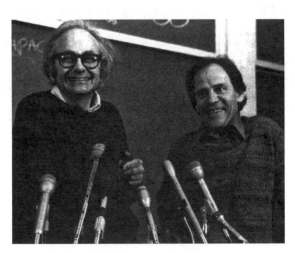

图 2.24　休伯尔（左）和维泽尔（右）

Mountcastle）教授的实验室做博士后。蒙卡瑟尔是研究躯体感觉的先驱者，也是第一个提出皮层功能柱结构的科学家。但是时机不巧，蒙卡瑟尔的实验室正在改建。有天，库夫勒打电话问他愿不愿意在蒙卡瑟尔的实验室改建完成以前，先到他的实验室与维泽尔一起工作段时间。休伯尔本来就很想在视觉方面受些训练，而且他和维泽尔以前也互访过，两人意气相投，所以事情就这样定下来了，并约好面谈后续的计划。

勾画边框——哺乳动物视网膜神经节细胞的感受野

其实，工作计划并不难制定。早在 20 世纪 30 年代，哈特兰就通过记录蛙视网膜神经节细胞对光刺激的反应，提出"感受野"的概念。20 世纪 50 年代，库夫勒把哈特兰的研究推广到猫的视网膜上去。他发现猫的视网膜上有两类不同的神经节细胞，他定名为给光中心的神经节细胞和撤光中心的神经节细胞。这些细胞的感受野都分成两个区域，构成同心圆的形状。对给光中心的神经节细胞来说，当其感受野的中心区域受到光点刺激时，神经节细胞就会发放脉冲；外周的环形区域受到光点刺激时并不产生脉冲，而在光点撤掉时产生一串脉冲。对于撤光中心的神经节细胞，情形正好相反。此外，对这两类细胞来说，中心和外周的作用是互相拮抗的，也就是说，当中心和外周同时受到刺激时，它们的作用是互相削弱的。因此当光刺激到的是整个感受野中心区域时反应最强烈，而当用弥散光刺激整个视野时，由于中心区和它的周边区同时都受到了刺激，这两种作用相互削弱，因此使得总的反应变得很小（图 2.25）。

识别朝向——初级视觉皮层上的感受野

在库夫勒和哈特兰的实验中，引起视网膜神经节细胞活动变化的最有效的刺激都是小光点。他们都是用小光点来探索感受野的结构并

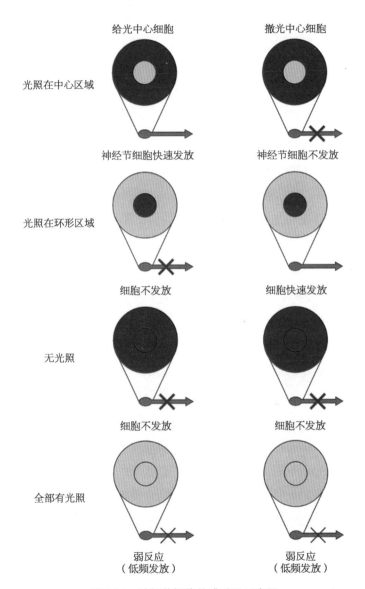

图 2.25　神经节细胞的感受野示意图

感受野由中心区和周边的环形区两部分组成。浅色区表示有光照，深色区表示没有光。不打叉的箭头表示有强烈的发放；打粗叉的箭头表示没有发放；打细叉的箭头表示有微弱的反应。给光中心细胞在中心区加上光的时候，或者在外周区撤光的时候有发放；而撤光中心细胞则在中心区把光撤掉的时候，或者外周区加上光的时候有发放。在中心区和外周区同时加光或撤光都只有微弱的反应。

取得了相当理想的结果。但是，他们都只研究了视网膜这个层次上的神经细胞，那么，在视觉通路更高级部位的神经细胞，比如，在外侧膝状体或初级视皮层中的神经节细胞是不是也类似呢？于是，他们计划把库夫勒的研究推广到外侧膝状体或初级视皮层的神经细胞中去。方法似乎是现成的，一切都可按部就班地去做：把微电极插到外侧膝状体或者初级视皮层的神经细胞里面，然后用小光点一点一点地在视网膜上探测，看它落在视网膜的哪些地方，所记录的神经细胞的脉冲发放模式有没有变化？如果有变化的话，那么发生的是什么样的变化？并且把视网膜上的这些地方标出来。

休伯尔到霍普金斯后立刻和维泽尔一起投入了工作。休伯尔以前对外侧膝状体做过一些工作，他确信那里的细胞也是中心—周边型的，所以他们决定一开始就直接研究视皮层。当时，他们所有的刺激和记录设备都是多年以前库夫勒研究组为了研究视网膜而设计的。猫脸是朝上的，光刺激器用一台眼底镜改装而成，可把背景光和光点投射到视网膜上。在这台仪器的一道狭缝里可以插入各种有小孔的金属矩形薄片，孔的大小不同，就像放幻灯片那样。如果想用暗点作为刺激，那么就用一小块上面粘有一个黑点的玻璃片来代替金属片。这样的仪器对于做视网膜的实验自然很理想，做实验的人可以看到微电极插到视网膜的什么地方，也可以看到光点落在视网膜的什么地方，但是用它来记录皮层细胞就非常不方便了。因为对于皮层细胞来说，实验者事先根本不能预测它的感受野会在视网膜上的什么地方，所以他们只好在视网膜上到处找，并且往往记不清哪些地方已经刺激过了。一个月后，他们决定把光刺激投射到屏幕上去，而让猫看屏幕。

他们做了一个月左右的实验，但是一无所获，记录的皮层细胞对光点和光环根本就没有反应。有一天，他们记录到了一个特别稳定的细胞，它一直工作了9个小时。在头三四个小时里他们什么也没有发现，后来当他们刺激视网膜靠近外周的一些地方时得到了一些没有规则的反应。但是，当他们把中间粘有黑点的玻璃板插到狭缝里面去的时候，用来监视神经脉冲发放的扬声器发出一连串像机关枪一样的声响。一阵愕然之后，他们终于找到了引起神经细胞脉冲发放的原因所在。原来，这个反应与玻璃板上的黑点一点关系都没有。实际上，是他们在把玻璃板插到狭缝里去的时候，玻璃片的边缘在视网膜上投下了一条虽然比较淡但却很分明的阴影，也就是说，在亮背景上的一条暗直线才是引起这个神经细胞发放所需要的刺激！进而，他们发现要使这个细胞起反应，这种暗线的朝向还只能落在一个很小的角度范围里（大约15°），超出这个范围该细胞便立即停止反应。他们称这个特定的朝向为细胞的最优朝向。这真是闻所未闻！

为了确信他们的发现不是伪迹，必须做进一步的实验。他们必须要记录到更多这样的细胞，并且有不同的最优朝向。第二年的1月，他们已积累了足够多的数据，于是他们草拟了一篇摘要，准备投给1959年的国际生理学大会，并且送给库夫勒审阅。第二天，当休伯尔走进实验室的时候，维泽尔一脸懊丧，并且告诉他："我想斯蒂夫不大喜欢我们的摘要。"很明显，库夫勒对这篇摘要并不满意，他在稿子上所加的评论和建议比正文还多！但不管怎么说，他们的第一篇论文在经过11次修改以后，终于在1959年被接受了。

休伯尔和维泽尔把他们所发现的细胞称为"简单细胞"，这些细胞对暗线条的朝向十分敏感，而且线条还必须落在其感受野的特定位置上，才能使细胞有反应。后来，他们又发现了另一类也对线条朝向敏感的皮层细胞。与"简单细胞"不同的是，只要特定朝向的线条落在它的感受野里面，不管落在感受野内的哪个地方，它都会有反应。他们把这种细胞称之为"复杂细胞"。他们认为这些细胞的功能可能都是检测外界刺激的边界的朝向，也就是说，对象轮廓线的朝向。以后，他们又发现有些细胞还对线条的长短敏感，太长了不反应，太短了也不反应，这种细胞被称为"超复杂细胞"，这种细胞所检测的可能是线段的端点。他们的系列工作表明朝向敏感性是初级视皮层细胞的一个基本特征，它们的功能作用很可能是检测对象的轮廓。我们知道，图像的轮廓是信息最丰富的地方。漫画家只用寥寥数笔勾个轮廓就可以把人十分传神地画出来。把图 2.26 中的漫画与照片对比一下，虽然照片比漫画形象要复杂得多，但是所增加的大量细节和照片上的色彩变化并没有给我们增加太多的信息。显然，检测轮廓对辨识物体十分重要！

休伯尔和维泽尔还发现，在初级视皮层中 1 平方毫米的小块里的所有神经细胞的感受野都集中在视觉空间的某个区域中，并且它们相邻细胞的最优朝向在 0°～180° 的范围内连续有规则地变化。有趣的是，在厚度为 2 毫米的垂直范围内，每个细胞的最优朝向都一样，他们称之为朝向功能柱。另外，初级视皮层里的细胞有的对来自左眼的刺激反应猛烈，有的则对来自右眼的刺激反应猛烈，它们各自靠近成群，并且在厚度为 2 毫米的垂直范围内每个细胞所主宰的眼都完全一

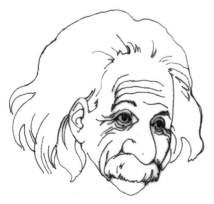
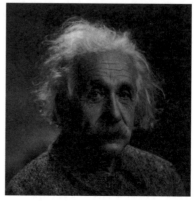

图 2.26　爱因斯坦的漫画形象与照片

样，他们还发现主宰左眼还是主宰右眼的细胞群也是交替排列的，组成了他们所谓的眼优势功能柱（图 2.27）。他们的这些工作为了解视觉信息处理的基本原理打下了基础，因此荣获 1981 年的诺贝尔生理学或医学奖。

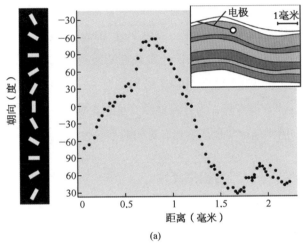

(a)

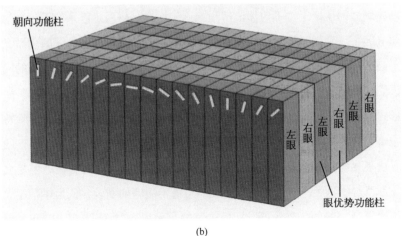

(b)

图 2.27 猫的初级视皮层中的功能柱结构[7]

（a）当记录电极的位置沿着皮层表面的方向一点一点逐渐移动时，所记录到的细胞的最优朝向也一点一点地改变；（b）朝向功能柱加上眼优势功能柱一起构成了皮层模块。

其实，在初级视皮层中，并不是所有的细胞都是对朝向敏感的，还有对朝向不敏感而对光的其他特性（例如光的波长）敏感的细胞。在休伯尔和维泽尔发现初级视皮层的功能柱结构后，人们确实有相当长一段时间没有发现这一点，这可能是由于用传统的染色方法显示出来的初级视皮层的细胞构筑显得相当均匀一致，人们也就容易想当然地认为其功能也应该均匀一致。直到20世纪80年代初，休伯尔和利文斯通（Margaret Livingstone）才发现在初级视皮层的功能柱中还有些小的斑块，其中的细胞对朝向不敏感而对一定波长的光敏感。休伯尔后来自己都觉得奇怪，为什么他没有早点发现这一点，尽管在他记录的大量细胞中他确实也观察到有对朝向不敏感的。

哥伦布的鸡蛋——云格错失良机

科学研究中既有成功的喜悦，也有错失良机的懊丧。其实，德国科学家云格（Richard Jung）从20世纪50年代起就开始研究视皮层细胞对光刺激的反应了。不像休伯尔和维泽尔那样东拼西凑起来的设备，他建立起了一套当时最先进的记录视皮层细胞的仪器。不过他用的刺激光不是条形刺激而是弥散光，所以一直得不到什么结果。后来他怪他的同事们，也怪自己担任的行政职务太忙，未能及早领悟到他们所用的刺激形式对视皮层细胞来说是无效的。云格说哈特兰曾经告诉过他，当哈特兰研究蛙的"撤光"神经元的时候，曾经用在弥散光背景下移动小杆的方法来寻找这种神经元。云格也对同事们建议过试试这种方法，但是大家都反对做这种一点也没有系统性、考虑不周密的实验，认为还是建立一套复杂一些的仪器为好。后来他很懊丧地说："后来当有人问我，为什么我对皮层神经元做了5年的研究，却错过了发现朝向特异性？我往往会给他们讲这个故事，并且告诉他们如果我们不是去造那个定量化的机器，而用一根棒以各种朝向动来动去，我们有可能在一个实验中就做出了这样的发现。"不过恕笔者不敬，这听起来有点像某些人对哥伦布的鸡蛋的评论，做事后诸葛亮总是容易的。在已经知道初级视皮层对一定朝向的条形物敏感之后，当然很容易想到这一点。但是在当时，即使他们用一根棒以一定的朝向动了一下，未必见得这个朝向正好就是所测细胞的最优朝向，他们也有可能因为反应不强烈，而不再对各种朝向都一一加以实验。不过，作为一名科学家，他也很客观地从中吸取了一些教训。云格说："在进入一个新领域的时候，在以某种特定的方法做大量的定量实验以前，应该先用一些比较简单的、定性的探索性实验做一些尝试，以便找出最富有成果的方法。"他还劝告年轻的科学家"在最富有成果的阶段，决不要离开实验室"。

2.10 只认克林顿总统的细胞——祖母细胞的故事

休伯尔和维泽尔发现初级视皮层的细胞对线段的朝向敏感，它们的功能似乎就是检测有一定朝向的边界段。以后发现比初级视皮层高级的皮层区域的神经细胞要受到更复杂的刺激才有显著的反应。由于人们发现猴子的下颞叶皮层与物体识别有关，20 世纪 70 年代，格罗斯（Charlie Gross）及其同事想知道这个区域中的神经细胞对什么样的视觉刺激敏感。结果非常惊人！他们发现这个区域中的神经细胞对光点刺激或者光条刺激都没什么反应，但是却对有特定形状的某种物体非常敏感，例如有的细胞对猴掌形的刺激敏感，有的细胞则对猴脸形的刺激敏感（图 2.28）。

于是，英国科学家巴洛（Horace Barlow）等人提出假设认为，视知觉有一种逐级抽提越来越复杂、也越来越抽象的特性的机制，即从初级视皮层到下颞叶，神经系统从一开始抽提轮廓线段朝向和运动方向等简单特征，对这些简单特征起反应的细胞组合起来，就使得后面

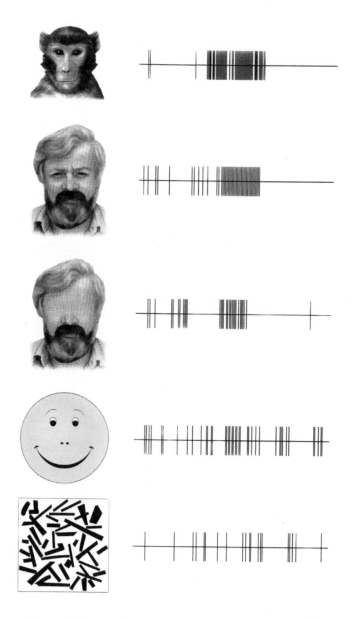

图 2.28　猕猴下颞叶中的一个细胞对猴脸形的刺激敏感[7]

图中左面呈现的是刺激图形，右面是用微电极记录到的单个细胞对这些刺激的反应。

的细胞能对由这些简单特征所组成的复杂模式起反应，最后甚至一个细胞就可能在看到自己最熟悉的人，例如祖母时，产生猛烈的发放。美国神经科学家莱特文（Jerry Lettvin）形象地把这种对复杂对象起反应的细胞称为"祖母细胞"。不过这种观点一直受到许多人的质疑。他们的论点是：外界对象千变万化，如果每种可能的特征组合都要有个细胞对它起反应，那么脑中的神经元再多也不够用。另外，如果识别某个特定的物体取决于某个特定的细胞，那么这个细胞死亡的话是不是就意味着突然认不得这个物体了？实际上，每天都要有许多神经细胞死亡，但是我们并没有觉得原来认得的东西突然认不得了。对于后一个质疑，有人争辩说："可能识别祖母的细胞不止有一个，而是有许多个散布在脑的各处。"但是究竟有多少这样的细胞谁也说不清楚。此外，关于这种"逐级抽提的等级结构"还有个根本的问题，如果每一级都抽提越来越复杂的特征向下一级报告，直至最后一层认出"祖母"，那么这种"祖母细胞"又该向谁报告？脑中不可能有另一个微小的人在那儿看，因为如果存在这样的"微人"的话，那么这个微人又是怎么看的呢？这会陷入无穷的循环。另外，在实验室中，呈现给某个细胞的刺激种类不可能穷尽所有可能的物体，人们常会质疑"既然还有大量的其他刺激没有呈现过，怎么就能下结论说这个细胞就只对祖母才有猛烈的反应呢？"所以现在看来，祖母细胞的假设还远没有定论，尽管上面所讲的实验结果确有其事。也许脑中并不是对每种图形都有个细胞专司辨认之职，但是少数对动物的生存有特别意义的目标，如在生活中经常要碰到的事物，可能会有检测它的细胞。有些细胞是在进化过程中产生并遗传下来的，有些这样的细胞是通过后天学习形成的。究竟应该如何解释？这还是一个没有完全解决的问题。现在，多数科学家认为，虽然在脑中确实存在着某种逐级抽提的串行处理，但是也普遍存在对不同特征的并行处理。识别对象除了像祖母细胞这样的特殊细胞以外，也可能需要一大群细胞通过群体活动来反应。不过，有一点应该肯定，这就是在下颞叶中确实可找到对脸敏感的细胞；另外，有些下颞叶有损伤的患者认不出人脸，甚至亲人的脸，因此下颞叶和识别脸的功能确实有密切的关系。

20世纪末，时任美国总统克林顿因性丑闻事件闹得沸沸扬扬，差一点受到弹劾，报上、电视上铺天盖地都是他的形象。这时，美国的一位癫痫患者动了脑外科手术，医生在他的脑中安放了许多电极，并给这个患者看了50幅图片，其中有克林顿的一张标准像、一张线条画和一张合影，另外还有前任总统的照片、其他名人照、动物、建筑物和几何图形，结果在杏仁核（参见图1.19，这是一个和情绪有很大关系的核团）的一个细胞上记录到它只对三幅克林顿的照片，即克林顿的脸有剧烈反应，而对其他照片的反应都很微弱。英国莱斯特大学（University of Leicester）基罗加（R. Quiroga）2005年的一篇论文中报道了在8位癫痫患者的海马（参见图1.19，海马在把短时记忆转化为长时记忆中起关键作用）中发现了类似的神经元，例如其中一个神经元只对电影明星哈莉·贝里（Halle Berry）起反应，而且这个神经元不仅对贝里的标准照起反应，对她在《蝙蝠侠》中扮演的戴面罩的猫女形象亦有反应，甚至对屏幕上显示的她的名字都有反应（图2.29），而

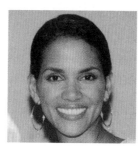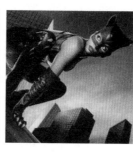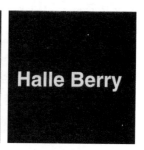

图 2.29　代表哈莉·贝里的三种符号[8]

分别为标准照、在《蝙蝠侠》中的猫女形象以及在屏幕上显示的名字。

对其他人像、建筑物和动物都很少反应。所以在这里引起反应的已不只是贝里的视觉形象，而是贝里这位女演员的概念。另外，杏仁核和海马也并不是管视觉的脑区。因此看来关于祖母细胞之争，我们还不能轻易地下结论。

2.11　七彩缤纷——色觉的故事

看看图 2.30 这幅秋日的美景，红枫青瓦，绿树成荫。其实，红色不是枫叶的物理特性，青色也不是屋瓦的物理特性，这些仅仅是人的主观体验，是由人的神经系统创造出来的！想想用钉子扎你的感觉，疼痛是你的触觉系统在皮肤受到钉子刺戳以后的主观体验，谁也不会认为疼痛是钉子的物理特性。同样道理，颜色也不是物体本身的物理特性，颜色是物体表面反射的不同波长的光的组合到达你的视觉系统后所引起的主观体验。

三种不同的视锥细胞——颜色感知三色学说的神经机制

当然，尽管颜色并不是物体的物理性质，但它与物理性质密

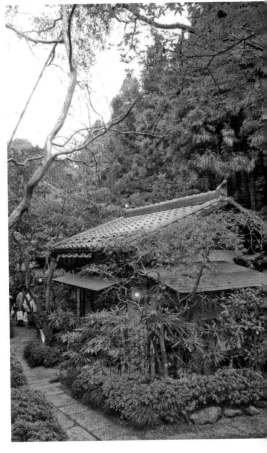

图 2.30　秋日一景

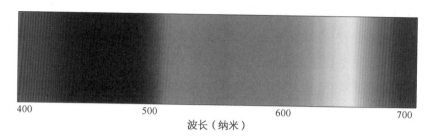

400   500   600   700

波长（纳米）

图 2.31   可见光频谱

在可见光范围内，不同波长的光引起不同的颜色知觉。

切相关。可见光是波长为 400～700 纳米的电磁波（图 2.31）。2.2 节中已经讲过，人的视网膜上有视杆细胞和视锥细胞两种光感受器。视杆细胞中只有一种视色素，虽然对光非常敏感，但对不同波长的光的敏感性只有一种模式，所以我们虽然能在月光下看到物体的形状，却看不到颜色。这是因为对不同波长的光，只要适当调节其强度，这种细胞的反应就都一样，因此无从区分刺激光的波长变化。视锥细胞只有在光线比较强的情况下才起作用，它的视色素有三种，对应三类视锥细胞，且分别对短、中和长三种波长的光（对应人所感受到颜色分别为蓝、绿和黄）有最大的敏感性（图 2.32），我们所看到的颜色就取决于到达这三类视锥细胞群体的光线所引起的反应的比例关系。19 世纪末的后点彩派画家正是利用这一点，仅仅用有限的几种颜料就在画布上呈现出极其丰富多彩的色彩。他们的做法是用这些颜料在画布上涂相间的细点，如果在近处仔细看的话，看到的只是有限的几种不同颜色的色点，但是从远处看时却可以看到非常逼真的绚丽多彩的画面（图 2.33）。

有些色盲患者（即色觉缺陷患者）只有两种不同类型的视锥细胞，对有些正常人能区分的颜色就分不清了。在自然界绝大多数哺乳动物都只有两种不同的视锥细胞，因此从人的角度来说它们都是色盲，只

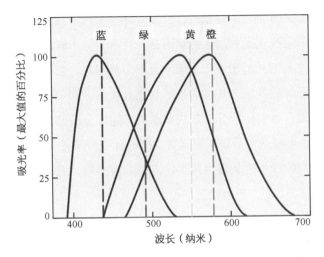

图 2.32 三类视锥细胞对不同波长的光线的敏感性曲线
图中虚线的颜色表示该波长的光所引起的颜色感觉。

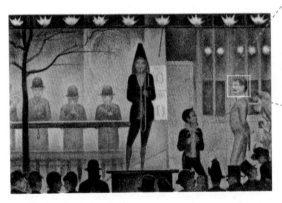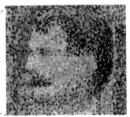

图 2.33 修拉（Georges Seurat）的名画《观看表演》（*La Parada*）[1]
远看颜色非常丰富多彩和逼真，近看却只有有限几种颜色的色点。

有人、猩猩和旧大陆猴等才有三种不同类型的视锥细胞。这也是在视觉研究中常常被选作实验动物的猫却不是研究色觉的理想实验模型的原因。当然，即使拥有三种视锥细胞，正常人也还不可能仅仅根据从物体表面反射到眼睛里的光线，就可精确、唯一地推断出该物体的表面反射性质，对光谱成分相近，但多少有些不同的颜色还不能一一分清楚。彩色电视正是利用了色觉的这一特点，以不同的强度比例混合三种不同波长的光产生了几乎能乱真的彩色图景，使我们几乎不能分辨荧屏上图像的颜色与真实场景的颜色有什么区别。有些妇女有四种不同的视锥，她们能区分出某些普通人不能区分的颜色。也许对她们来说，彩色电视的色彩还不够逼真。据说有一种虾有 11 种不同的视锥细胞，它们的颜色感觉很可能远比人类丰富多彩，对它们来说，也许所有人都只不过是一群可怜的"色盲"。

补色——色觉的拮抗学说

关于色觉的三色学说，其实在发现三种视锥细胞以前就有人提出来了。最先提出三色学说的是杨（Thomas Young）和亥姆霍茨（Hermann von Helmholtz）。他们认为有三种基本颜色：红色、绿色和蓝色，一切其他颜色的光（如果要准确地说，那就是引起某种颜色知觉的光，不过这一表述太长了，为简单计，就说成了"色光"，虽然这样的说法在科学上不准确），都是由这三种颜色的光以不同的比例混合而成。后来，人们找到了这一学说的生理学基础，也就是上面所说的三种不同类型的视锥细胞。

和亥姆霍茨差不多同一时期，黑林（Ewald Hering）认为基本颜色不是三种而是四种，分别是红色、绿色、蓝色和黄色。它们分成彼此拮抗的两对，因为我们可看到发青的绿色、发红的黄色（橙色）和发蓝的红色（紫色），但是从来也没有见过发红的绿色或者发蓝的黄色。另外，黑白也是拮抗的。以后人们发现这种学说也有一定的生理基础。每对中的一种颜色是另一种颜色的"补色"。如果你看某种颜色久了，再转过去看白色背景，你所看到的将不是白色，而是和它拮抗的颜色（它的补色）（图 2.34），这种现象被称为色觉后效应。这是因为对某

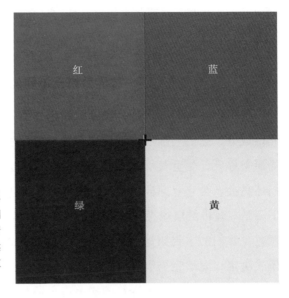

图 2.34 两对互补的颜色
左侧是红色和绿色，右侧
则是蓝色和黄色。请盯着
图中的十字看几分钟，然
后把目光移到白纸上，这
时你将看到它们的补色。

种颜色盯着看会使人对该种颜色敏感的细胞疲劳，从而对该种颜色刺激的反应敏感性下降，所以接下来受到白光刺激时，对其补色的反应就会突出，似乎看到了它的补色。这种感觉很可能发生在视皮层的高级部位。科学家发现，当受试者产生这种色觉后效应时，用功能性磁共振成像（fMRI）技术可以发现视觉皮层 V4 区中梭状回的活动增强，并随着这种后像的淡出而消退。另外，现在在某些有色觉的动物中也发现了一些视觉细胞的感受野，它们的中心和周边对一对互补色的光刺激互相拮抗。

　　色觉的三色理论和拮抗学说都是根据现象提出来的假说，人们曾以为总有一个最后要被淘汰，但结果两者都找到了生理学根据。它们发生在视觉通路的不同阶段，三色理论描述的是视觉系统的最早阶段——感受器阶段的生理过程，而拮抗学说描述的是在此之后，两者互相补充共同揭开了色觉之谜。即，一开始由三种不同的视锥细胞构成的群体对不同的光刺激有不同的反应模式（三色理论），后面的神经元再对从这些感受器群体来的兴奋性信号和抑制性信号进行整合（拮抗学说）。

为什么在暖光和冷光下一样能分辨出不同的颜色——颜色恒常性

最后要说明的一点是，物体的颜色并不完全取决于其反射光的光谱成分，它的周围环境对此也有影响。反过来，同一物体在不同光照条件下，尽管其反射光的光谱成分可能会有很大变化，但是我们还是会认为它有同样的颜色，例如一件绿色的 T 恤衫无论在日光下还是在暖色的白炽光下都是绿色的，这就是"颜色恒常性"。因为颜色是我们的主观知觉，它由脑中与色觉有关的神经元群体的活动模式决定，而不完全取决于到达视网膜的光的波长成分。其实在不同光照条件下，绿色 T 恤衫的颜色多少还是有些差别。日光和白炽光的频谱成分差别较大，日光中所有频谱成分的强度大致一样，而白炽光中长波的成分多，因此在白炽光的照射下，T 恤衫上反射光的频谱峰值向长波的一端偏移。但是，同样由于照射光中的长波成分多，对这种长波光敏感的神经元会产生适应性，其活动会相对减弱，从而削弱了对光谱成分变化所引起的颜色变化的敏感度。当然，由于神经元之间存在相互作用，所以观察对象的周围环境也会对我们感受到的对象的颜色有影响。这些解释都是非常初步的，其确切机制还有待进一步研究。

2.12 视网膜只是二维曲面，我们凭什么看到了三维世界？——立体视觉的故事

笔者在前面已强调过，我们看到的并不是外界物体在视网膜上成的像，而是这些信息加上既往的经验和知识在脑子里进行的重构。否

则，我们就不能理解为什么视网膜上的像是二维的，而看到的物体却是立体的。

我们怎样感知空间深度？——单眼线索与双眼视差

我们用一只眼睛看世界的时候，也会有立体感，这是我们的经验在起作用，如同样大小的物体在远处时落在视网膜上的像要比在近处时小，远处的东西会被近处的东西遮挡，向远处延伸的平行线看起来会彼此越靠越近（透视），远处的物体比近处的物体模糊，阴影带来的立体感等。这些就是所谓立体感的单眼线索。（参看图 2.37 南非开普敦街景的立体图对中的任一幅，虽然它没有像用双眼看实物时那么强的立体感，但是街道的透视效果，近处人比远处人大，近处的阳台遮挡了远处的物体，模糊的远山都还提示了物体的远近，这些都是单眼线索的效果。）

对近物栩栩如生的立体感主要依赖于双眼视差。一般说来，近处物体相对于两个眼睛的位置总有些不同，落在视网膜上的像的位置也有些差别，这就是双眼视差。要证明这点，只要轮流闭上一只眼而用另一只眼去看近处的同一物体就行了，这时你会发现物体的位置会有一点变动。大脑正是利用双眼视差产生立体感。当然，要产生双眼视差只有被观察物在 100 米的距离内才有可能，因为人两眼之间的距离大约只有 6.5 厘米，对于 100 米以外的物体，落在左右两个视网膜上像的位置几乎没什么差别。这也就是为什么从飞机的舷窗俯瞰地面时，除了由单眼线索所引起的一点点立体感之外，会感到地面上的一切似乎都是平的。

没有单眼线索只靠双眼视差的深度感——随机点立体图实验

对平时看到的立体物体，几乎同时存在单眼线索和双眼视差，那么有没有只由双眼视差引起的立体感呢？这初看起来似乎做不到，因为平时看到的物体都有一定的形状、线条、阴影，似乎总免不了有某些单眼线索。美籍匈牙利科学家尤勒茨（Bela Julesz）设计了一个非常聪明的实验，证明了仅仅双眼视差就可引起立体感。

他在纸上并列画了两个相同的方块，每个方块等分成许许多多小格，每个小格随机地定为白色或黑色，这样就得到了两个随机黑白点图，很像大家现在普遍应用的二维码。从其中一个方块的中央划出一块图形（例如一个圆，并在圆中挖去一块钩子样的图形），在另一个方块的相同位置上取出相同的图形，并把这块图形平移一段距离，替代原来位置的黑点和白点，然后把这个图形平移空出来的地方再补上随机黑白点（图2.35），那么被移动的这块图形在双眼视网膜上的位置就有了差别，造成了"双眼视差"。这时如果让左眼只看左图、右眼只看右图，那么就会看到有一个除去一个钩子以外的黑白斑驳的小圆凹陷在周围同样黑白斑驳的方块之内。

要看到这种立体图，一般要用立体镜才能使左眼只看到左图，右眼则只看到右图；如果没有立体镜，那么适当调节双眼的焦距，让双眼好像要透过它们看向远方，直到似乎看到三个方块（其实，左边的

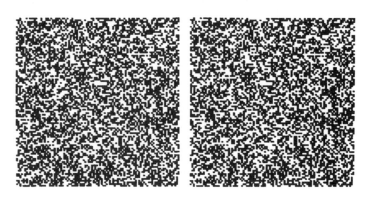

图 2.35　尤勒茨的随机点立体图对

两个方块是左眼看到的，右边的两个方块是经过练习之后右眼看到的，中间的方块就是左右两眼分别看到的像在脑中融合以后产生的像）。多数人都能突然看到中央方块的中心图形凹陷了下去，还在原来的地方留下一个钩子。如果做随机点立体图的时候把中心图形往反方向平移，那么左右两个图像融合以后，中心图形就会向上浮出来。如果只用一只眼睛来看这两张图，那么永远也不会看到这种现象，甚至看不出左右两个方块有什么区别，看到的似乎是两个一样的二维码。

在上海世博会期间，《东方早报》发行了两次专刊，上面有些红蓝斑驳的图，并随报送给读者一副镜片颜色左红右蓝的眼镜。这些图实际上是从两个不同的角度拍摄的同一景色，而且一幅用红色印刷、另一幅用蓝色印刷，并把它们叠加在一起。带上红蓝眼镜后，一只眼睛只能看到用红色印制的图，另一只眼睛则只能看到用蓝色印制的图，由于红蓝两张图之间有双眼视差，就能看到立体的图像。立体电影实际上用的也是同一个原理，不过一般是用不同角度的偏振光来代替不同的颜色，看电影用的眼镜就是让左右两眼分别看到不同角度的偏振光。

"双眼视差"让我们看到了不在同一平面上的背景和中心图形，大脑是怎样把左右两张图中的点对应起来的呢？而且，如果点图不是用亮度反差鲜明的黑白点，而用亮度相同而颜色不同的色点，那么我们就看不到这种立体现象。这也许是因为大脑中对颜色信息进行处理的脑区和对形状以及深度信息进行处理的脑区是不同的，如果去掉了亮度信息，仅仅靠处理颜色信息的视觉细胞就不能形成深度感知。当然，如果用彩色色点构成的随机点图同时有亮度差别的话，那么也能产生立体感。

风靡一时的沙龙艺术品——自适立体图

后来，尤勒茨的弟子泰勒（Christopher Tyler）等人发现，把两张同样的随机点图叠放在一起，不过这两张图的某些对应点在水平方向

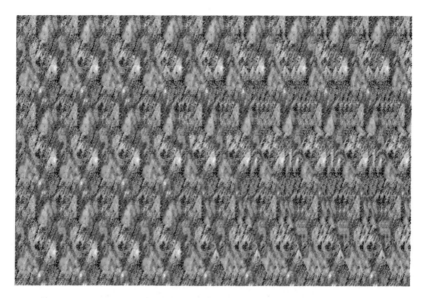

图 2.36 "后侧翘起的马鞍形"自适立体图

位置稍微有些偏差，当双眼分别看这两张重叠在一起的图时，这些对应点之间也发生了双眼视差，产生了生动的立体感。人们把这种立体图称为"自适立体图"（autostereogram）。可用看图 2.35 的方法去看图 2.36。你看到了什么？一个后侧翘起的马鞍形！这种立体图 20 世纪 90 年代在艺术界和娱乐界曾经风行一时！这种图虽然是彩色的，但是因为各点的亮度不同，所以并不是只有对颜色敏感的细胞才对此有反应，因此处理深度信息的细胞还在起作用，我们也就能有鲜明的立体感。

当然，不一定要一对随机点立体图，事实上只要有两张有视差的图，运用同样的方法，都可以得到非常清晰的立体感。例如，可用照相机分别摄取有"双眼视差"的同一场景的两张照片（图 2.37），两次摄取的距离大概与人的双眼距离相同，用上面的方法就可身临其境似的看到这一场景了。

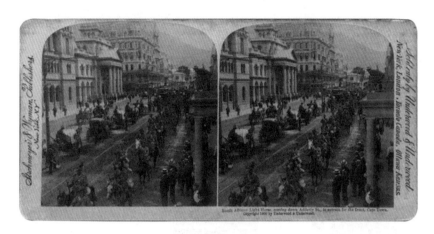

图 2.37　南非开普敦街景的立体图对[1]

试试看，你能不能欣赏到它的立体美景？

人类有朝向前方的两只眼睛，使得我们有生动的立体感，可相当精确地判断近处物体离我们的距离，这对于动物获取猎物或是躲开危险都是非常重要的。像兔子这样的食草动物，它的眼睛长在头的两侧，视野很少交叠，因此也就只有很少的视差，它对深度的判断就要比人差得多。但是正由于兔子两眼的视野很少交叠，因此它可觉察到的视野要比人宽广得多，甚至对背后的事物都能有所觉察，因而更容易发现天敌的迫近，有利于它们及早逃生。

当两只眼睛各有所见时会看到什么？——双眼竞争

随机点实体图所产生的立体感是因为两只眼睛分别看了两幅只差一点点的图像而产生了"双眼视差"，那么，如果让两只眼睛分别看两幅完全不同的图像，且视觉系统在这两幅图像的点之间也找不到对应的途径，这个时候会看到什么呢？做个实验，用上面看立体图对的办法来看图 2.38（a）中左右两个完全不同的图，看到的景象会像图 2.38（b）显示的那样。所看到的并不是把这两个图像叠加在一起，而是一

(a)

(b)   左眼   右眼

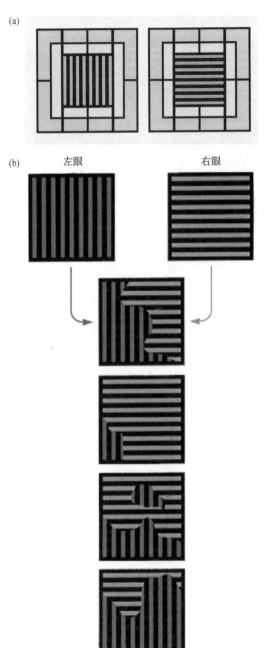

图 2.38   引起双眼竞争的图对及知觉过程[1]

（a）引起双眼竞争的图对；
（b）两眼分别看（a）中左图和右图时知觉的变化过程。

会儿看到左图，过了一会儿又看到右图，其间夹杂着部分是左图、部分是右图的图像。或者你也可以戴上镜片分别为红蓝两色的眼镜观察四周，你会发现周围的东西一会儿蒙上了红色，一会儿又变成了蓝色，但绝不会是紫色！这些不同的图像彼此不停地转换，好像在彼此竞争观察者的注意力，这种现象被称为"双眼竞争"。尽管产生刺激的图像没有发生任何变化，但是你的知觉却在不断地变化！

不管是引起"双眼视差"的图对还是引起"双眼竞争"的图对，观察对象本身并没有随时间而变化，变化的仅仅是人的主观知觉，因此，利用这些刺激可研究人的主观知觉的变化，并排除了对象本身变化所引起的干扰。研究者让引起双眼竞争的图对各自以不同的频率闪烁，结果发现受试者只看到某一个图形时，其脑电或者脑磁图中相应频率的成分会增强，因此通过检测脑电或者脑磁图中的频率成分，就可不用受试者主诉也能知道他当时的知觉以及会在什么时候发生转换，并大致确定产生某种知觉的部位所在。这样，就为用客观指标窥探人的"内心世界"开启了一条狭缝。另外，也有研究人员训练猴子学会拉动不同的手杆来报告它知觉到的是导致双眼竞争的图对中的哪个图像，同时记录其脑中的单细胞活动。研究者发现，猴脑中确实有细胞只在知觉到图对中的某个图像时才会产生猛烈的神经脉冲，而在知觉到另一个图像时保持静默。这更从细胞的层次上说明了同样的问题。

2.13 物动眼也动，人是怎样看到运动的？——运动视觉的故事

运动的物体对动物来说意味着食物、敌人或配偶，因此检测到运动物体对动物至关重要。

当眼睛不动时，运动物体的像在视网膜上滑过许多感受器，这些感受器就把相关的运动信息送到大脑。但是，如果眼睛跟踪着某个运动目标，目标的像可能在视网膜上固定不变，我们还是可以看到运动，这是为什么？你可能会说："不错！虽然运动目标在视网膜上的像可能不动，但背景却以相反方向在视网膜上运动，那么这时的运动感觉可能是由于背景的相对运动引起的。"这个解释完全错误！

现在就来做一个实验。请你走到一间暗室里面，远处有一支点着的香烟在慢慢移动。这时，尽管你看不到任何背景，但还是能看到烟头的移动，因此，即使眼睛跟随目标移动也一样能检测到运动。如此看来，眼睛察觉到运动状态取决于两种因素：像在视网膜上的移动以及眼球相对于头的转动。前者比较容易理解，后者的问题还相当复杂。如果说，眼球的运动告诉了大脑它所跟踪的目标是运动的话，那么为什么我们平时转动眼球时却并不会感到周围的世界在不断晃动？

最容易想到的一个解释是，驱动眼球转动的肌肉会把眼动信息反馈给大脑，告诉大脑眼球正在运动。大生理学家谢灵顿正是这么想的。他认为，眼球运动时，来自眼肌的信号反馈到大脑，并把来自视网膜的运动信号抵消掉。如果他的想法是正确的，由于来自肌肉的反馈信号要比从视网膜发出的信号后到达大脑，我们就应该会在眼球运动后的一刹那感觉到抖动，但是我们并没有这种感觉。大名鼎鼎的生理学家、物理学家、心理学家和哲学家亥姆霍茨提出了另一种理论。他认为，抵消来自视网膜的运动信号的并不是从肌肉出发的反馈信号，而是大脑命令眼球运动的运动信号。两位都是大师级的人物，他们的理论听起来都有一定的道理，究竟谁对谁错呢？

可以做个简单的实验来判断这两种理论的是非。闭上一只眼睛，然后用手指轻轻地推动另一个眼球。当眼球这样被动地转动时，你会感到周围的世界在以与眼球转动的方向相反的方向转动。因为此时控制眼球运动的肌肉有被动的运动，它上面的牵张感受器还是会向大脑发送信号，但它没有抵消来自视网膜的运动信号。还可以再做个深入一点的实验。在暗室里看一个很强的闪光点，它会在视网膜上留下一个后像，也就是说，在闪光过后，你还会在一段时间里似乎看到这个光点。显然，这个后像不会在视网膜上运动。这时，再用手指轻轻地推动一个眼球，你就会发现这个后像并不运动，这就进一步证实了被动的肌肉运动所发出的信号和由视网膜所发出的信号并不相互抵消。因此，尽管从肌肉上有信号传送到大脑，但它并不产生运动感觉。然而，这时如果你有意识地转动眼球，你就会看到这个后像在黑暗中随眼球而运动。亥姆霍茨是对的！

2.14 幻灯世界和铅铸世界——运动视觉缺失和全色盲患者的故事

我们的视觉系统使我们看到一个和谐的世界，形状、颜色、深度和状态融合在一起，形成了丰富多彩的世界。很难想象，如果我们的视觉系统缺少了某个环节，世界将会变得怎样？看看这样的"奇境历险"。

生活在幻灯世界里的人——运动视觉缺失患者

1983年，（前联邦）德国慕尼黑马普精神病学研究所的研究人员报道了一个病例。一位叫 M. P. 的43岁妇女看不到物体的连续运动，她看到的似乎是一帧一帧变换着的静止图像。对于运动的物体，她先看到这个物体在某个位置固定不动，然后一下子跳到另一个位置。因此，当她倒茶的时候，她看不到茶水在茶杯里逐渐升高，而是看到水面跳跃式地涨高，当水快到杯口的时候，她总是不能及时停止倒水，而让茶水溢了出来。她把穿马路也视为畏途，因为她看到的还在远处的汽车下一刻就会突然出现在她面前。她觉得和人面谈就像在打电话似的，看不到对方的表情变化。她对有人在屋子里来回走动也很不高兴，她抱怨说："我看都没有看到他们在走动，只觉得他们一下子突然在这里，又一下子突然在那里。"

研究人员对 M. P. 做了仔细检查，发现她的色觉和形状知觉都没有问题。但是要她判断运动物体的运动方向和速度就不行了，当运动速度快时就更不行了。让她看某个光点的运动，她会注意到光点的位置发生了变化，从而推断出这个光点是运动的。但这仅仅是她推断的结果，并不是她看到了连续的运动，她看到的只是在不同位置上的一个一个静止的光点，就像把一部电影胶卷每过一段抽出一帧观看。

对 M. P. 做 CT 检查，发现她双侧颞、顶叶皮层都有大面积损伤，这些损伤部位正好就是主管运动知觉的部位。现在一般认为主管运动知觉的皮层在中颞叶，动物实验发现那里的神经细胞对运动方向敏感，这些细胞和初级视皮层中对运动方向敏感的细胞有直接联系，而初级视皮层中对运动方向敏感的细胞又与更外周部分中对运动方向敏感的细胞有联系。

再看另一位运动知觉缺失患者的报道。有位 47 岁的男子说他所看到的物体运动只不过是一串不动的影像，"一旦运动停止，这些影像就彼此分开了"，仿佛在黑暗中不断打闪光时看到的景象。不过他对所有静止物体的知觉都是正常的。事实上，如果没有东西在运动，而他自己也保持静止的话，那么他的视觉完全正常。但是，只要有物体一动，那么在这个物体经过的地方都会留下它的静止影像。例如，当他遛狗时他看到小狗后面排着一连串同样的小狗；他也不能开车，因为每辆车子、每条街道、每个记号都有许许多多快照一样的影像把他弄糊涂，运动的灯光后面都拖了一条彗星一样的尾巴。还有位这样的女患者也说她看自己手臂的运动时，"手臂经过之处都留下一连串模糊的影像，就像漫画家笔下所画出来的运动"。这两位患者的症状都是服用抗忧郁药引起的副作用，阻断了从初级视皮层到中颞叶皮层的通路。停药以后，这些症状就消失了。

M. P. 只是丧失了运动知觉，还保持着正常的色觉和形状知觉，视力也正常。她认得出谁是谁，知道给她看的是什么东西，阅读也没有问题。

生活在铅铸世界里的人——全色盲患者

再看看在运动知觉方面完全没有问题而完全丧失颜色知觉（全色盲）的患者。

有位画家，姑且称为 I 先生，65 岁，以画抽象画和色彩绚丽的图画著称。一天傍晚，当他在城里驱车行驶时，一辆小卡车撞到了副驾驶一侧，当时他没觉得受了伤，但事后他一直感到头疼得厉害。回到家时，他发现周围的一切都变成了黑白世界，连夫人的脸都变成了灰色，"看起来就像是一只老鼠"。那天晚上他睡得特别沉。第二天早上起来，他都不记得前一天的交通事故了。但是令他惊慌的是，他竟然不识字了，并且仍然看不到颜色。医生诊断他是得了严重的脑震荡。五天以后，他又能读书看报了，但依然看不到颜色，这对 I 先生是天大的灾难。往常他画室里那些绚丽多彩的画作，现在对他都是一片灰色，就像在雾里一样，他都认不出来了！奇怪的是，他还能很清楚地看见形状，也能很精确地判断灰度，看运动物体也没问题，深度感觉也有。只要不牵扯到颜色，他看东西和画东西都没有问题，能读会写。即使要他在脑子里想象颜色，他也做不到。面对佳肴美食，他胃口全无，因为它们看起来都像灰色的垃圾，他只能闭上眼睛吃。不过这也不完全管用，因为他连脑子里想到的番茄都是灰色的了。

I先生抱怨说："我们可以接受图片、电影和电视中的黑白小图像，我们可以按照自己的意愿看它们或者不去看。它们只不过是一些图像而已，并不是真实的世界。但是请你想象一下，如果你周围的一切，360°，三维立体，在任何时候都成了黑白世界……这真难以想象！我只能这样说，就好像有一间完全是灰色的房间，里面的一切都是灰色的，连你自己也都被涂成了灰色，你也成了这个灰色世界的一部分，而不仅仅只是在那里观察它……就好像是身处一个用铅浇铸出来的世界里。"

对I先生做病理检查发现，他的视网膜完全正常，三种视锥细胞的功能也都正常，从视网膜到初级视皮层的通路也完好，问题完全出在颞叶梭状回的视觉皮层，这里受到了损伤。这与通常所说的"色盲"不一样。"色盲"是患者缺少某一种视锥细胞，患者还是有某种色觉。

生活在纸版世界里的人——立体知觉缺失患者

还有文献报道过一位患者，这位患者"看不到物体的深度和厚度，大胖子在他看来就像是用厚纸板剪出来的招牌，只看到他的轮廓。虽然可以看到这个人的颜色，也可以看到光亮和阴影，但就是没有任何凹凸，所有的东西完全都是平的"。对这样的患者，他损伤的是皮层的什么部位，现在还不清楚。

这些病例提示我们，在大脑中，外界景象的形状、运动和颜色特性（很可能还有深度）是由不同部位以不同的机制进行分析的。动物实验也已发现，在初级视皮层以外的皮层中确实存在一些仅仅对运动方向敏感而对颜色不敏感的区域；另外，也确实存在一些对刺激光的波长敏感而对运动不敏感的区域。不过，在几乎所有的视觉皮层中都可以找到对朝向敏感的神经细胞，因此，到目前为止，还没有发现对视觉的其他特征有知觉、而唯独看不到形状的患者。现在已知道大脑中至少有 25 个区域涉及视觉影像的不同方面。我们正常人所看到的丰富多彩而又统一的世界，在脑中实际上是被分成了许多不同的方面，如颜色、运动、形状等，它们被分别并行地进行处理（不过这种分别处理可能并不是绝对分开），而后再形成统一的知觉。其中，如何把同一对象的不同方面整合在一起形成统一的整体，正是科学家研究的一个热点，称为"绑定"问题。目前比较流行的一个学说认为，对同一个对象的不同特征起反应的各个神经元，它们的活动在时间上是同步的，正是这种同步把不同神经元的活动"绑定"在一起，形成统一的图像。不过，学术界现在对此还存在争论。

参考文献

[1]　Wolfe J M, Kluender K R, Levi D M, et al. Sensation & Perception. Sunderland, MA: Sinauer Associates, Inc, 2006.

[2]　Irving, W. The Legend of Sleepy Hollow. (Published: 1820) Source: http:// www.gutenberg.org.

[3]　Ramachandran V S, Blakeslee S. Phantoms in the Brain: Probing the Mysteries of the Human Mind. New York: William Morrow and Company, 1998.

[4]　孙复川，赵信珍，顾凡及. 视觉图像辨识眼动中的 top-down 信息处理. 生物物理学报，1994，10：431-437.

[5]　Dowling J. Neurons and Networks：An Introduction to Neuroscience. 2nd ed. The Belknap Press of Harvard University Press, 2001.

[6]　Gazzaniga M S, Ivry R B, Mangun G R. Cognitive Neuroscience: The Biology of the Mind. 2nd ed. New York: W. W. Norton & Company, 2002.

[7]　Gross C G, Rocha-Miranda C E, Bender D B. Visual properties of neurons in inferotemporal cortex of the macaque. Journal of Neurophysiology, 1972, 35: 96-111.

[8]　Goldstein E B. Sensation & Perception. 7th ed. Belmont, CA: Wadsworth Publishing, 2007.

3 错觉透露的真相

"看是一种主动构建过程。大脑可根据以往的经验以及眼睛所提供的有限而模糊的信息做出最好的解释。进化可确保大脑在正常情况下非常成功地完成此类任务。但情况并非总如此。心理学家之所以热衷于研究视错觉，就是因为视觉系统的这种部分功能缺陷，恰恰能为揭示该系统的组织方式提供某些有用的线索。"[1]

——克里克

俗话说眼见为实，我们常常用"这是我亲眼所见"来强调所述千真万确。绝大多数人都相信眼睛看到的就是外界的实际图景，就好像照相机摄取下来的照片一样真实。实际上，我们的视觉系统有时也会"谎报军情"——这就是视错觉。为了简单起见，下文如果没有特别声明，所说的错觉就是指视错觉。

为什么会产生错觉？原因之一是外部大千世界中的对象形形色色，而落在神经系统的第一站——视网膜上的是它们的二维投影，而且因

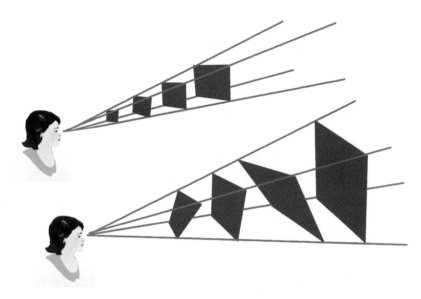

图 3.1　不同四边形在视网膜上会有相同的投影[1]

四边形的四个角落在四条视线上，它们的距离不等，大小不同，形状也各不相同，但在视网膜上却有完全相同的投影。

为视网膜是个曲面，所以还是有某些畸变的投影。不同对象在视网膜上可能有同样的投影（图 3.1）。那么，如何根据投影来推断物体的形状和位置等各种信息？如果不加任何条件，很明显有无穷多种的可能，答案是不确定的。然而，一般情况下，我们"看到"的是一个确定的物体，并没有感到这种不确定性。要做到这一点，就必须要加上条件，也就是说要利用其他线索，即根据我们的大脑从进化、发育和后天经验中得到的"知识""做出某种假设"，排除掉绝大部分不确定的因素，得到尽可能接近实际的解释。可想而知，这是何等艰巨的任务！因此，在某些特殊情况下，做出错误的判断——也就是说产生错觉并不奇怪。反而是人的大脑在绝大多数情况下都能在瞬间做出相当正确的判断，这才是值得惊奇的事！只有在非常特殊的情况下，而且往往很大程度上是人为因素的情况下，大脑才会做出错误的判断。这种错误，又给了我们一个机会来了解脑是如何"看"东西的，所以神经生理学的先驱浦肯野 *（Jan Purkinje）说过："错觉透露知觉的真相。"

3.1 "白日见鬼"——马赫带的故事

我们常常用"白日见鬼"来形容"见到"了客观上不存在的东西。而我们的视觉系统有时候确实会产生这样的错觉。

做个实验，在艳阳高照的时候从屋里走到门外，在自己灰暗的影子和明亮的地面之间有一段很窄的过渡区，仔细观察，会发现在这个过渡区的两侧，在影子的边缘有一条特别暗的细线，而在亮的一侧则有一条特别亮的细线，就好像有人把你影子的轮廓特别勾画出来一样。然而，如果用仪器去测一下照明的情况，那么就会发现事实上并不存在这样的暗线和亮线，这只是一种错觉！这种错觉现象由奥地利物理学家和哲学家马赫（Ernst Mach）首先观察到，因而被命名为"马赫带"（图 3.2）。

这一切是怎么发生的？它的机制是什么？ 19 世纪末，马赫发现这种现象之后，就猜测这可能是由于神经系统内部存在着某种相互抑制作用。请想象一下，如果我们视网膜上的每个点都为落到它上面的光亮所兴奋，而又受到四周一些点的抑制，光线越亮，它所引起的兴奋或者抑制也越强，那么就可以解释这种现象了，这也就是前面讲过的侧抑制。用同样的理由还可以解释另外一些错觉。

赫尔曼格点（图 3.4a）也是一种错觉，也可用相互抑制来解释为什么会产生暗点。但是，当你凝视某个交叉点时，为什么暗点会消失

---

　* 浦肯野（1787—1869 年），捷克解剖学家和生理学家。他最著名的贡献是发现了小脑中的浦肯野细胞，浦肯野细胞是从小脑皮层发出的唯一能够传出神经冲动的神经元。他对视觉研究也有很大的贡献。

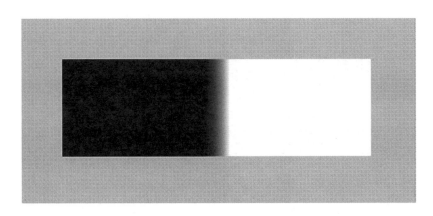

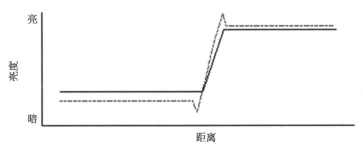

图 3.2　马赫带实验

上图的左边是暗区，右边是亮区，中间是过渡区。请仔细观察过渡区的两侧，你看到亮线和暗线了吗？然后找一张与亮区一样白的纸把整个过渡区遮盖起来，还能看到原来的亮线吗？或者找一张与暗区一样黑的黑纸把整个过渡区遮盖起来，会发现此时再也看不见原来的暗线了。下图中的实线是用仪器实测上图中的照明分布所得的结果，而虚线则是人知觉到的亮度分布。亮度分布曲线上的峰和谷就对应于马赫带。

呢？原因是当你凝视某点时，视网膜上的中央凹对准了这一点；图 3.3 中所讲的同心圆结构在中央凹处面积最小，所以不管你把凝视点对准白条中线上的任何一处（包括交叉点），这时整个圆环都落在纵横条的白色区域里面，交叉点中心受到的抑制作用和其他点所受到的抑制作用没有什么差别，因此也就看不到暗点了。辐射线错觉（图 3.5）也属于这类错觉。

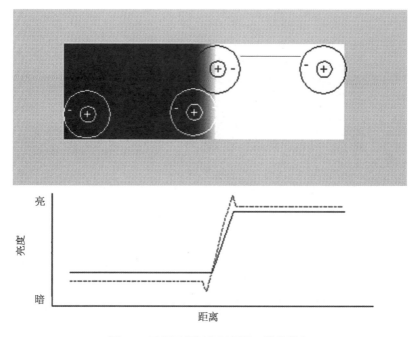

图 3.3　用相互抑制作用解释马赫带现象

上图中的四组同心圆就表示神经细胞之间的相互作用，这些同心圆可理解为视觉细胞的
感受野，"+"号表示落在这个小圆内的光引起中心点兴奋，"-"号表示落在这里的光将
对中心点起抑制作用。对比一下左边的两组同心圆，尽管它们受到的刺激一样，但它们
受到的抑制不一样，靠近过渡区的同心圆的右侧得到的光照要亮，因此抑制作用也大，
这样就造成一个低谷；反过来，对比一下右边的两组同心圆，尽管它们的中心区受到的
光照一样，但是外圈圆环所受到的光照不一样，靠近过渡区的那组同心圆左侧圆环落在
过渡区和暗区中，这些区域产生的抑制作用比较弱，这样就造成了高峰。

　　其实，对于这类错觉的成因我们并没有完全清楚。如果在赫尔曼
格点中用弯弯曲曲的白条代替直的白条，原来很明显的暗点就看不清
楚了（图 3.4b），到现在为止还没有人能解释这一现象。另外，如果用
白纸遮住赫尔曼格点的下部和右部，比如说只留出左上角的 16 个黑色
方块，这时错觉会减弱；相反，如果增加格点数，错觉就增强。改变
交叉点空间排列的规则也会影响错觉的强度，这说明除了"中心周边"

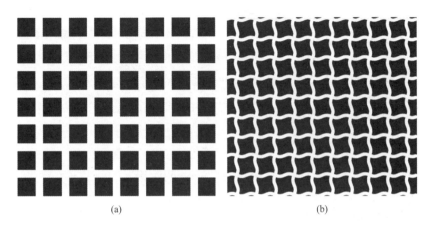

图 3.4　赫尔曼格点

（a）这是一些被白色纵横条分隔开的黑色方块，你会明显感到在纵横条的交叉点处有暗点。但如果凝视某个交叉点，那么暗点就会消失。如果用白纸把所有的黑色方块都遮盖起来，看不到任何暗点。（b）把上图中的直线用曲线替代之后，两线相交处的暗点就看不到了，这是用侧抑制解释不了的。

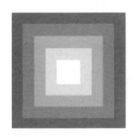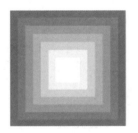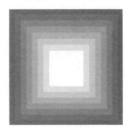

图 3.5　辐射线错觉

图中是一系列同心的正方形，一个叠一个，每个正方形可见部分的亮度都是相同的。如果这种嵌套很密的话，如最右边的那一个，那么我们就会在对角线上看到两条亮线。

这样邻近区域之间的相互作用以外，远处区域也有影响，但是对这些影响的机制目前还不清楚。

3.2　烘云托月——相邻图景之间的相互影响

不言而喻，我们能够在照明强度悬殊的各种条件下区别亮暗。我

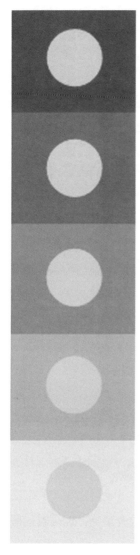

们也知道，说某个对象的亮或暗都是相对于它所处的环境来说的。严格说来，我们的眼睛不是一台光度计，强光背景下觉得暗的东西，对比于暗光背景下觉得亮的东西，前者的光照强度并不一定会比后者弱。

哪个更亮？——明暗错觉

图 3.6 中各个圆圈的灰度是一样的，但一般人都会认为最上边的圆圈最亮，最下边的圆圈最暗。换句话说，我们所看到的某个对象的明暗受到它周围环境的影响，艺术家往往利用这点达到特殊的艺术效果。例如，要使画面上的月亮显得很亮，就在月亮的边上漂浮一片乌云，类似于图 3.6 中最上边的那个图的情况，即所谓的"烘云托月"，使画面上的月亮显得更加明亮。

图 3.7 是另一个例子。在一个棋盘格上放上一个圆柱体，右上方的光源使圆柱体在它的左侧留下一道阴影。很明显，阴影区内所有格子的亮度都减弱了。如果问阴影区之外的格子 A 和阴影区里的格子 B 哪个更暗，你会毫不犹豫地说，"暗格子 A 要比亮格子 B 暗得多"。其实，A 格子和 B 格子一样亮！只要像右图那样用两条灰度和这两个格子一样的竖条把它们联结起来就能明白。如果质疑这两条带子本身的灰度是否均匀，比如说"上面深、下面

图 3.6　明暗错觉
图中各个圆的灰度都是一样的，但是由于它们背景的灰度由上至下逐个减弱，使得我们产生这些圆的灰度逐个加深的错觉。

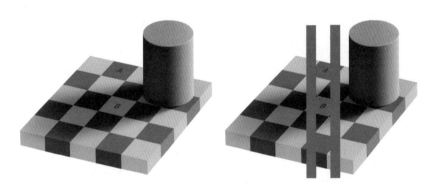

图 3.7　棋盘错觉

图中棋盘格中的 A 和 B 的亮度其实是一样的，但是其右侧圆柱体投下的阴影的影响，使我们的主观知觉觉得 B 比 A 亮。

浅"，可找些白纸把每条带子的周围遮盖起来，就可看出带子灰度的均匀程度。

　　让我们来分析一下这个现象。由于阴影区中的亮格子周围的暗格子也在阴影区中，所以它们的灰度与不在阴影区中的暗格子相比就更暗了，所以虽然在阴影区中被这些更暗的暗格子包围的"亮格子"的灰度实际上和处于阴影之外被亮格子包围的暗格子的灰度是一样的，但看起来却似乎要更亮一些。

白纸黑字总是白纸黑字——亮度恒常性

　　这些例子很好地说明，对视觉系统来说，重要的并不是检测对象表面的照明度，而是目标和背景之间的反差，只有有反差的地方才意味着存在与背景不同的某个对象。如果把投射在目标与背景上的光的强度同比例增强或减弱，我们几乎觉察不到目标亮度的变化，这叫做亮度恒常性。有人研究过，在一定条件下，只要落在目标和背景上的光的强度的比例保持不变，即便投射光的亮度变化达到 100 万倍，依旧能保持亮度恒常性。正是这种亮度恒常性才使我们能在不同的光照条件下识别同一个对象，而很少犯错误。对生物来讲，重要的是在千变万化的环境中提取对象的根本特征，从而把它识别出来。如果同一个物体，仅仅由于照明条件的差别就看起来非常不同，这对我们识别对象显然很不利。所以，某些所谓的错觉，其实根本不是大脑的缺点，反倒是它的优点。

那么，亮度恒常性的机制是什么？有种说法认为在视网膜层次就已蕴含了这种机制。前面已讲过神经节细胞的感受野都是呈同心圆状的"中心－周边"拮抗构造，因此，当中心和周边接收到的光同比例变化时，中心区所产生的反应的变化大体上被周边区域的相应变化抵消，结果就使得神经细胞的输出基本维持不变。"烘云托月"也可以类似地解释。尽管落在"月亮"上的光强没有变化，但是在它边上围上了一团乌云时，背景的光照强度减弱了，背景对它的拮抗作用也就减弱了，那么对应于月亮处的神经细胞的活动就增强，因此知觉到的亮度也变亮。

不过，不是一切都可以用神经细胞之间的相互拮抗作用来解释。例如上面说过，当把赫尔曼格点图中的直线变曲之后，白条交叉处的暗点消失了这一现象就是如此。对烘云托月这样的情况，如果严格按照侧抑制来解释，那么变亮的也应该是边缘的一圈，对中心部分应该影响不大，但我们的知觉显然不是如此，因此可相信确实有更高层次的脑机制牵涉在内。可惜的是，这究竟是什么样的脑机制，现在还不清楚。

3.3 非此即彼——歧义图的故事

请注视图 3.8，如果这个立方体是由三块透明玻璃和三块彩色玻璃搭起来的话，那么蓝色玻璃是在前面还是在后面？

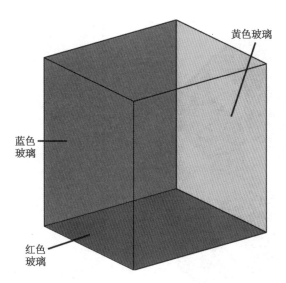

图 **3.8**　内克尔立方体

黄色玻璃

蓝色
玻璃

红色
玻璃

"当然是在前面！"

好！它难道不可能在后面吗？请再仔细看看。

"嗯，好像也可以在后面，对！它现在确实是在后面了！"

请再看一会，它还在后面吗？

"是的，还在后面。不！它又跑到前面去了！"

如果继续观察下去，你会感到这个图形在两种不同的立方体之间不断翻转。这个立方体叫做内克尔立方体，像这样的图形就叫做歧义图。内克尔立方体由瑞士晶体学家内克尔（Louis Albert Necker）在1832 年发现。有一天他用显微镜观察一粒立方形的晶体时，突然感到晶体的前后面发生了翻转，他再仔细观察，发现它们在不断地翻转，但他知道这在物理上是不可能的。这使他非常惊讶，并相信问题可能是出在自己的头脑里，而不是晶体本身。于是，他画了一个类似于图3.8 那样的图进行观察，结果依然如此。

与内克尔立方体类似，请仔细看图 3.9、图 3.10 和图 3.11。有了前

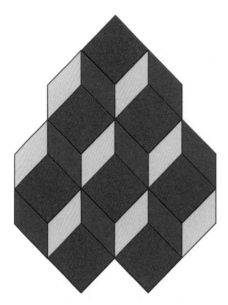

图 3.9　是 6 个立方体，还是 7 个立方体

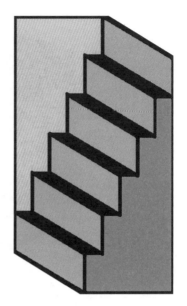

图 3.10　阶梯向上还是倒置向下

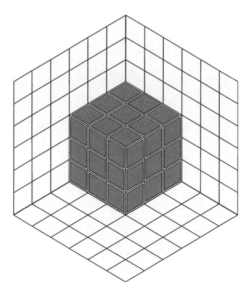

图 3.11　是放在墙角的小立方体，还是缺角的大立方体

面的经验，相信这回你会说"两种答案同样可能"。为什么会这样？因为这里的图形都是一些表示立体的图形，也就是说，它们都是三维立体的二维表示，所以，从这些图形本身出发不可能确定唯一的三维立体，每张图都有两种同样合理的解释，其可能性几乎是一半对一半 *。

于是，我们的大脑也就不知所措，在这两种不同的知觉之间来回转换。

上述解释不光适用于表示立体图形的歧义图，而且对任何可有两种不同解释的图形也都适用。对于这些图形，我们的知觉也会在两种不同的状态之间来回转换。图 3.12、图 3.13 和图 3.14 就是这样的例子。

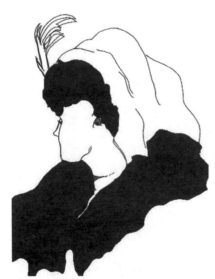

图 3.12　老婆还是丈母娘
多数人一开始的时候看到的是位妙龄少妇，但是再看一会，少妇就变成了老太太。

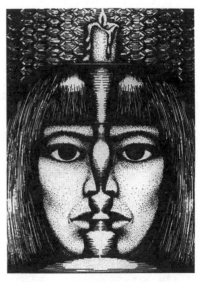

图 3.13　一张脸还是两张脸
可以解释成为一张被蜡烛台挡住的人脸，也可以解释为一对双胞胎姐妹隔着蜡烛台相向对望。

＊ 当然，还有大量可能性极小的解释，比如把图 3.8 解释为一些三角形、梯形和一个平行四边形拼接在一起的平面图，但这发生的概率几乎为零，我们的脑通常不会去作这样的解释。

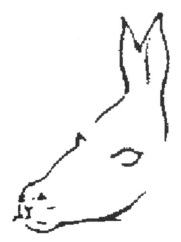

图 3.14 驴头还是海豹
既可以看成一个驴头，也可看成是
一只仰卧在地的海豹。

对前面的这些图例，我们注意的都是整张图，但是也有一些图可明显地分成两个不同的部分，其中一部分是我们注意的目标，剩下的部分就构成背景。通常，这种目标与背景的区别很清楚，大脑判断它们只以一种状态存在。目标往往有明显的意义，离观察者近，也比较小。但是，如果目标和背景难以按这些条件明显区分，或者说有时可把背景当成目标、把目标当背景，那么我们的知觉也会在这两者之间不断变换。请看图 3.15，一般会把图中的黑色部分当目标，周围的白色部分当背景，这时看到的是一些黑色的几何图形。但如果把目光集中到黑色图形之间的白色部分，也就是说把黑色当背景、白色当目标，那么就会看到四个大字：LIFT！图 3.16 中黑白两部分几乎各占一半，既可把黑色部分看成目标，也可把白色部分看成目标。如果把黑色部分当目标，看到的就是群魔乱舞；如果把白色部分当目标，看到的就是天使舞翩跹。这种可以合理地把原来的背景当成目标的图形同样也是歧义图。

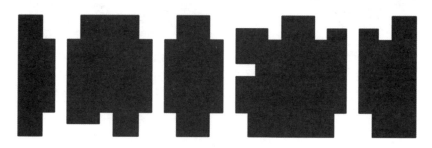

图 3.15 几何图形还是文字

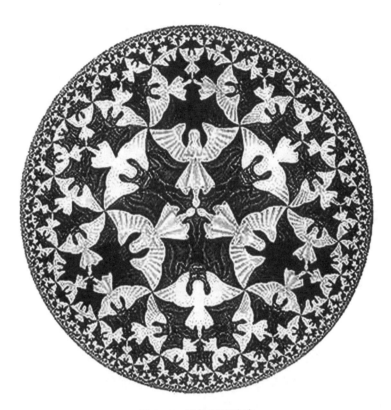

图 3.16　天使还是魔鬼

　　同样一张图可引起我们两种完全不同的知觉，这说明我们所"看到"的除了图形本身之外，还包括大脑对它的解释。而且如果这种解释不唯一的话，那么我们"看到"的图形就要在这些不同的解释之间来回转换。这似乎是我们的大脑处理相互矛盾的解释的途径，一个时刻只有一种解释，并在不同的解释之间来回转换。在 2.12 节里所讲的"双眼竞争"也服从同样的原则。在"双眼竞争"中，我们看到的并不是两个不同图形的叠加，而是一个时刻只看到其中之一，过一会儿后再看到另一个图形。因此，在每个时刻，我们的大脑都会给出一种能自圆其说、协调一致的解释，这似乎是人类知觉的一种普遍特性。

由于歧义图和双眼竞争都是在同样不变的视觉刺激条件下，在脑内产生了两种不同的知觉，并且不断地切换，这就给研究脑内的知觉提供了难得的契机。如果通过脑成像等现代技术观察到知觉切换时脑内的活动在哪些区域发生了变化，那么就有可能给出仅仅与视觉意识有关的脑区线索。因此，对意识和心智的研究中，人们常常用歧义图或双眼竞争作为刺激。

3.4   横看成岭侧成峰——环境的约束

笔者已在前文中说过，当落在视网膜上的像有多种可能的解释时，大脑就要根据进化、发育及后天的经验作出某些假设，以此排除许多可能性，得出最可能的解释。

请看图 3.17，会看到一群凸面中间有一些凹面排成 X 形；把书倒过来看，就会看到原来的凸面变成了凹面，原来的凹面变成了凸面。如果把一只眼睛闭起来看，这种感觉会更强烈！这是为什么？其实，这是一张平面图，由于小圆圈里各处的灰度不一，使得有些小圆圈的顶部最亮、底部最暗，正好与光线从上面照下来在凸球面上的情况一样；而另一些小圆则由于顶部最暗、底部最亮，也正好与光线照在凹球面上的情况一样。视觉系统在判断对象深度的时候，除了利用对象在

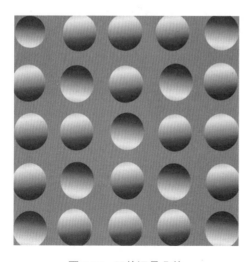

图 3.17　凹的还是凸的

两个视网膜上的像的位置存在差异这一双眼线索之外，阴影也是造成深度知觉的单眼线索之一。由于在日常自然环境中，大多数的情况下光线是从上往下照，例如阳光普照大地，因此对大脑来说，"光线从上面照下来"就成了一条非常合理的假设。正是在这条假设之下，不管是正看还是倒看，我们都会看到图 3.17 中凹凸的球面，且正看和倒看时，球面的凹凸会翻转。

有许多图，当观察者正着看和把图倒过来看时，也可能会作出两种完全不同的解释，正常情况下在生活中总是正看的，因此认为对象是正立的就成了最合理的一种假设。在这样一条假设之下，请你看图 3.18、图 3.19 和图 3.20，然后再把它们倒过来看，你看到了什么？

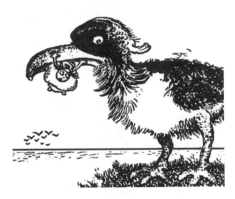

图 3.18　小鸟还是钓鱼

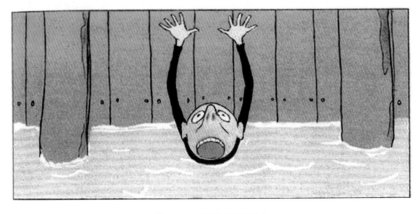

图 3.19　呼救还是救人

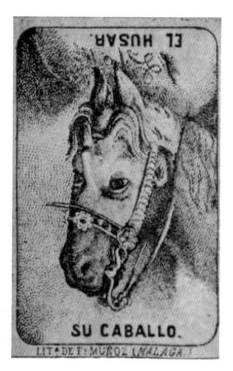

图 3.20　骏马还是战士

3.5　小儿辩日——"月亮错觉"的故事

我国的古书《列子》里有一则《两小儿辩日》的故事：

孔子东游，见两小儿辩斗，问其故。

一儿曰："我以日始出时去人近，而日中时远也。"

一儿曰："我以日初出远，而日中时近也。"

一儿曰："日初出大如车盖。及日中，则如盘盂，此不为远者小而近者大乎？"

一儿曰："日初出沧沧凉凉，及其日中如探汤，此不为近者热而远者凉乎？"

孔子不能决也。两小儿笑曰："孰为汝多知乎？"

故事里的第一个小儿实际上提出了一个错觉问题。无论是早上还是中午，太阳离开我们都一样远，其大小也完全没有什么变化，那么为什么太阳早上刚喷薄而出的时候看起来比中午高悬头顶时要大呢？因为太阳刚升起的时候，你看到它就悬在远方地平线处的树梢或屋顶之上。在进化过程中人的视觉系统不需要、也不能够判断从地球到太阳或者月亮那样遥远的距离，所以我们判断它们的距离时总是要参照地球上的事物。一般说来，靠近地平线的云彩或者飞鸟总是比头顶上的云彩或是飞鸟要远，因此我们的大脑总假定太阳在靠近地平线时要比在头顶上时远。实际上，在这两种情况下太阳落在视网膜上的像大小都是一样的，那么我们的知觉就是"对有同样大小的像来说，远处的东西要比近处的东西大"。

在西方古希腊和古罗马时代也有类似的记载，不过把太阳换成了月亮。于是把这样的错觉称为"月亮错觉"。当然，上述对这个错觉的解释并不是所有的人都认同，不过到目前为止还没有比这更好的解释。

3.6 埃姆斯的"魔屋"——深度知觉的透视线索

前文已提过，深度知觉可通过"双眼视差"实现。除此之外，如果只用单眼，通过进化、发育和后天经验，还有许多线索可帮助实现深度知觉，阴影就是这样的一种单眼线索，透视也是大家熟悉的一种单眼线索。

远小近大的经验帮助我们估计物体的实际大小——大小恒常性

某个对象离我们越远，它在视网膜上的投影就越小，因此它在远处看起来要比在近处小（图 3.21）。但是，在绝对距离比较近的情况

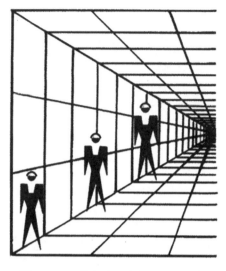

图 3.21　隧道中的三个行人谁最高大
图中画了一条非常长的长方形隧道，可以看到它的天花板、墙壁和地板都渐行渐远，构成了一幅典型的透视图。这时，如果在图中不同距离处画上三个同样大小的人，会感觉越在远处的人越大。

下，这种主观感觉并不太明显。譬如，你把右手立掌伸向前，而把左手屈臂横在胸前，左掌和右掌不要落在同一条视线上，这时，由于左掌到眼睛的距离大概是右掌到眼睛的距离的一半，那么左掌在视网膜上的尺寸应该也只有右掌的一半；但是，你"看到"的两个手掌的大小还是差不多的。这是因为大脑根据"两个手掌一样大"这一先验知识，对距离所造成的差别作了一定程度的补偿，因此看到的两个手掌还是差不多大。这就是知觉上的"大小恒常性"。但是，如果把左右两个手掌放到同一条视线上，那么它们落在视网膜的同一位置，这种大小差别压倒了"两个手掌一样大"这一先验知识，这时看到的左手掌就要比右手掌大得多。

埃姆斯魔屋里的"巨人"和"侏儒"——透视线索有多重要？

当绝对距离很大的时候，虽然大小恒常性还在起作用，但已不能补偿距离所造成的像的大小差别，所以此时远处的东西看起来要比在近处的小，这一认识就成为我们深度知觉的线索。因此，两条平行的直线，例如一条笔直的大道伸向远方的时候，道路的两边看起来就不再平行，而是越来越靠近，趋向于相交在无穷远处，这就是透视（图3.22）。一张透视图中，透视线相互比较靠近的地方就意味着比较远的

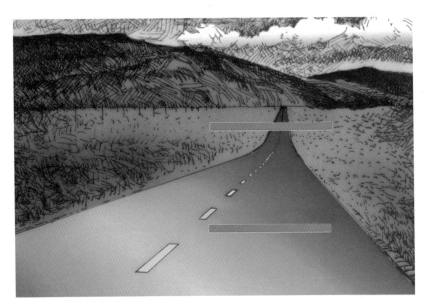

图 3.22　高速公路上的两道路障

高速公路上，前方有两道一样长短的路障，然而我们觉得远方的路障更长。

地方，这就给出了深度知觉的线索。如果在一张透视图上画上两个差不多大小的对象，我们知觉到的大小就会不一样，这依赖于它们与透视线之间的相互关系。

　　美国的心理学家埃姆斯（Adelbert Ames，Jr.）利用透视原理创造了一间看起来很奇特的房间，如图 3.23。房间里，两个身高差不多的姐妹分别站在左后角和右后角。这时，如果你从前壁的小孔往里面看，你将看到一幅非常奇特的画面：右边的妹妹看起来像巨人，身高几乎是左边的姐姐的两倍！这是由于你没有其他的线索，认为落在视网膜上呈长方形的后壁与普通的长方形房间的后壁没有什么差别，即从观察孔到左后角的距离与到右后角的距离是相同的。实际上，前者是后者的两倍，因此，站在左后角的姐姐落在视网膜上的像的尺度要比站在右后角的妹妹落在视网膜上的像的尺度要小一

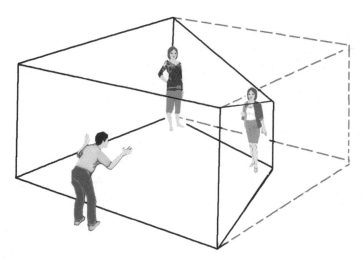

图 3.23　埃姆斯魔屋

房间不是方形的，前壁与后壁并不互相平行，而是互相倾斜，左边墙壁底角到前壁中心的距离是右边墙壁的两倍。在前壁的中央有一个小孔，观察者可用一个眼睛窥探整个后壁。房间后壁的形状经过精心设计，使得它们在观察者的视网膜上的投影呈长方形。

半，在距离相同的假设之下，你就会"看到"妹妹比姐姐高一倍的奇景！图 3.24 是两个小男孩站在埃姆斯魔屋的实景照片。这里关键的一点是，我们太习惯于长方形的房间了，所以大脑把这作为一条基本假设不加怀疑，那么落在视网膜上像的大小不同就只能推断为目标对象大小的不同了。有报道说，如果站在埃姆斯魔屋里的人不是观察者所不熟悉的人，而是比如说是观察者的伴侣，这时妻子就会看到她的丈夫是正常的，不正常的是房间的后壁！这仿若童话里的故事，爱情的力量战胜了"魔法"！

一个"简单"的至今未解之谜——米勒－莱尔错觉

还有一个表面上看起来好像和透视没有关系的错觉——米勒－莱尔错觉（图 3.25）。这个错觉一直是个难解之谜。虽然这一现象早在

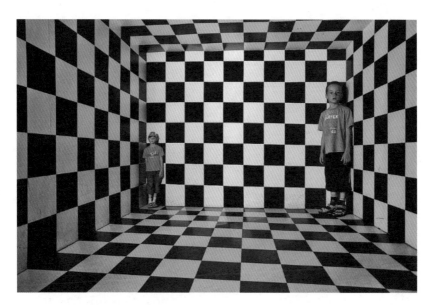

图 3.24　从埃姆斯魔屋前壁中央小孔所看到的奇景

19 世纪中叶就由米勒－莱尔（F. C. Müller-Lyer）提了出来，但直到 1968 年才由格雷戈里（Richard Gregory）提出了一种深度加工理论来加以解释。格雷戈里认为图 3.25 中的图形实际上是图 3.26 中的图形的简化版。在图 3.26 中，凳腿的透视线索使我们相信，上面的条凳倒着放在地上，下面的条凳正立在地上。我们从上面俯视下去，倒放的条凳的凳面无疑比正立着的条凳的凳面离我们的眼睛要远。大脑判断物体大小的

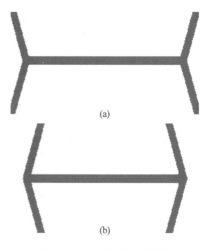

图 3.25　米勒－莱尔错觉

图中有两条线段，（a）线段两端箭头的方向向内，（b）线段两端箭头的方向向外。那么哪条线段长？哪条线段短？几乎每个人都会说是（a）线段长。其实，两条线段一样长！

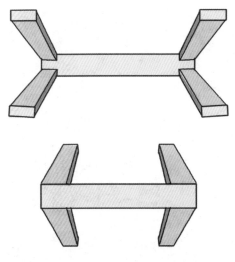

图 3.26　对米勒－莱尔错觉的一种深度加工解释

一条基本原则是"如果两个物体在视网膜上的投影一样大，那么远处的物体要比近处的物体大"，这就是产生米勒－莱尔错觉的原因。但反对者认为，格雷戈里解释的前提是把这两个图形都看作是立体的，但是在看图 3.25 的时候一点立体感也没有，这又作何解释呢？深度加工假设的支持者是这样解释的：这可能是由于图 3.25 中的深度线索太弱或者太模糊，以至于我们没有有意识的深度知觉，但是大脑可能还是无意识地有某种深度信息的痕迹，这些痕迹参与到了后续加工中，以至于我们能有意识地对长短作出判断。

深度加工理论用透视线索解释了米勒－莱尔错觉。如果说米勒－莱尔错觉是由于线段两端的斜线给出了不同的透视线索，而且如果根据这种线索给出的判断是通过后天学习得到的话，那么从小就居住在大草原上圆形帐幕里面的游牧民族，由于在日常生活中看不到交会于远处的大道，也看不到矩形的建筑物，他们对透视线索就不那么敏感，因此也就不容易上米勒－莱尔错觉的当。调查结果显示确实如此。

不过，这种解释也受到一些人的质疑。如果把图 3.25 中线段两端的箭头用两个一样大小的圆圈来代替，上图中的两个圆圈画在线段的外边，下图中的两个圆圈叠放在线段上（图 3.27），仍会感觉上面的线段比下面的长，这是用深度线索解释不了的。

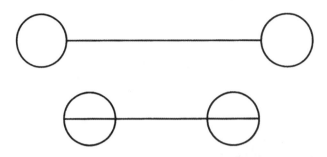

图 3.27 用圆圈代替箭头，哪条线段长

简单两撇造成的错觉——蓬佐错觉

与图 3.22 类似的是 1913 年蓬佐（Mario Ponzo）提出的蓬佐错觉（图 3.28）。图 3.28 实际上是图 3.22 的简化版，完全可以用上面有关深度的透视线索来解释：两条斜线似乎在伸向远方，而两条横线落在视网膜上的像长短一样，因为两侧斜线的关系使我们以为上面的线比下面的那条线要远，所以知觉到上面的线段要比下面的长。深度线索在这里起到关键作用。

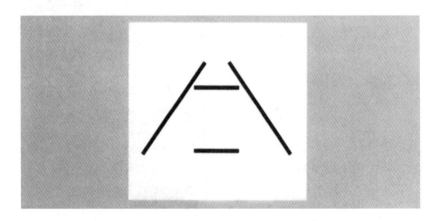

图 3.28 蓬佐错觉

在两条一样长的平行线的两侧各添了一条向内倾斜的线段，会感觉上面的线段比下面的那条更长。白背景上的黑线条显示强烈的蓬佐错觉。

3.7　莫是出了白骨精？——看到的频率成分对知觉的影响

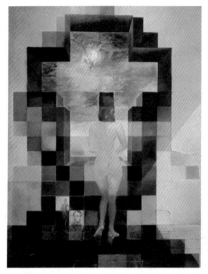

图 3.29　你看到了什么

请看图 3.29、图 3.30、图 3.31 和图 3.32，然后离远一些再看这四幅图。近距离时，在图 3.29 中看到的是一些马赛克，似乎中间有个人像；图 3.30 也是马赛克，似乎是谁的照片，但一点也看不出来是谁；图 3.31 是一位妇女在镜子面前梳妆打扮；

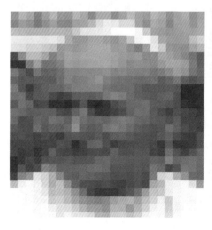

图 3.30　这是谁

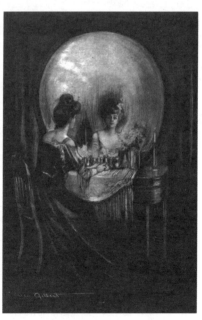

图 3.31　美女还是骷髅？

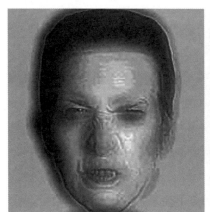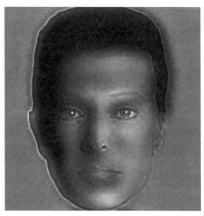

图 3.32 谁和善，谁凶狠？

图 3.32 是两个人的照片，左边的那位满脸凶相，而右边的那位和蔼可亲。远距离看时，面对同一张图片会看到完全不同的景象。图 3.29 是一幅林肯的肖像；图 3.30 是已故教皇约翰—保罗二世的照片；图 3.31 是美女变成了骷髅，"难道是白骨精现了原形？"图 3.32 中左边那位变和善了，而右边那位却凶相毕露。

按照数学上傅里叶分析的基本原理，二维图像可以分解成一些不同的空间频率成分的叠加。其中，低频成分描述大范围缓慢变化的信息，而高频成分描述变化很快的细节，比如物体的边缘就主要是高频成分。这四幅图包含了一些变化很快的成分，即高频成分，例如图 3.29 和图 3.30 中马赛克的边界；也包含了一些变化很慢的成分，即低频成分。近距离时，眼睛的分辨率很高，能够看清高频成分，也就是能看清楚非常精细的细节，并对低频成分起抑制作用；远距离时，眼睛的分辨率很低，细节都模糊掉了，这时看到的只是空间频率的低频成分。正是因为这样，你会在远近不同的情况下对同一张图片看到完全不同的景象。

3.8　粗看一老头，细看一家子——整体和细节的故事

　　这一节里的几张图与歧义图有些相似，都是同一张图可以有不同的解释，但这里不同的解释是基于把某张图作为一个整体来看，还是看到图里面许许多多不同的细节？通常，人们第一眼是把图片当作整体来看的，所以图3.33是一位老人脸的侧影；图3.34是一位妇女手拿一颗珠子的侧影；图3.35是一对老夫妇长相厮守；图3.36是耶稣像；图3.37是一位老人。如果仔细看清画中的细节，就会发现图3.33中除了有一位老翁和一位怀抱婴儿的少妇之外还有好几张人脸；图3.34中间有两个天使相拥在一起，下方还有两个天使飞向另一颗珠子；图3.35有两个牛仔坐在一个金杯旁，不远处还有一位妇女；图3.36中则有一群戴披巾的妇女；图3.37中除了堂·吉诃德和他的跟班之外，还有许多人脸和兽脸。看这些图画的关键是大脑如何把所接收到的刺激

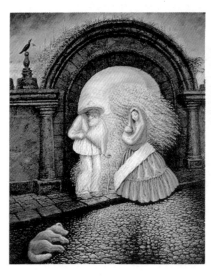

图3.33　将军的一家

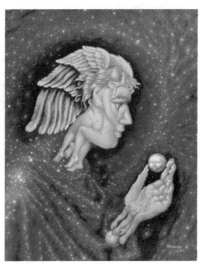

图3.34　天使

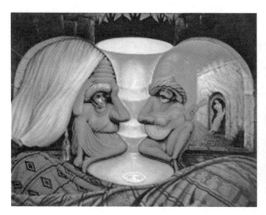

图 3.35　长相厮守

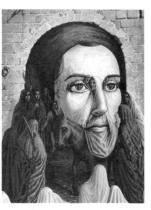

图 3.36　耶稣

组织起来。大脑先看到的是细节还是整体？这是一个到现在还争论不休的问题。大量的神经生理学证据支持神经系统首先抽提视觉刺激的局部特征，然后再把它们综合成整体的观点；而心理学，特别是格式塔 *（Gestalt）（完形）学派支持先看到整体的观点。在笔者看来，双方都有一定的道理，不过前者强调的是感觉层次，后者则到了知觉层次。如果从整个视觉信息处理过程来讲，感觉无疑

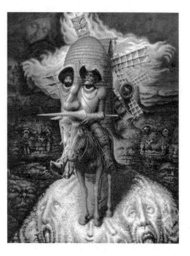

图 3.37　堂·吉诃德

要先于知觉；但是到了知觉层次，我们很可能是先看到整体，然后再分辨其中的细节。

　　为了作进一步的说明，请浏览下面这段话：

---

　　*"格式塔"是德文的音译，它的意思是"有组织的形状"或者"整体图形"，也意译为"完形"。

"Aoccdrnig to rscheearch at Cmabrigde Uinervtisy, it deosn't mttaer in waht oredr the ltteers in a wrod are, the olny iprmoatnt tihng is taht the frist and lsat ltteer be at the rghit pclae. The rset can be a toatl mses and you can sitll raed it wouthit a porbelm. Tihs is bcuseae the huamn mnid deos not raed ervey lteter by istlef, but the wrod as a wlohe."

尽管上面这段话白字连篇，一半以上的字都拼错了，但是读者还是可以不费力气地读懂它。这就是因为我们在阅读的时候，并不是通过辨识一个个字母来读一个单词，而是把一个单词作为整体来读的，一个单词只要首字母和最后一个字母不错，中间的字母即使随机排列，通过上下文还是能毫不费劲地读懂。当然，把单词作为整体来读，需要大脑中既有的知识背景。让一个刚刚认得几个英语单词的人来读，是做不到这一点的。

3.9　顾此失彼——实际上不可能存在的立体二维投影图

大脑从二维图像推断其三维原型时如不加上任何假设或约束条件，就不能得到唯一的解释。对正常人来说，在自然环境中对这种不确定性的判断几乎从不犯错。然而，我们可以人为地画出一些表示立体物体的两维图像，对每个局部似乎都可从两维图像推断出合理的三维构型，但是把所有的局部组合到一起，就会发现对某个部分合理的假设对另外一个部分就不合理了，大脑无法把整个二维图像解释成一个和谐一致的三维景观。这就是所谓的"不可能的图形"。这种矛盾和冲突有时候使观察者感到头昏眼花。

图 3.38 就是这样的一个不可能图形。最左侧的立柱是在最前面还是在最后面？如用单眼线索来解释立体深度，我们要遵从下述假设：离我们近的东西挡住离我们远的东西；透视线表示物体的远近等。这样，按照第一条假设，由于最左边的立柱和被左边第二根立柱所挡住的横梁是

连在一起的，大脑就会假设最左边的立柱在左边第二根立柱后面；然而，透视线索却暗示我们最左边的立柱在左边第二根立柱的前面。这样一些互相矛盾的线索使大脑无所适从，不可能对整个图形得出统一的解释。所以，这里的问题是在不同的局部用了不同的线索，虽然大脑在每个局部根据既有线索都可得出合理解释，但是把这些局部整合

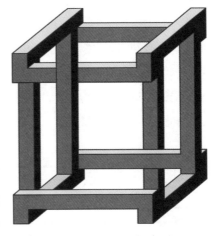

图 3.38　不可能的三维立方体骨架

到一起，彼此就发生了矛盾和冲突，而这在真实立体的二维投影中不可能发生！所以，虽然大脑受到了"愚弄"，但我们会更惊奇于它在自然情况下一瞬间就能从无数种可能中得出合理的解释！

　　图 3.39 是另一个不可能图形。如果盖住图形的左下侧，所有的单眼线索都提示三个小孔是在方框的前表面；但如果盖住图形的右下侧，则所有的线索都提示三个小孔是在后表面。画家把它们连在一起，就使得大脑无所适从，在这两种判断之间不断翻转。

　　图 3.40 中究竟画的是三块板还是四块板？如果只看图的左半侧，会毫不犹豫地回答："四块板！"但是如果只看图的右半侧，你又会毫不

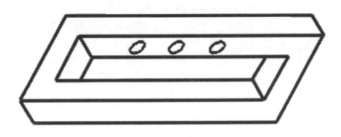

图 3.39　不可能的方框

犹豫地回答："三块板！"其实，只看左边而判断是四块板的时候，会假定没有看到的右半侧会有相应的端线；同样地，只看右边而判断是三块板的时候，会假定没有看到的左半侧也会有相应的端线。正是这种对不同局部的不同解释的冲突，使我们的知觉在这两者之间不断翻转。图3.41 和图 3.42 也是如此。

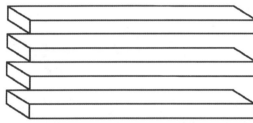

图 3.40   三块板还是四块板
图中有些线画家没有画，而在某些地方又多画了一些线，这种状况在自然条件下是不可能发生的。

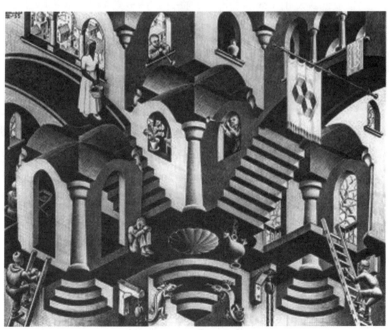

图 3.41   天花板还是地板
下边的平面，左半侧的线索提示这是地板，而右半侧的线索则提示是天花板。这种冲突也使我们的大脑无所适从。

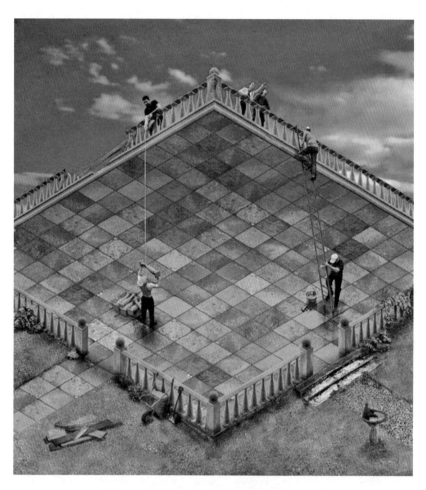

图 3.42　阳台还是庭院

上半部的阳台和下半部的庭院硬是结合了起来。如果把上半部遮住，光看下半部，就会看到两个工人站在一个庭院里。如果把下半部遮住，光看上半部，就会看到有三个人站在一个阳台上，而第四个人正在往上爬。把这两者结合在一起，就顾上不顾下了，脑子得不到统一的解释，除非你认为砖地不是一个平面而弯曲着往上翘起。

在马格利特的名画《空白签名》（图 3.43）中一位女骑手款款穿过密林。初看起来一切都好，但是如果仔细观察各处，问题就来了。女骑手挡住了其右侧大树的部分树干，所以女骑手应该在大树之前。女骑手

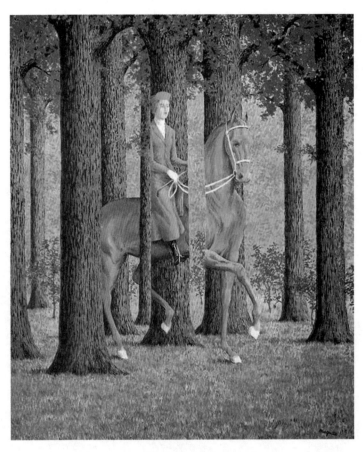

图 3.43   马格利特的名画《空白签名》

左侧有棵小树又挡住了女骑手所骑的马，因此小树应该在女骑手的前面。然而大树的树身又挡住了小树树根的右边，并且根据透视大树的树根又该在小树的树根之前。这样这三个关系就彼此矛盾了，这三者的前后关系究竟如何？如果要解决这一矛盾，那就只能假设小树就像一张向前弯曲的弓形才能说得通。如果你承认这种解释的话，你还真的会感到小树是这样向前弯曲的呢！不过因为这种可能性非常小，所以一眼看去时，你不会有这种感觉，而成了一张实际上不可能发生的立体图。

3.10 静止的"滚"筒——运动错觉

请看图 3.44，盯着它看几秒钟以后，就会看到蓝紫色的圆圈在闪烁、转动。大脑中主管运动知觉的部位在内侧颞叶，当我们看运动物体的时候，内侧颞叶中神经元的活动增强，耗氧量也增大。现代已有技术手段对这种变化进行检测，从而确定脑在做某种工作的时候是哪个部位在活动。看图 3.44 的时候，这张图本身并

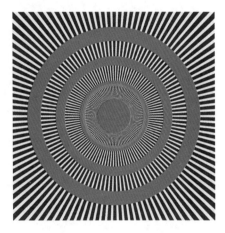

图 3.44 埃尼格玛（enigma）图

不在运动，但我们却清楚地感觉蓝紫色的圆圈在转动，那么此时内侧颞叶的新陈代谢是不是增强了呢？实验证明的确如此。内侧颞叶是视觉中枢的高级部位，比它低级的部位在产生这种错觉时其代谢却并没有显著变化。

图 3.45、图 3.46 和图 3.47 所产生的运动感甚至比埃尼格玛图还要

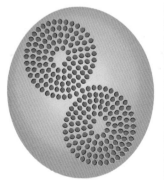

图 3.45 边收边放的错觉

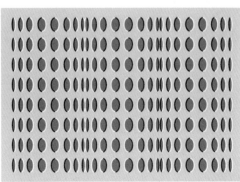

图 3.46 滚筒

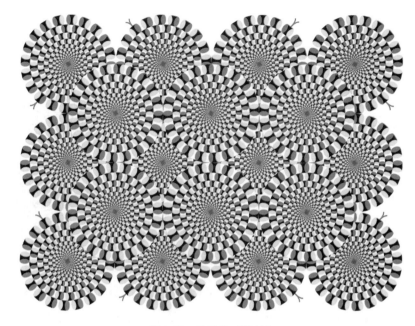

图 3.47   转动的 "齿轮"

强烈。虽然我们现在已经知道这种错觉有其神经基础，但是对它的确
切机制还很不了解。有人认为这种运动错觉可能和眼球不停的微跳动
有关。

3.11   道是有形却无形——错觉轮廓

请看图 3.48，会看到在三个缺角圆盘之间有个白色的正三角形，
并可清楚地看到三角形的三条边。如果注视这张图更久一些，会感觉
这个三角形似乎比背景更白。

但如果遮挡掉部分黑色图形，就再也看不到在白色的背景之上的
白色三角形了，更别说三角形的白边了。我们看到的白边或者白色的
三角形都只是一种错觉轮廓！这个错觉按照首先发现这一现象的意大

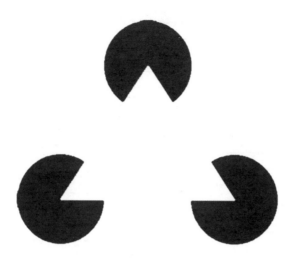

图 3.48　考尼饶三角形错觉

利心理学家考尼饶（Gaetano Kanizsa）的名字命名为"考尼饶三角形"。那么，为什么这种错觉会如此逼真呢？因为在看东西的时候，大脑会把视觉刺激里面的各种细节组织成一些整体，有时为了组织成整体，大脑甚至会补充上一些缺失的成分，这样就造成了错觉。至于更细致的解释，目前还有争论。根据我们的经验，一个最可能的解释就是有个白色的三角形放在位于其顶点的三个黑色圆盘之上，它部分挡住了三个圆盘。生活中我们很少会看到三个都缺 60° 角的圆盘正巧放在这样的位置上，使它们的圆心正好构成一个正三角形的三个顶点，而且它们的缺口又正好对着这个三角形的中心。这种可能性实在是太小了，所以大脑根据既有的经验作出了这种判断。

　　再看图 3.49。图中实际上只有一些长度不等但有同样间距的平行线，不过左半边的平行线和右半边的平行线没有对齐。但是，我们都会清楚地看到图的中间有一条竖立的正弦曲线，其实这条曲线也并不存在，这又是一条错觉轮廓线！为什么？可能的原因依然是大脑要把刺激中的细节组织成一些整体。按照知觉组织的"格式塔"学派思想，

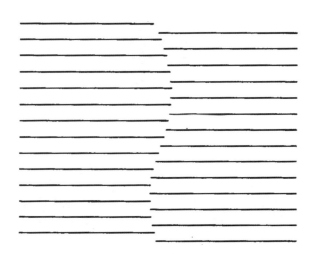

图 3.49　正弦形的错觉轮廓线

大脑是按照某些原则把图形中的某些细节组织在一起构成整体的，其中的一个原则就是"相似性"原则，也就是说会把纹理彼此相似的细节组织成一个整体。这样图 3.49 中左右两半部分的平行线各构成一个整体，这些平行线在图中间部分的端点就构成了这两个整体的分界线的一部分，当大脑把这条分界线上所缺失的部分补齐的时候，我们看到的就是一条连续的正弦曲线。

　　在图 3.50 中央可以看到一个清晰的圆。这里牵涉到"格式塔"学派中有关知觉组织的两条原则：质地分割（texture segmentation）原则和良好连续性（good continuation）原则。前者说的是具有相同质地的区域被认为属于同一个整体，所以外周的横向黑白小条组成一个整体，而中间竖向的黑白小条组成另一个整体，分开两者的边界就是我们看到的错觉轮廓———一个圆。后者说的是我们倾向于把相近的、朝向相似的线段归为是同一条曲线的，所以中央黑色竖条的上下端的边界被连在一起，构成我们所看到的圆。不过除此而外，这个图的中央部分还给人以一种运动错觉，关于这一点现在还没有很好的解释。

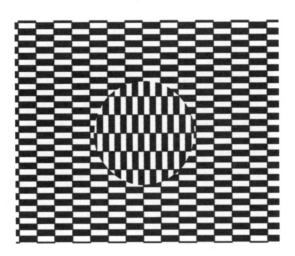

图 3.50　你看到中间的一个圆了吗

电生理实验表明，在初级视皮层旁边的高级视觉中枢中有许多细胞不仅对真实的边缘有反应，而且对这种错觉边界也有反应；然而初级视皮层中的细胞则只对前者有反应，而对后者没有反应。因此，这种错觉确实发生在视觉系统的比较高级的部位。

3.12　匹诺曹的鼻子——"魂灵出窍"的秘密

前面讲的都是视错觉，但是因为视错觉的根源并不在于眼睛本身，而在于脑，所以错觉并不只限于视错觉，听觉、味觉等其他感受也都有可能产生错觉。这里讲一个最令人难以置信的错觉——"魂灵出窍"。

读过《木偶奇遇记》的读者一定都记得仙女在木偶匹诺曹身上施了一个魔法，只要他一说谎，他的鼻子就会长得很长。现在我们也来体会一下匹诺曹说谎以后的感觉，不过你既不必要说谎，也不需要仙女对你施魔法，你所需要的只是两个朋友和两张椅子就可以了。

假定两位朋友分别是张三和李四。现在请你把眼睛闭起来，坐在一张椅子上，并把另一张椅子放在身前，请张三背向你坐在前面。然后，请李四立在你们的右边，请他用你右手的食指不断随机敲击张三的鼻子，同时用他的左手食指完全同步地敲击你的鼻子。这样敲击了三四十秒以后，如果运气好的话，你就会产生一种错觉，以为你的鼻子长到了张三的鼻子处了，好一个长鼻子！

有人对 20 名受试者做了这样的实验，其中有一半人产生了这样的错觉。这种敲击越是随机，越是不可预测，这种错觉越强烈。为什么？这是因为大脑知觉到你的鼻子在受到敲击，而你的右手食指又同时敲击到一个鼻子，虽然这种敲击的时间很不规律，但是大脑告诉你，你右手食指敲击鼻子的时候总正好是你的鼻子受到敲击的时候，这种巧合的概率非常小，除非你的食指敲击的是你自己的鼻子。正是因为这样，你的大脑的判断是你的鼻子长得很长，一直长到了你的食指碰到（张三的）鼻子的地方。

所谓的"假手错觉"是与上面所讲的错觉非常类似的错觉。把你的右手放在桌面底下的大腿上，同时盯着桌面上你前右侧处的一个形象比较逼真的假手，并让你的朋友同时用两根棒同步敲击你的右手和假手的相同部位。与前述长鼻子的错觉类似，你也会感到你手上所受到的敲击就来自那只假手，就好像那只假手是你身体的一部分似的。如果有人同时装作要用一把锤子重锤那个假手的话，你甚至会不由自主地缩手并惊叫起来。

2007 年 8 月 24 日出版的美国《科学》（Science）周刊上报道了一个比上述错觉更有趣的实验。用一台摄像机拍摄受试者的背面，把图像信号传输到受试者所戴的一副用于感受虚拟现实的特殊眼镜，使受试者看到前面有一个自己的背影。实验者用一根棍子捅受试者的背部，并让受试者同时在自己的虚拟现实的像中看到同样的动作（图 3.51）。

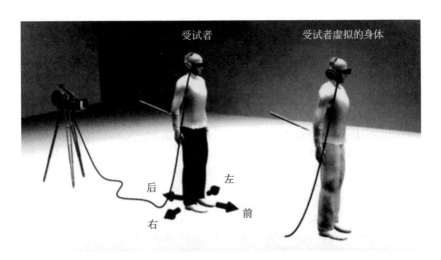

图 3.51 "魂灵出窍"的实验演示[2]

这时受试者感觉他所看到的像的身体似乎才是自己的身体，他的头脑似乎离开了他的躯体！说得玄一点，就像"魂灵出窍"一样。产生这种错觉是由于不同的感觉在大脑里发生了冲突，而使大脑作出了错误的判断。

参考文献

[1] 克里克. 惊人的假说——灵魂的科学探索. 汪云九，等译. 长沙：湖南科学技术出版社，1998.

[2] Lenggenhager B, Tadi T, Metzinger T, et al. Video ergo sum: Manipulating bodily self-consciousness. Science, 2007, 317: 1096-1099.

4 心智之谜

"认识脑就等于是要去探知思维和意志的物质过程，去发掘生命与外界力量不断斗争的详尽历史。"

——拉蒙-卡哈尔

古往今来，有多少哲人贤士为解开心智之谜而伤透脑筋。笛卡儿认为，脑可以用科学来研究，而心智则不能。心智独立于脑，这就是关于心智的二元论。不过，现在除了极少数科学家以外，大部分科学家都认为心智由脑产生，可以用科学方法加以研究。在这一章里面，笔者要讲一些关于学习和记忆、注意、情绪、意识等方面的故事*。

4.1 "永远年轻"的人——失忆症的故事

好莱坞经典电影《鸳梦重温》是笔者八九岁时在抗日战争胜利后

＊ 关于心智的更多故事，笔者后来又写了一本《脑科学的新故事——关于心智的故事》（2017，上海科学技术出版社）。所以在本书的新版中就不增加更多的材料了，或许关于心智更多的研究进展，将来会在《脑科学的新故事》的第二版中再加扩展。

不久看过的，写作本节时曾凭记忆把电影的主要情节写下来，写完后又找到这个片子看了一遍，竟然发现只有少量的记忆错误！小时候看过一次的电影过了60多年居然还相当正确地保存在脑海中，人的记忆真是非常神奇！

两类记忆——陈述性记忆和程序性记忆

人的记忆从内容上大体上可分成两类。一类是陈述性记忆，是可以用话语表达出来的、对过去发生的事件、情景或是学到的知识等的记忆，和意识有关。另一类是程序性记忆，是通过不断练习学会某种技巧的记忆，这种记忆很难用话语表达清楚，例如你学会了骑自行车，只要你一上车就会骑了，但是要说清楚你怎样做动作才能来去自如却会觉得很难。分别与这两类记忆相关的脑区是不一样的。按记忆持续的时间来分，记忆又可分成短时记忆和长时记忆，它们存储的脑区也不相同。海马和丘脑（参见图1.19），特别是海马，在把短时记忆转换成长时记忆的过程中起到了关键性的作用。

"往事如烟"——失忆症患者的故事

《鸳梦重温》讲的是位风度翩翩的世家子弟，在战争中受伤后把以前的事情都忘光了，于是开始了一段新的人生，后来因车祸又使他把这段人生经历忘个一干二净，反而记起了战前的一切，重回过去的生活环境。他的妻子经过种种努力最后终于使他恢复了缺失的记忆，一家团聚，重温旧梦。虽然这是电影虚构的故事，但生活中由于事故或疾病患者缺失了某段时间里的记忆却并非个例，这称为逆行性失忆症（记不起生病以前某段时间里的往事）和顺行性失忆症（记不起生病以后一段时间里的事）。还有的患者对早年的事记得很清楚，但是对当前的一切转瞬即忘，形不成新的长时记忆。

　　印度裔的美国神经科学家拉马钱德兰博士碰到过不少由于酗酒或者手术导致大脑缺氧造成的失忆症患者。有这样一位患者，初看起来人很聪明，谈吐自如，甚至还会和医生讨论哲学问题。让他做加减法没有任何障碍，精神上也看不出什么问题。最后谈到家人时，他滔滔不绝。中途医生打断他的话出去方便了一下，当医生回来想和他重续话题时却发现他面无表情，仿佛这辈子从来也没有见过似的。下面是拉马钱德兰记录的他们之间的一段对话[1]：

　　"你还记得我是谁吗？"

　　"不记得。"

　　我给他看一支水笔，并问："这是什么？"

　　"一支自来水笔。"

　　"什么颜色？"

　　"红的。"

　　我把笔放到旁边椅子上的坐垫底下并问他："我刚才在做什么？"

　　他立刻回答道："你把笔放到了坐垫底下。"

　　然后我和他闲聊别的事，诸如问问他的家人之类。过了一分钟，我又问他："我刚才给你看过一样东西，你还记得是什么东西吗？"

　　他一脸茫然地说："不记得了。"

　　"你还记得我把它放到什么地方去了吗？"

　　"不记得了。"

　　这位患者的症状就是转瞬即忘，形不成新的长时记忆。

"青春常驻"——失忆症患者 H. M. 的贡献

　　科学史上最著名的一位失忆症患者名叫亨利·莫莱逊（Henry Molaison），文献上一般称他为 H. M.，这是为了保护他在世时的隐私。H. M. 9 岁时被自行车撞倒过，撞倒后有 5 分钟不省人事。10 岁开始，

H. M. 癫痫发作，并且逐步恶化，药石无效。27 岁时他不得不放弃工作并于 1953 年 9 月 1 日进行了手术治疗。由于此前临床上单侧切除内侧颞叶没有明显的副作用，因此医生切除了他双侧的部分内侧颞叶皮层（主要是海马）。手术有效地控制了癫痫的发作，术后其智商也正常，甚至比平均水平还略高一些，也比手术前略高一点。他对 10 年前的事有正常记忆，但他再也想不起手术前近两年里发生的一切；特别糟糕的是他不能把短时记忆转化为长时记忆，虽然只要他的注意力不转移，他还能把新获得的信息保持一段时间。这就是说，他的短时记忆正常，如让他读一串数字，然后要他立刻重复，他能像正常人一样重复出 7 个数字；然而，只要中间一打岔，他就连一个数字也重复不出，甚至否认以前看到过这串数字。1955 年 4 月 26 日，医生曾对 H. M. 进行了一次心理检查，问他当时是何年何月、他几岁了，他回答说是 1953 年 3 月、年纪是 27 岁，真可谓 "青春常驻" 了。

H. M. 认不出自己的近照，他记得的自己的形象永远是他手术前的样子。让他照镜子，他会吃惊地发现镜子里的自己已成了一名垂垂老者，并伤感不已。不过，"幸运" 的是，要不了一会，他就会把这件伤心事忘得一干二净。他会谈起已亡故多年的、年轻时的亲朋好友，好像他们依然在世一样。如果有人来探望他，只要客人一走，他不仅记不起客人的名字，连对客人来探望过他这件事，也一脸茫然无知的样子。

加拿大蒙特利尔神经病学研究所的 B. 米尔纳（Brenda Milner）博士追踪研究了 H. M. 近 50 年，但 H. M. 还是不知道他是谁，所以 B. 米尔纳每次去看他时都不得不要自我介绍一番。要他记住 "584" 这个数字，他说："这很简单，只要把 8 记住就可以了，5、8、4 加起来是 17，从 17 里减去 8，剩下 9，把 9 分成两半，就是 5 和 4，这就是 584，很简单。" 他也确实把这个数字记住了 15 分钟，但是只要他的注意力一转移，他就再也记不起这个数字来了，连他自己为记住这个数字所想出来的方法也毫无印象。但是，他对早年的事却记得很清楚。换句话说，他有短时记忆，也有长时记忆，他知道自己是谁，也记得手术三年之前的事情，然而手术后他丧失了把短时记忆转化为长时记忆的能力。B. 米尔纳博士总结说："他不能学习一丁点儿新知识。他生活在过去的世界里。你可以说他的个人历史停止在动手术的那一刻了。"但是给他一张画有两个相隔很小的同心五角星的图片，要他不许直接看这张图和自己的手，而要学习按照镜子里的影像在这两个同心五角星的间隙里描绘五角星，他却能一天比一天做得更好，尽管他否认每天都在练习这个事实。

H. M. 这个病例说明：短时记忆和长时记忆完全不同；内侧颞叶是把短时记忆转化为长时记忆的一个关键部位，而与短时记忆本身关系不大；内侧颞叶也不是长时记忆的最终存储部位；另外，学会改进技巧之类的记忆，与对时间、地点、人物、事件、知识之类的"陈述性记忆"是两类不同性质的记忆，内侧颞叶的作用主要是对陈述性记忆而言的。

海马——短时记忆转化为长时记忆的关键部位

海马并不是将短时记忆转化为长时记忆的唯一关键部位，丘脑中的某些区域也与此有关。这方面一个最著名的病例就是 N. A.。1960年，N. A. 在美国空军担任雷达技师。一天，兵营里的战友嬉闹时不小心将一把短剑穿过他的右鼻孔刺进左半侧脑，损伤了他的丘脑。不幸中的万幸是他保住了性命，但是他把事故发生前两年里的事都忘掉了，而且对以后发生的事情也很难记住，新的记忆不能长久保持。初遇他时，他看起来一切正常，举止文雅得体，彬彬有礼而好客。他会领你去看他收藏的枪支和飞机模型，以及旅行带回来的纪念品。他的介绍清楚而睿智，虽然有时候他不太记得起来某件东西是在哪里买的。在这个过程中，他绝不会把同一样东西给你看两遍，一切都井井有条。但是，如果你以后再去拜访他，他每次都要抱歉说记不起你的名字，并且要问你他是不是已经给你看过他的收藏品了。

N. A. 的智商虽然高达 124，但他没法工作，也不能与人建立亲密的人际关系。他到一个医疗中心的门诊部去看了好几年病，在医务人员和患者中都很有名气，但是他就是记不住他们的名字，也记不住他们的来历。他很机灵也颇有幽默感，但他不能紧扣某个话题谈话，特别当他被人打断以后。事故发生前，他是个风流的小伙子，但在那以后，他就再也没有女朋友了。有次，在一个野餐会上他认识了一位姑娘并且约好再见面，但是直到约会日期的两个多星期后他才记起这件事。他没法看电视，因为只要故事被广告打断，他对前面的情节就统统记不起来了。事故后，他也还能零零碎碎地记得一点陈述性记忆的片段。例如，他知道水门事件是一件政治丑闻，发生地不是华盛顿就是佛罗里达，但是到底有哪些人牵扯到这件丑闻里去了以及一些细节，他就不知道了。有时候，他也会写些备忘录来提醒自己，但这也不太管用，因为他根本记不起这些备忘录。有次，他去做记忆力检查，拼命地想记起一个他想要问医生的问题，但就是想不起来，最后他一个口袋一个口袋地翻，总算找到了他给自己写的备忘录："问问医生我的记忆力是不是好了一点了？"这真像是个黑色的幽默！

4.2 重温旧梦——彭菲尔德的神奇发现

20 世纪中叶，加拿大神经外科医生彭菲尔德（Wilder Penfield）采用切除病灶的方式治疗癫痫患者。为了确认病灶的位置，他用一根很小的电极刺激皮层，这不可避免地会刺激到正常皮层，由此发现了许多有趣的现象。如刺激初级视皮层时，患者看到闪光；刺激听区时，患者报告听到声音；刺激初级运动区能引起相应部位的运动。最令人惊奇的是，当他刺激到患者颞叶的联合区时，某些场合下，患者说如身临其境似的重新体验到了以往的经历，有点像做梦，但是非常清楚。

有位女患者说听到有乐器在奏乐，而且刺激同一点总引起同样的感觉，乐曲也总是从同一处开始，她甚至还能"跟"着所听到的乐曲哼唱。她"听到"乐曲的感觉相当真切，还以为在手术室里有一台留声机呢！后来，当她回忆起这段经历时，她说："好像有许多乐器在那里，就好像有交响乐队在演奏。这肯定不像是想象，我真的听到了！"她还说："我在手术室里刚听完这首曲子时，对这首曲子的调子记得很清楚，但是过了三四天后就差远了。现在我再来回忆这首曲子，其真实性比在手术室里听到的要差多了。"另一位患者是位母亲，她觉得她是在厨房里听到她小儿子的声音，她还听到邻居的喧闹声，甚至汽车经过的声音，尽管她很清楚她身处手术室。还有一位患者说："我听到我妈妈在打电话，叫我姨妈晚上来……我外甥和外甥女正在我们家……他们正准备回家，正穿上外套，戴上帽子……在餐厅里……我妈妈正和他们说话。她显得很匆忙。"在多数场合下，刺激患者颞叶联合区所再现的事件并不是患者生平所经历的重大事件。

但是，在彭菲尔德研究过的 500 多位患者中只有 40 位有这样的经历，另外，彭菲尔德也没有核查过患者所报告的情景是否确实在他以往的生活中发生过。这究竟是一种记忆还是幻觉还难于断定，特别是彭菲尔德的患者多半是癫痫患者，而癫痫患者在发作前产生幻觉是常有的事。所以，就凭这些对彭菲尔德的观察下结论还为时过早，仅仅根据这些观察就下结论说"特定的记忆就存储在颞叶的特定部位"是不对的，记忆分布在许多不同的脑区。

2008 年 9 月，美国的《科学》周刊上发表了一篇论文，第一次以可靠的实验数据提示某些短时记忆有可能就储存在海马的某个神经回路中。论文作者的工作与彭菲尔德的工作在某一点上是相同的，这就是给癫痫患者动手术以前使用电极。不过，彭菲尔德是用电极刺激脑的颞叶，而这篇论文的相关研究则是用电极在海马记录许多神经元的活动。论文作者在做实验的时候，先让患者看许多影像，例如电视剧《辛普森一家》的片段，或是巴黎埃菲尔铁塔的风景，等等，并记录哪些细胞在患者看哪个片段时有猛烈的神经脉冲发放；然后让患者短时间把注意力分散到其他地方去，再要求患者回忆看过的任意一段影像，并告诉研究人员他们回忆的是哪个片段。令人惊异的是，在患者揭晓答案的一两秒以前，那些曾经对同一个影像片段反应剧烈的神经元就开始猛烈发放神经脉冲，所以，在患者报告以前，研究人员就可知道患者当时回忆的是哪段影像。

4.3　追寻记忆的痕迹——学习与记忆神经机制的故事

通过对失忆症患者的研究，我们已经知道特定的脑区和某些形式的记忆有关，但是记忆究竟是如何存储的？这个问题依然悬而未决。

迈向心灵殿堂的第一步——坎德尔转向记忆研究

坎德尔（Eric R. Kandel）（图 4.1）是 10 岁时从奥地利迁居美国的犹太移民，是当代记忆研究的大师，2000 年获得诺贝尔生理学或医学奖。他在自传体作品《追寻记忆的痕迹》一书的开头说：

"记忆总是让我觉得不可思议。试想一下，你可以随意回想起在遥远的过去所发生的事情，例如，你中学或者大学生活的第一天，你的第一次约会，或是你的初恋。在回忆的过程中，你并不仅仅是记起某件事，同时也在重新体验这件事情发生时你的所见所闻所感，当时的情景氛围、具体的时间地点、聊天的内容，甚至是你的情绪状态。回忆也可能是对过去某段记忆的重新塑造，有时记忆也会被歪曲。回想过去的某段经历恰如一种精神之旅，它使我们穿越时空限制，并且能够在完全不同的维度之间来去自如。"[2]

坎德尔大学时对人的高级精神活动产生了强烈兴趣，并从欧洲史和欧洲文学专业转向医学专业。通过对神经生理的系统学习，他不再停留在业余爱好者阶段只思考一些关于脑的玄妙问题，而开始考虑可通过实验进行研究的课题。他想，也许研究记忆的生理基础会有助于理解更高级的心理功能。B. 米尔纳博士关于失忆症患者的工作更坚定了他这种想法。

一开始，坎德尔想知道对记忆有重要作用的海马神经元与当时已研究得比较透彻的脊髓运动神经元究竟有什么不同，他也确实成功记录到了猫海马神经元的电活动。尽管这项工作进行得非常艰难困苦，常常要日夜连轴转，但是实验的成功补偿了所有的艰辛。他发现海马神经元与脊髓运动神经元的不同之处是海马神经元有强烈的自发发放，并且在树突处也能激发动作电位，这与当时的主流观点不一致。坎德尔初出茅庐，就在美国国家心理健康研究所作了个报告，并受到热烈欢迎，但这一切并没有使他飘飘然。他意识到尽管这个研究很有意思，但是却正在引导他偏离研究记忆的初衷，因为他发现海马神经元与脊髓运

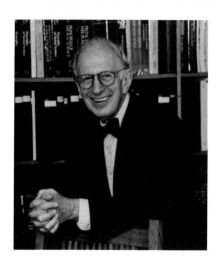

图 4.1　坎德尔

动神经元性质上的不同对解释前者在记忆中的作用并没有什么帮助。他注意到对记忆起重要作用的是神经元与神经元之间的联系，而不在于神经元本身的特性。后来他回忆说，这一点是他本该早就想到的。

向霍奇金学习——以海兔为动物模型

　　学习和记忆是一枚硬币的两面，学习离不开记忆，记忆则是学习的结果。那么，如何来研究学习和记忆过程中神经元之间的突触联系的变化呢？他想到了霍奇金等先驱者的经验，就是在开始时研究尽可能简单的基本形式，并且要找有尽可能简单的神经系统的动物作为标本进行研究。这样，坎德尔就给自己定下了一个目标，即要找一种低等动物，它的神经回路由少量的神经元构成，且这些神经元本身比较大，它们所构成的神经回路要比较容易定位，并且这种回路所控制的简单反射可随学习而变化。条件确实相当苛刻，幸亏坎德尔所在的美国国家卫生研究院（NIH）是脑科学研究的中心之一，不断有一流的脑科学家来做报告，他们使用了各种各样的实验动物，让坎德尔可以衡量、比较。有两位科学家介绍了海兔（图4.2）。海兔的神经系统只有2万个左右的神经元（人脑有上千亿个神经元！），它们大体上组织成9个神经节。这些神经元很大，比哺乳动物中比较大的神经元还要大50倍，几乎用肉眼就可以看到。另外，某些神经元还很容易辨认，便于研究者确定神经回路的"线路图"。这正是坎德尔所要寻找的理想动物！

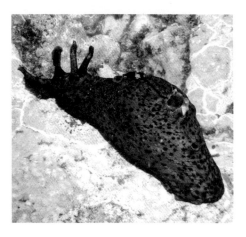

图 4.2　海兔

习惯化、敏感化和条件反射——在低等动物身上研究学习机制

那么，怎样用海兔来研究学习和记忆的机制呢？坎德尔想起了巴甫洛夫（Иван Павлов）的三种学习形式（习惯化、敏感化和经典条件反射），以及前人有关突触变化可能对学习有重要作用的观点。一天，坎德尔读到美国密歇根大学多蒂（Robert Doty）博士的一篇研究报告。在这篇报告里，多蒂用弱电刺激狗的视觉皮层并不引起狗的运动，而刺激狗的运动皮层则引起狗爪运动，然后他同时多次施加这两种刺激，结果发现以后即使单单只在视觉皮层上施加弱电刺激也会引起狗爪的运动。这个工作说明建立经典条件反射并不需要像动机之类的复杂精神活动，而只要有两个配对的刺激就可以了。

坎德尔敏锐地意识到，可以海兔作为实验材料，从中分离出一个简单的神经回路，对这个回路中的感觉神经元多次施加不同的刺激，看它们如何影响与靶细胞的突触连接。于是，坎德尔从海兔的神经系统中分离出一个只有 2 000 个神经元的腹神经节，把它放在一个不断通气的海水槽中。然后他把一根微电极插到编号为 R2 的神经元，记录它对各种刺激的反应。实验模仿了巴甫洛夫对狗所做的习惯化、敏感化和经典条件反射这三种不同的学习方式[3]。

坎德尔用《伊索寓言》中的一则故事生动地描述了"习惯化"：有一只从来没有见过乌龟的狐狸，第一次在森林里见到乌龟的时候都快吓死了；第二次见到乌龟时，它依然很警觉，但是没有上一次那么害怕；第三次见到乌龟时，它居然有勇气走上前去与乌龟攀谈。这说明对某种无害刺激，如果多次施加，那么动物的反应会越来越小。也就是说，动物学会不理会经常发生的无害刺激。坎德尔在一束通向 R2 细胞的神经纤维上施加弱电流刺激，并重复 10 次。结果发现随着刺激次数的增多，细胞上的突触电位越来越小，最后减弱到第一次时的1/20。

敏感化与习惯化相反，在给动物施加强刺激以后，再施加一个弱刺激也会引起很大的反应。"一朝被蛇咬，十年怕井绳"说的正是这个意思。坎德尔在海兔上也建立了一个敏感化模型。他先在通向 R2 细胞的一条神经通道上施加一两个弱的电刺激，把由此产生的突触电位作为基准。然后，他在通向 R2 细胞的另一条神经通道上施加一个强刺激，之后再用同样的弱电流刺激先前的通道，结果发现所产生的突触电位有大幅提高，说明这条通路的突触联系大大加强了。

关于经典条件反射，许多读者都知道巴甫洛夫的狗。给狗吃肉，狗会分泌唾液。单独打铃并不会引起狗分泌唾液。但是如果老在给狗吃肉之前打铃，那么以后即使不给狗吃肉而光是打铃，也会引起狗分泌唾液。坎德尔在一条神经通道上先施加一个弱刺激，然后在另一个通道上施加一个强刺激。如此结合多次，以后只要加上那个弱刺激，即使其后不施加强刺激，依然会引起强烈的反应。

坎德尔对上述的实验结果总结说："通过一个模仿行为学条件反射的实验流程，改变了神经细胞之间的联系强度，这种改变可以持续半小时以上。这说明与突触强度有关的一系列变化可能是动物中某些简单信息储存形式的基础。"[3]

缩腮反射线路图——在细胞水平上研究动物行为机制

在坎德尔之前，绝大多数神经科学家认为动物的行为与细胞机制相距甚远，几乎不可能从细胞水平去研究行为机制。坎德尔第一个打破了这一禁忌，并于 20 世纪 60 年代中期率先在纽约大学建立了实验室，专门研究行为的产生和通过学习调控行为的细胞机制。

为了在在体条件下取得学习能改变突触联系效能的直接证据，坎德尔把他的研究集中到海兔的一个简单反射——缩腮反射。腮是海兔的呼吸器官，包裹在外套膜围成的外套腔里面。外套腔终止于呼吸管。如果轻轻触摸一下呼吸管，就会引起快速的防御反射，呼吸管和腮都迅速缩到外套膜里面，以防止受到伤害。他发现，反复触摸呼吸管，会使缩腮反射越来越弱；如果在海兔的头部或尾部施加强烈的电刺激，然后再触摸呼吸管，也会引起强烈的缩腮反射，而且这一效果可以维持一段时间，也就是说形成了记忆（图4.3）。这些现象说明对这样一个简单的反射，也可建立起习惯化模式和敏感化模式。下一步的工作就是要确定负责缩腮反射的神经回路。幸运的是，海兔神经节的某些神经细胞很容易辨认，它们有自己固定的位置、颜色和大小。为了要确定神经细胞与神经细胞之间的联系，坎德尔在一个细胞里面插上微电极，然后对其他细胞施加刺激，每次只刺激一个，观察它们对插有微电极的细胞的影响，这样就可确定哪些细胞之间有联系，这种联系是兴奋性的还是抑制性的。通过艰苦、细致的长期工作，坎德尔研究组终于画出了缩腮反射的"线路图"。

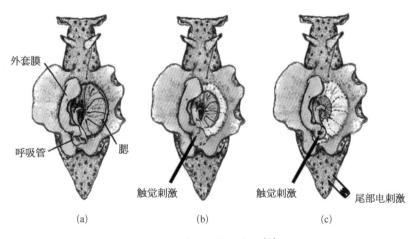

图 4.3　缩腮反射示意图[3]

（a）从海兔的腹部可以看到它的腮、外套膜和呼吸管；（b）触摸呼吸管会引起腮的收缩，这就是缩腮反射；（c）在海兔的尾部施加电击以后，会大大加强缩腮反射，这就是敏感化。

　　有了这个线路图，他们就发现触摸海兔的呼吸管会激活感觉神经元，这又在运动神经元中激发起一个突触电位，导致运动神经元发放神经脉冲，最终引起缩鳃反射。通过记录这个电位，他们发现在习惯化和敏感化的过程中，电位大小的变化与动物的行为变化完全一致。因此，他们的工作表明学习和记忆正是建立在由经验所引起的神经细胞突触联系效能的变化之上。

　　通过后续的研究工作，他们进一步发现短时记忆是突触功能变化的结果，而长时记忆还需要结构的变化，有的突触会消失，也会产生新的突触，甚至会合成新的蛋白质。坎德尔的研究工作把对学习和记忆的研究深入到分子和基因水平。

4.4　视而不见——半侧忽略症患者的故事

　　山姆的母亲艾伦[1]因为中风而在医院住了两个星期，刚刚回到家里。艾伦一向很注意自己的仪容打扮，衣着、化妆都要求完美。出院后的第二天早上，当艾伦坐着轮椅从房间里出来时，山姆大吃一惊，几乎认不出自己的母亲。她左边的头发乱得像个鸡窝，但右边的头发却梳理得很入时；绿色披巾全部披在右肩上，长得一直拖到地上；嘴唇的右半边上下都涂得鲜红夺目，而左半边却一点都没涂；右眼画了眼线，并涂了睫毛膏，但是左眼什么也没修饰；右颊上很用心地搽了胭脂，使别人不觉得她在故意遮盖病容。这些表明艾伦还是很注意仪容的，但她的样子就好像有人用一块湿毛巾把她左半边脸上的妆都卸去了。

　　山姆惊叫起来："天啊！你是怎么化妆的？"艾伦惊奇地扬了扬眉毛，不明白儿子为什么要那么大惊小怪。这个早上她花了半个小时打扮，觉得已经做到尽善尽美了。10分钟以后，当他们坐下来共进早餐的时候，艾伦对放在她盘子左边的食物都视而不见，连最爱喝的鲜橙汁都没有注意到。

山姆急忙给他母亲的住院医生打电话。医生说，他母亲患的是一种右侧大脑，特别是右顶叶皮层中风以后的后遗症，叫做半侧忽略症。顶叶皮层上有一块很大的区域属于多模态联合皮层，那里接受来自体感皮层、视觉皮层、听觉皮层和海马的信息，并加以整合。这个区域的损伤并不造成单纯的某种感觉的缺失，所以患者既不瞎也不聋，有触觉，但是这种患者就是对左面的事物完全忽略不见，有时甚至注意不到自己的左半身。山姆急切地问："你的意思是不是说她左边瞎了？"医生回答说："不，瞎倒没有瞎，只是她注意不到左边的东西，所以我们用'忽略'这个词。"

为了使山姆放心，第二天医生对艾伦做了一个简单的测试。医生让艾伦就坐在对面，并对她说："请注视我的鼻子，且不要移动你的目光。"然后，医生在她鼻子左边竖起食指并使劲晃动，并问她："艾伦，你看到了什么？"她回答说："我看到有一个手指在晃动。"医生说："好！依旧盯着我鼻子的同一点。"然后，医生小心翼翼地在她鼻子左边的同一个地方慢慢地竖起同一根手指头，并问她："现在你看到了什么？"艾伦茫然看着前面。由于缺少了运动及其他强烈的线索，她显然没有注意到医生的手指。

山姆终于明白了他母亲并不是眼睛瞎了，只是没有注意到左边的东西。如果他安静地站在母亲的左边，艾伦对他就视而不见；但如果他上下跳动，或者挥舞手臂，有时她也会转过身来看他。对于被她忽略了的东西，如果山姆点给她看，并强迫她去注意，那么她也可能会说："啊！太好了，刚榨出来的鲜橙汁！"或者说："太难为情了！我的唇膏涂歪了，头发太乱了！"

医生又让艾伦看着她的鼻子，拿了一支笔在她面前慢慢移动，从艾伦的右耳一侧开始、经过其鼻子一直移动到她的左耳一侧，并要求艾伦的视线随着笔移动。刚开始时，艾伦做得很好，但当笔移动到她的鼻子附近时，她的目光就开始游移不定，然后就看着医生了。

接着，医生在纸上画了一条水平线，要艾伦用笔在上面画一个记号把水平线两等分，艾伦拿起笔在线段右半边的中间做了一个记号，因为她只能看到线段的右半边。医生又要她在纸上画一只钟面，她先画了一个圆圈，开始标数字时，她停顿了一下，凝视了一下圆圈，然后把从 1 到 12 都填到了右半边圆圈里。最后，医生要她画一朵花。艾伦问："什么样的花？"医生回答说："随便什么样的花，最普通的花就可以。"她又停顿下来，好像这是什么难题似的，最后画了一个小圆圈算是花蕊。到此为止，一切都还好，但当她开始画花瓣的时候，她又把所有的花瓣都画在了花蕊的右半边（图 4.4）。医生让她闭上眼睛画，情况也一样。

半侧忽略症患者的问题主要是右顶叶皮层受到损伤。视觉通路在初级视皮层以后分成了两支，通向颞叶皮层的一支主要管辨识物体，通向顶叶皮层的一支则与空间位置以及运动有关。只要患者的颞叶皮层没有受到损伤，他们在注意看的时候，还是能辨认出物体，就像艾伦一样。至于为什么半侧忽略症通常都是忽略左半边，这是因为大脑右半球通常注意整个视野，而左半球可能由于在言语等方面承担了更多的任

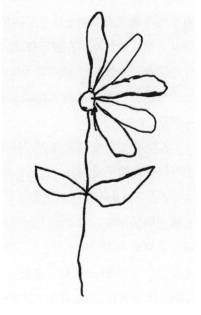

图 4.4 半侧忽略症患者所画的花[1]

务，在空间注意方面通常只注意右半视野。因此，如果左侧顶叶皮层受了损伤，右侧顶叶皮层还是能注意到左右两侧的东西；而右侧顶叶皮层受了损伤，那么左侧顶叶皮层就只能注意到右半视野中的事物。

　　还有一件不可思议的事，就是半侧忽略症患者虽然注意不到左半边的东西，但是左半边的东西并不会因为他们没有注意到就对他们毫无影响。给半侧忽略症患者看两幅同样的房子的图片，一幅在上，一幅在下，上面图片中的房子的左边窗口里冒出火焰和浓烟，下面图片中的房子则安然无恙。问患者这两张图中的房子是不是一样，患者的回答当然是"一样的"。更进一步，问患者如果挑一栋房子居住的话，他愿意住哪一栋，他会挑下面的房子。问他为什么，他却说不出原因。这说明尽管他没有注意到上面图片中房子左边窗口冒出的火焰和浓烟，还是有些信息通过其他通路到达了高级皮层，而使他选择安全的房子。

　　中风造成的偏瘫患者，需要尽早运动偏瘫的一侧，以利康复，但对于同时表现出半侧忽略症状的患者，由于他们根本注意不到左半侧，因此很难让他们运动左侧肢体。为此，医生想在患者的右侧放面镜子，让患者可通过镜子注意到镜子里面反射出来的左半边身体，认为这样也许可让他们左边的肢体也动起来，这样行得通吗？看看艾伦对此是如何反应的。

　　医生让艾伦坐在轮椅里，并在轮椅的右侧竖起一面大镜子，让艾伦可以通过镜子看到她自己的左半边身体。医生问她："我扶着的是什么东西？"她毫不犹豫地回答："一面镜子。"医生要她描述一下她自己在镜子中的形象，她也毫无困难地一一道来。然后，医生让一个学生站在艾伦的左面，在艾伦左边、但她的右手够得着的地方——大概在她鼻子左下方20厘米处，拿着一支笔。艾伦可从镜子中看到学生的手和笔。医生问她："你看见笔了吗？"她回答说："是的。"医生说："好吧！请你把这支笔拿过来，在放在你腿上的纸上写下你的名字。"奇怪的事情发生了，艾伦毫不犹豫地把右手伸向镜子，碰了好几次。她向镜面抓了大概有 20 秒钟，然后烦恼地说："我够不着它。"10 分钟后，医生又让她重复一次，她说："笔在镜子的后面。"但是，如果医生把镜子放在她面前，把笔放在她右后上方，且她可从镜子中清楚地看到笔，这时医生要她把笔拿过来，她会像正常人那样把右手伸到后上方一把就把笔拿了过来。医生把艾伦的这种症状称为"镜子失认症"。

为了确定是否所有的半侧忽略症患者都有镜子失认症，医生又对 20 名患者做了同样的检查，结果发现多数患者有镜子失认症，但并不是每名患者都如此。对没有镜子失认症状的患者，可利用镜子让他们注意到自己的左侧来帮助他们进行康复。目前，关于镜子失认症的原因虽然有一些猜测，但是确切的原因还不知道。

其实，忽略症状不仅表现在对外界的感知和动作，还可能表现在患者的想象中。意大利科学家比夏克（Eduordo Bisiach）和卢扎蒂（Claudio Luzzatti）研究了几位世居意大利米兰的忽略症患者，他们对当地的标志性建筑米兰大教堂都非常熟悉，对教堂前面的中心广场更是了如指掌。事实上，几乎每个当地居民都知道中心广场周围的教堂、餐厅、店铺等建筑物。比夏克和卢扎蒂让忽略症患者想象他们正站在教堂门口，面向广场，然后要他们描述他们会看到怎样的景象。结果，患者报告的都只有广场一侧的景象，就好像他们真的站在教堂门口。接下来，他们又要患者想象自己站在广场的另一侧，正对教堂，描述此时他们会看到的景物，这次的报告正好和他们上一次的报告相反，描述的都是上次被忽略了景物。由于早在发病以前患者们就已对广场周围的一切了如指掌，所以他们忽略的对象并不是因为在记忆中没有这些建筑物，也不是他们根本无法提取这些记忆，而是没有注意到记忆中的那一部分景象，就好像他们真的身临其境忽略身体左边的景物一样。

4.5 睁着眼睛说瞎话——疾病失认症患者的故事

多兹太太最近很不耐烦，她周围的所有人，包括医生、她的儿子都坚持说她的左臂瘫痪了，而她"明明知道"自己的左臂"什么事也没有"，就在 10 分钟前她还"用左手洗过脸"呢。两个星期以前她得了次中风，自己觉得除了还稍微有点头痛之外，已经好多了，她希望能早点回家，好修剪一下家里的玫瑰花圃，并且每天早上能继续沿着她家附近的海滩散步。事实上，多兹太太的中风损伤了她的大脑右半球，导致左半边身体完全瘫痪。像多兹太太这样左肢瘫痪而不自知，甚至还极力否认的症状在医学上叫做"疾病失认症"[1]。

在加州大学医疗中心，医生正和多兹太太谈话。

"多兹太太，您今天感觉怎么样？"

"噢！医生，我有点头痛，所以就到医院来了。"

"多兹太太，您为什么会住院呢？"

"噢，我中过一次风。"

"这您是怎么知道的？"

"两个星期以前，我在卫生间里摔倒了，我女儿就把我送到这里来了。他们对我做了脑部扫描，拍了 X 射线照片，医生告诉我中风了。"

显然，多兹太太确实知道发生了的事情，对她周围的环境也很明白。

"那好，您现在感觉如何？"

"很好。"

"您能走路吗？"

"当然能走。"

但事实上，在过去的两周里，多兹太太要不躺在床上，要不就坐在轮椅里。自从她在卫生间里摔倒后，就从未走过一步路。

"您的双手怎么样？伸出您的双手。您能让它们动吗？"

多兹太太对医生的问话看起来有点不高兴，"我当然能用我的双手做事。"

"您能用您的右手吗？"

"是的。"

"您能用您的左手吗？"

"是的，我可以用我的左手。"

"您双手的力气是不是一样大？"

"是的。两只手的力气一样大。"

通常，医生问到这里就打住了，怕伤了患者的心。不过这次，医生想慢慢地、一步一步婉转地问下去。

"多兹太太，您能用您的右手摸一下我的鼻子吗？"

她毫无困难地做到了。

"您能不能用您的左手摸一下我的鼻子呢？"

她的左手瘫在身前不动。

"多兹太太，您这是在摸我的鼻子吗？"

"是的，我当然正在摸您的鼻子。"

"您能看到您是在摸我的鼻子吗？"

"没错，我看到了。我的手离您的脸还不到一英寸*呢。"

多兹太太这时显然产生了一种幻觉，以为她的手指差不多摸到了医生的鼻子。她的视觉并没有什么问题，她能很清楚地看见自己的手臂，但她却坚持说她看到了她的手臂在运动。

医生决定再问一个问题："多兹太太，您能拍拍手吗？"

---

* 1 英寸≈2.54 厘米。

她顺从地说："当然，我能拍手。"

"那您能给我拍拍手吗？"

多兹太太看了看医生，并用右手做拍手的动作，就好像在身体正前方与另一只想象中的手拍手。

"您这是在拍手吗？"

"是的，我正在拍手呀！"

医生不忍心再问她是否真的听到了自己的掌声。

为什么这样一位神志清醒而且口齿伶俐的妇女竟然会否认自己瘫痪了？明明她的左手一点也不能动，她怎么会"看到"她的左手摸到了医生的鼻子？

多兹太太是这类患者中的极端例子。要这样的患者动一下他们的手的时候，他们通常胡乱编造一个借口或理由来说明他们为什么不这样做，大多数人不会说他们确实看到了他们瘫痪了的手在动。例如，医生问名叫塞西莉亚的女患者为什么不摸他的鼻子时，她有点恼怒地说："医生，这些实习医生老是戳我，讨嫌透了。我不想动我的手臂。"

再看看医生与另一位患者埃斯梅莱达的对话。

"埃斯梅莱达，您身体好吗？"

"很好啊。"

"您能走路吗？"

"能。"

"您能用您的双臂做事吗？"

"能。"

"您能用您的右臂吗？"

"能啊。"

"您能用您的左臂吗？"

"是的，我可以用我的左臂。"

"您能用您的右手点向我吗？"

她用她好的右手一下子就点着医生。

"您能用您的左手点我吗？"

她的左手垂在身前毫无动作。

"埃斯梅莱达，您这是在点着我吗？"

"我有很严重的肩周炎，医生，您是知道的，这很疼。我的臂膊现在动不了。"她还会找其他借口，例如，"医生，我从来都不会同时用两只手。"

还有一种更极端的情况，即有的患者甚至会否认瘫痪了的肢体是自己的。在英国牛津的里弗米德康复中心，有位女患者的左臂瘫痪了。

医生把她的左手举起来放到她眼前，并问："这是谁的手？"

她看着医生生气地说："这条手臂在我的床上算是怎么回事呀！"

医生还是问她："这是谁的手？"

她断然地说："这是我兄弟的手。"

其实当时她的兄弟根本就没在医院里，他住在美国的得克萨斯。

医生又问她："你凭什么说这是你兄弟的手？"

她回答说："医生，这条手臂大而多毛，我的手臂上没有什么毛。"

这类患者除了对自己瘫痪了的肢体有各种奇奇怪怪的幻觉之外，其他方面都是神志清醒的。人们有时会纳闷，"患者是真的这样认为，还是故意瞎说？"为了检验这一点，拉马钱德兰医生设计了一个试验。他在一个托盘上放了 6 杯水，然后端到患者面前，要患者把托盘拿起来。正常人会用双手把住托盘的左右两边把它端起来。如果把正常人的一只手绑住不让动，他就会用另一只手伸到托盘底下把它托起来，这是一种非常自然的反应。那么这类患者会怎么做？虽然患者的左手不会动，但他还是用右手提住托盘的右侧，企图把它端起来，结果当然使杯子都翻倒了；并且这时患者并不认为这是因为他不能用左右手一起端起托盘，而只是怪自己笨手笨脚。还有个患者甚至说自己确实端起了托盘。

拉马钱德兰医生又设计了另外一个试验，就是要被试者在两个任务中任选其一，一是用一只手把灯泡旋进灯座里面去，成功了奖 5 美元；二是用双手系鞋带，成功了奖 10 美元。正常人一般都选择系鞋带；没有患疾病失认症的患者，即清楚地知道自己一只手不能动的患者，都选择旋灯泡，因为能得到 5 美元总比什么也得不到强。然而，患疾病失认症的患者却和正常人一样都选系鞋带，尽管他们试了又试，总不能成功。多兹太太就是这样的。

多兹太太做测试后的第二天，拉马钱德兰的学生问她："你还记得拉马钱德兰医生吗？"

她很高兴地回答说："记得呀！就是那位印度医生呀！"

"他要你做什么？"

"他给我一只童鞋，上面有许多蓝点子，并且要我把鞋带系上。"

"那么你系上了没有呢？"

她回答说："是的，我用双手把它系上了。"

虽然有许多理论想解释疾病失认症的病因，但是到目前为止还不清楚确切的原因。比较有意思的是，这类患者几乎都是大脑右半球受到损伤而造成左半侧身体瘫痪的人，而左半球受到损伤造成右半侧身体瘫痪的患者则很少有这类症状。这也许会有助于我们理解大脑两个半球在功能上的差异。

拉马钱德兰认为，左半球的功能很可能是建立一个有关外部世界的比较稳定的模型，并尽量把新的经历纳入这个模型中。如果有什么新的体验与这个模型冲突，那么它就倾向于否认和排斥以维持原来的模型；而右半球的功能是对原来的模型提出疑问，并寻找全局性的互相有冲突的地方，一旦这种冲突达到了某种程度，右半球就决定必须从头开始对整个模型进行修改。所以，如果右脑受到损伤，就无法改变左半球维持既有模型的倾向。因此，多兹太太的左脑告诉她："我是多兹太太，我有两个正常的手臂，我命令它们动。"而她的右脑则因为受到损伤而不能告诉她左臂瘫痪了，受伤的右脑也不能告诉她依然坐在轮椅里。

　　同样的道理，多兹太太的左脑排斥和否认新体验的倾向也造成了像"'是的，当然我正在摸您的鼻子''医生，这些实习医生老是戳我，讨嫌透了。我不想动我的手臂''这是我兄弟的手'"这样"睁眼说瞎话"的症状。拉马钱德兰医生认为，大脑左半球就像是一个保守主义分子，对与实际不符之处漠然置之；而大脑右半球则正好相反，它对与实际不符之处非常敏感。

　　英国女皇广场神经科医院（Queen Square Neurological Hospital）的多兰（Ray Dolan）、弗里思（Chris Frith）及其同事用正电子扫描断层技术（PET）做实验支持了这一想法。在一个大箱子的前壁肩高处开两个洞，受试者可以把两个手臂伸进去。在两个洞的中间位置竖起一块双面镜把箱子隔成左右两半，这样，受试者从左面看镜子时，他看到的左臂在镜子里的像仿如他的右手；受试者从右面看镜子时，他看到的右臂在镜子里的像仿如他的左手。先让受试者从左面看，并要求他的两臂同步上下挥动，这样他表面上看到的"右手"的运动（实际上是左手在镜子里的像）与他右手的关节和肌肉的感觉信息完全一致。接下来让受试者左右两臂的运动不同步，那么看到的与感到的就不一致。同时用PET检查是大脑里的哪一部分会检测这种不一致性，结果发现是右半球中的某个小区域。然后，让受试者从右面看，其左右两臂的运动仍旧不同步。用PET检查，结果发现还是在右半球中的这个小区域中检测到这种不一致性。所以，不管这种不一致是来自左半侧身体还是来自右半侧身体，检测到不一致性的都是右半大脑。这就支持了拉马钱德兰的假设。

4.6 判若两人——前额叶损伤患者的故事

1848 年 9 月中旬，美国《波士顿邮报》(*The Boston Post*) 在不起眼的版面上刊载了一条当地新闻——《可怕的事故》，全文一共只有 13 行，报道了一起工伤事故。当时谁也没有想到，这次事故会在脑科学研究史上名垂千古。

事情发生在 1848 年 9 月 13 日。当时美国东北部的佛蒙特州正在修建一条从拉特兰到伯灵顿的铁路，筑路工人盖奇（Phineas Gage）正在卡文迪什附近的工地上为修筑路基打眼放炮。这个工作需要在石头上打洞，并在里面放上炸药，放好导火索，然后在上面盖上一层沙土，并用一根铁棒轻轻把它捣实。这天下午 4 点半左右，盖奇工作时的一个小疏忽引起了意外爆炸，铁棒从他的左颧骨处飞入并穿过头顶飞出。盖奇应声而倒，他左脑的前半部分几乎整个给毁了，但奇迹般地并未丧失意识。一开始他四肢伸开躺在地上浑身抽搐，几分钟后他居然坐了起来与赶来救他的伙伴们说话。他被抬上一辆牛车送到卡文迪什急救，当车驶到附近一家旅馆停下来以后，他竟然还站了起来，走过长长的一段楼梯进入旅馆。见到医生时，他还打招呼说："医生，这可有得您干的了。"医生哈罗（John M. Harlow）为眼前的场景惊呆了，只见盖奇头顶上有一个直径超过 9 厘米的洞，鲜血满面，食指可从其头顶插入并从脸颊伸出。哈罗医生尽其所能地对他作了处理，但是还是发生了大面积感染。然而，10 个星期之后，他居然可以起床走动，并回到老家养病。哈罗医生后来写道："我只是给他包扎了一下，医好他的是上帝。"

　　几个月后，也就是在 1849 年中，盖奇大体上康复了，他的触觉和听觉都一如往常，虽然左眼瞎了，但是右眼视力正常，行动自如，说话和言语上也没有什么问题，于是他想继续工作。但是由于他在这次事故后个性剧变，他不能再担任原职。事故前，他是工地上最能干的班组长，工作努力、思路清晰，活力十足、处事得当，精明且善于计划，总是能按部就班地把事情做好。事故后，他变得反复无常，傲慢、粗野，经常暴怒，对旁人漠不关心，也不管自己的言行是否符合礼仪。对朋友和医生的善意劝告总不屑一顾，还报以满口粗话。他变得没有耐心、顽固，却又迟疑不决，一点儿也不会计划，对计划好的事他又做不到底，想法多变。做决定的时候，他也根本不考虑这样做对他自己是否有利，也从不考虑将来。朋友们都说："他再也不是原来的那个盖奇了！"由于局部脑损伤而造成人的性格、理性和社交行为的剧变（然而他的注意、知觉、语言、记忆和智力却近乎正常），当时的人们连做梦也没想到过这点。

　　1860 年 2 月，盖奇开始发作癫痫，这也是他脑外伤的后果之一。1861 年 5 月 21 日，盖奇在抽搐与深度昏迷中过世，人们把他与那根闯祸的铁棒埋在了一起。遗憾的是，他过世以后，没能对他的脑进行解剖。哈罗医生也是他去世 5 年后才知道这个噩耗的，他为失去研究盖奇的脑的机会而懊恼不已。他甚至给盖奇的姐姐写了信，恳求把盖奇的尸体挖出来，并让他保存盖奇的颅骨和那根铁棒以作为这件医学奇案的物证。1867 年，哈罗医生终于如愿以偿。现在，这些东西都还保存在哈佛大学医学院的沃伦医学博物馆（Warren Medical Museum）里。

　　由于没能对盖奇的脑进行解剖研究，现在很难确切地知道他的脑究竟有哪些部位受到损伤，当时也只能根据他的颅骨推测大致部位，很明显他的额叶皮层受到极大损伤。但是他大脑的布罗卡区、运动皮层和前运动皮层有没有受到损伤？如果这些区域也受到损伤的话，

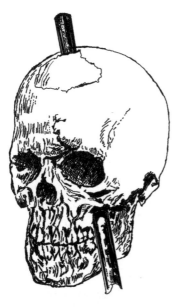

图 4.5　盖奇头部损伤的示意图

那么为什么在他的行为中没有表现出来？这些问题一直存在争议，直到 120 多年后运用了新技术手段才最终揭开了谜底。

美国神经科学家 H. 达马西奥（Hanna Damasio）请朋友到沃伦博物馆对盖奇的颅骨从各种不同的角度拍照，并且测量了头顶上的洞到颅骨的各个标志点的距离。根据这些资料，她和同事重建了盖奇头颅的三维立体模型，并且根据现代神经解剖学的知识，确定了一个最能与这个颅骨匹配的脑的解剖模型。他们还根据颅骨上的伤口在计算机上模拟了那根捣棒穿过盖奇头颅的路径（参阅图 4.5）。研究表明，捣棒从左侧颧骨处穿入，向上通过左眼眶，首先损伤了眶额叶区域，然后损伤了左额叶皮层的内表面（或许也损伤到右额叶皮层），最后在从颅骨中穿出之前，还损伤了某些左额叶皮层的背侧部分（或许也损伤到右额叶皮层的背侧部分）。由于脑的结构在细节上因人而异，因此损伤的细节已不可能完全确定，但还是可以确定盖奇大脑的言语和运动部分毫发无损，也可以确定盖奇大脑的腹内侧前额叶完全给毁了。后来的研究表明，正是脑的这个部分对人的决策行为至关重要。这个事故第一次明确地提示我们，前额叶皮层虽与感觉或运动没有直接关系，但是却与个性、做计划等最为复杂的脑高级功能有关。盖奇的脑外伤虽然对他的智力、知觉能力和运动都没有产生显著影响，但是他再也不能正确地评估事情的重要性，也不能控制自己的情绪反应，正如他的朋友们说的："他再也不是原来的那个盖奇了！"

4.7　性格、计划和高级情绪的藏身处——眶额皮层的故事

俗语"眉头一皱，计上心来"在某种程度上符合一定的科学道理，"计上心来"就是针对当时的情况作出某个决策，而作决策的脑区正是眉头上边的眶额皮层（图 4.6），它是额叶皮层最底下的部分，正好在眼窝壁（眼眶）的上部。盖奇损坏了的正是这一部分。

除了表现出像盖奇那样"性格、理性和社交行为剧变"的症状，眶额皮层受损患者的行为往往受环境所左右，一点也不考虑他们这样做是不是符合社交礼节。法国有位医生曾对这样的患者做了些测试。他邀请某位患者参加一个会议，并在入口处的桌子上放了一把锤子、一枚钉子和一幅画。这位患者进来时，拿起锤子把钉子敲进墙壁，把画挂了上去。还有一次，他在办公桌上放好针筒，转身背对患者，并

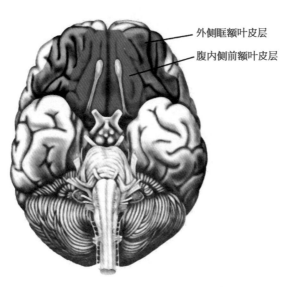

外侧眶额叶皮层
腹内侧前额叶皮层

图 4.6　眶额皮层的位置示意[4]
眶额皮层分成腹内侧前额叶皮层和外侧眶额叶皮层。

把裤子褪了下来，患者一点都不发窘，拿起针筒就向他的屁股猛扎下去。另外，这种患者往往跟人学样，也不管动作雅不雅观。有一次，这位法国医生面对患者坐下，一言不发，做着各种动作，例如折纸、梳头之类，也有一些动作不那么雅观，例如挖鼻孔、嚼纸张之类，患者会不问青红皂白，一一照做不误（图 4.7）。虽然不是每位患者都有这样的表现，但是为数不少[4]。

有位名叫埃利奥特的"现代盖奇"，得了脑瘤，且长势很快，侵入了双侧眶额叶，医生不得不切除这周围的一大块脑组织。手术后，埃利奥特在智力上没有任何问题，智商和手术前一样，长时记忆和工作记忆都正常（工作记忆是一种短时记忆，会在完成某种任务时把为完成此种任务所需的信息暂时存储起来，例如在初次给某人打电话时，就需要把他的电话号码暂时存储在工作记忆中），在计算和推理方面也没什么问题；但他就是作不了决定，也执行不了计划。早上要有人叫他才会起床，开始着手工作的时候会一直思考"该先做什么事情"，或者一连好几个小时去做一些没什么意义的琐事，而对一些急事却置之不理。最后，他丢了工作。后来他还不顾家人和朋友的劝告，冒险投资，终于破产。埃利奥特记得自己每一件失败了的事，但他讲到这些事的时候就好像在讲别人的事一样，非常平淡。著名美国葡萄牙裔神经病学专家 A. 达马西奥（Antonio Damasio，H. 达马西奥的丈夫）是这样描述他的："他总是非常克制，随便说什么事都以一种与己无关的、冷漠的旁观者的态度来讲。他丝毫显示不出有什么痛苦……他并非在克制内心的感情或是抑制内心的骚动，他压根儿就没有任何骚动需要去抑制。"让埃利奥特看大幅彩色的灾难照片，他说："我知道这应该是很吓人的，但是我就是感觉不到有什么吓人。"所以，埃利奥特的问题可能是他失去了情感，因而无法对事情进行评估；需要做决定的时候，他知道有许多不同选择，但就是不知道哪一种选择更好。一般认

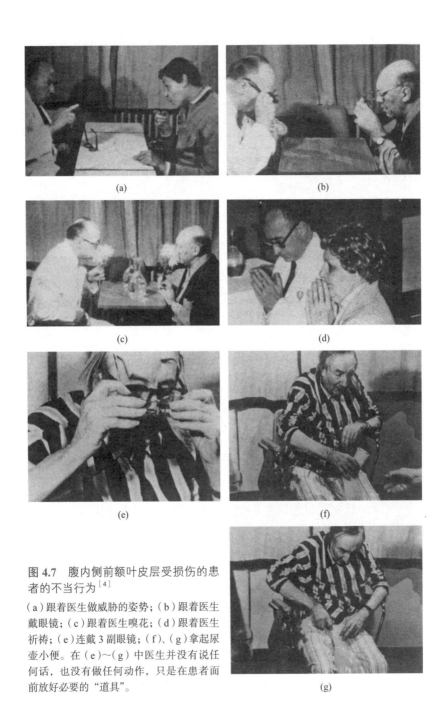

图 4.7　腹内侧前额叶皮层受损伤的患者的不当行为[4]

（a）跟着医生做威胁的姿势；（b）跟着医生戴眼镜；（c）跟着医生嗅花；（d）跟着医生祈祷；（e）连戴 3 副眼镜；（f）、（g）拿起尿壶小便。在（e）～（g）中医生并没有说任何话，也没有做任何动作，只是在患者面前放好必要的"道具"。

为，情绪是在包括杏仁核在内的边缘系统（参见图 1.19）产生的，无需意识的参与，但是牵涉到意识的情绪则发生在额叶皮层[5]。

现代技术使得科学家除了考察眶额叶损伤的患者之外，还可直接观察人主动做决策时的脑活动。英国科学家弗利思（Chris Frith）设计了一个简单而巧妙的实验。他先让受试者按照要求举起某个手指，然后用 fMRI 技术检测受试者举手指时是哪些脑区在活动，结果发现活动的脑区是听觉皮层和初级运动皮层；然后，让受试者自己决定动哪个手指，结果发现此时前额叶皮层也活动了起来，这再次说明了前额叶皮层在人的自主决策中起重要的作用。

4.8 喜不自禁和强颜欢笑——表情两条通路的故事

对常人来说，路遇朋友报以微笑是非常自然的事。但当你端坐在照相馆里面对镜头拍"标准像"的时候，摄影师要你面带微笑，拍出来的照片却往往显得有点尴尬。或许是因为被人盯着看而有点发窘，所以才笑得不自然，那么你自己一个人对着镜子微笑又怎么样呢？结果还是一样。看起来，前者的"喜不自禁"和后者的"强颜欢笑"可能有不同的脑机制。

科学家已发现自然发笑是由基底神经节、高级大脑皮层以及丘脑引发的。当你看到朋友时，关于朋友的视觉信息最后到达脑中主管情绪的中枢，再中转到基底神经节，由它发出命令协调一系列的面部肌肉活动，不需要大脑去想，就在几分之一秒的时间里粲然一笑。而在他人硬要你笑的时候，这个命令首先到达听觉中枢和语言中枢，然后中转到脑前部的运动中枢，由此下达一系列随意运动的命令，这个过程类似于叫你学着弹琴的神经活动过程。由于微笑要牵涉到许多面部肌肉的协调活动，要有意识地做到这一点并不容易，因此而显得尴尬。

那么，怎么知道上面的解释是正确的呢？证据来自两类不同的患者。对于右脑运动皮层处中风的患者，命令她笑，她只能在右半边脸显出笑意，因为这种微笑是受运动皮层控制的，而中风的右脑运动皮层没办法控制左半边脸。但是这样的患者看到前来探望她的亲人时，却整张脸和嘴都充满了笑意，这是因为其控制自然微笑的基底神经节并没有什么毛病（图 4.8）。另外一种患者正好相反，这是一位因小中风而影响到一侧基底神经节的患者。当亲人来探望他时，他只有半边脸在笑，然而医生要他做个笑脸时，尽管不太自然，他却满脸堆笑。

这两个病例充分说明控制自发的微笑和强颜欢笑的神经回路不相同，这些回路控制的面部肌肉也不尽相同。自然微笑会使眼眶周围的

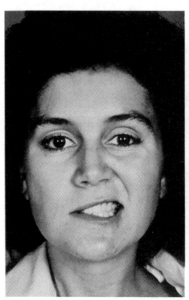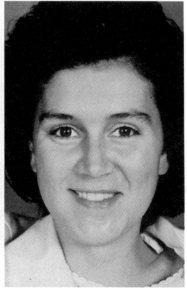

图 4.8　真笑和假笑[6]

对于右脑运动皮层处中风的患者，命令她笑，她只能在右半边脸显出笑意；但是这样的患者看到前来探望她的亲人时，却整张脸和嘴都充满了笑意。

许多小肌肉收缩，这就是通常说的双眼也充满了笑意，而强颜欢笑就
很难做到这一点。

4.9   暴怒下的谋杀案——杏仁核的故事

朱丽叶才 20 岁，有时她会莫名其妙地感到恐惧，并有短时觉得像
是生活在离奇的梦境中，甚至都不知道自己干了些什么。她自己是这
样说的："这种奇怪的感觉控制了我，太离奇古怪了。某种非常吓人的
感觉……根本管不了自己的行动。"某天正是在这种状态之下，她把刀
捅进了另一个妇女的心脏。

波士顿的神经外科医生马克（Vincent Mark）对她进行了研究。他
把两根电极穿过颅骨深深地插进她脑子里，一直插到两边的杏仁核附
近。他给每根电极加上微弱电流，当刺激施加到特定部位时，也只有
在这个时候，她会突然挥起拳头，像是在盛怒之中，拼命捶打墙壁；
只要刺激一停，她立即恢复正常，并且对刚才的一切毫无所知。马克
确定刺激的部位是杏仁核的基底外侧核，他烧毁这一部位后，朱丽叶
就再也不暴怒了。马克认为朱丽叶的暴怒是由集中在部分杏仁核的短
时小癫痫引起的。

再看另一个病例。荧屏上的吕勃斯细声慢气地讲着他的过去，他
显得瘦弱、清秀。从外表看，怎么也想不到就是这样一个文质彬彬的
人曾经因为在暴怒下毒打妻儿，差一点闹出人命而受到拘捕。他的妻
子回忆说，"他本来是一个很和善的人，也很有绅士气派，但是后来变
得脾气越来越坏，动辄扔东西，走过来就打。"他自己也回忆说，事
发时他只记得在盛怒之下毒打了妻子，但是他自己也不知道为什么要
打她。他的被捕对他说来倒也因祸得福。加州大学戴维斯分校的蒂潘
（Joe Tupin）博士对他做了检查，脑成像显示他一侧的内侧颞叶长了一

个相当大的肿瘤，严重压迫杏仁核和海马，他的犯罪可能是一种病态。手术摘除肿瘤以后，他就完全改变了火暴脾气，他自己也说："我真想不到我能那么好！"他妻子满意地说："他变好了，现在能控制住自己的脾气了。"

如果有些无端暴力确实是在嫌犯没有意识的情况下进行的，那么司法上应该如何处理？这成了一个新课题。

这两个病例听上去有点像天方夜谭，不过动物实验早就表明这完全可能。在猫脑内的相应部位埋藏电极后，只要一通电流，猫就会张牙舞爪，弓起身子，发出威胁性的呼呼声。但是电流一断，它又变成了一头温驯可爱的宠物。

4.10 "恐鸡症"——有关恐惧两条通路的故事

人们最常听说"恐高症"，偶尔也听说过"晕血症"，即患者一看到血就会晕过去，但"恐鸡症"，难道是患者不能看到鸡吗？这似乎有点匪夷所思，不过确实有这样的病例。

约瑟芬怕的就是鸡腿，赴宴以前总要先通知主人她这个怪毛病。有次不知道怎么回事，宴席的主人没有收到这个信息，当一盘鸡腿突然端到约瑟芬面前时，引起了一场大风波，结果主客两人都进了社区医院的急诊室。打这以后，约瑟芬就很少外出吃饭了。

这种"恐X症"和我们为预防伤害的恐惧是不一样的。我们怕蛇是因为在进化过程中先祖受到过蛇的伤害，在脑中留下了痕迹；并且这种害怕不完全是与生俱来的，如果毫无所知地第一次碰到也可能一点都不怕，即所谓"无知者无畏""初生牛犊不怕虎"。不过，只要牛犊看到过一次老虎扑牛，甚至看到过别的牛看到老虎时恐惧的样子，小牛就会对老虎产生恐惧感了。当然，这种恐惧还是可以控制的，譬如知道所看到的蛇无毒或毒牙已被拔掉了时，我们就不怕蛇了，甚至还敢把蛇围到脖子上摆样子拍照。

引起恐惧感的是杏仁核的生理活动，刺激到达杏仁核有两条并行通路。一条是皮层通路，刺激信息到达丘脑以后，传送到感觉皮层作进一步分析，然后再把分析结果传送到杏仁核。这条通路尽管速度上慢一些，但是它的分析很细致。另一条是皮层下通道，刺激信息通过丘脑直接传导到杏仁核，丘脑并没有对刺激信息进行细致分析，这条通道比较快，并且杏仁核与主管心率、血压、呼吸等功能的下丘脑靠得很近，所以可以动员机体的潜能，或战或逃，及早做好准备。

引起"恐 X 症"的刺激信息走的就是皮层下通路，即快速通路。其实这是一种条件反射，这种条件性的恐惧也是一种特殊类型的记忆，不过这种记忆不需要意识参与，对陈述性记忆起关键作用的海马在这个过程中可能不起作用。有位像 H. M. 那样的女患者，她的海马受到了严重损伤，所以记不住新东西。医生每次见她时都要像 B. 米尔纳医生见 H. M. 那样作一番自我介绍，并且和她握握手。有一次，医生在手里暗藏了一枚钉子，当她和医生握手时上了大当。不过过不了几秒钟，她就完全忘了这回事。当医生再一次去看她时，和以前一样，她又认不得医生了，但是这次医生要和她握手时，她却拒绝，虽然讲不出为什么，但她就是感到害怕。现在知道，这种无意识的记忆就储存在杏仁核里面。神经科学家勒杜（Joseph LeDoux）认为杏仁核在这种无意识的记忆里面所起的作用正如海马在有意识记忆里面所起的作用。

勒杜用大鼠做了一个实验。他先让大鼠听某种声音，然后对它施加电刺激引起大鼠的恐惧感。就像巴甫洛夫的狗一样，经过一段时间的训练之后，即使没有施加电刺激，只要这种声音一出现，大鼠就感到恐惧。然后他小心地损毁大鼠的听觉皮层，但是保持皮层下听觉通路完好无损。如果是人的话，那么这样的人就听不到声音。但是当这种声音出现时，聋大鼠依旧表现出恐惧。这种恐惧与那位女患者一样，是通过皮层下快速通路实现的。由于有关这条通路的分析不是很精细，即使把训练时用过的那种声音进行一些变化再播放出来，也会引起恐惧。这种恐惧的形成并非经过皮层通路，没有意识参与在内，所以很难用讲道理来消除。

4.11 为伊消得人憔悴——奖励中枢的故事

"伫倚危楼风细细，望极春愁，黯黯生天际。草色烟光残照里，无言谁会凭栏意。拟把疏狂图一醉，对酒当歌，强乐还无味。衣带渐宽终不悔，为伊消得人憔悴。"

这是宋朝柳永的《蝶恋花》，形容作者只想念意中人，不顾其他一切，搞得人消瘦憔悴，他却无悔无怨，还是执着于此。这种诗情画意里所描写的状态是不是也有专门的脑区负责呢？

20世纪50年代初，美国加州理工学院的奥尔茨（James Olds）和P. 米尔纳（Peter Milner）在大鼠脑中埋植了一些刺激电极，然后让大鼠在一个小笼子里自由跑动。当大鼠跑到笼子的某个特定角落时，它的脑就会受到刺激。一开始，大鼠偶然跑到了那个角落，受了一下刺激就跑开了，但是很快它又跑回这个角落，很明显它在寻求这个刺激。为了更好地进行研究，奥尔茨和P. 米尔纳对实验条件做了一点改进，他们在笼子里安置了一个踏板，只要踏下踏板，鼠脑就会受到刺激。把大鼠放进笼子以后，开始时也是出于偶然，大鼠踏到了踏板，脑部受到一下刺激，但要不了多久，大鼠就不断地重复踩踏踏板，不饮不食直到精疲力竭为止。后续的研究工作表明，把电极埋藏在隔区、下丘脑外侧、内侧前脑束等几个不同的脑区（图4.9）都会引起大鼠这种追求自我刺激的行为。

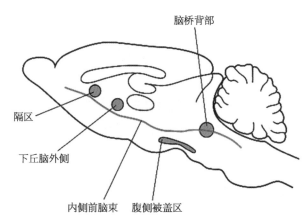

图 4.9 大鼠大脑的奖励中枢示意图[7]

当把电极埋藏在隔区、下丘脑外侧、腹侧被盖区、脑桥背部和
内侧前脑束这些区域时，大鼠会寻找自我刺激。

　　大鼠为什么要这样做？是因为它感到愉快吗？遗憾的是大鼠不会
说话。有些吸烟的人自述找烟抽并不一定是因为感到愉快，只是因为
不抽烟似乎少了点什么。为了弄清楚这一点，最好在人身上重复类似
的实验，但这有伦理道德问题。只有在确实需要开颅并且对脑进行电
刺激的患者身上，在征得患者同意的情况下才能这样做。对于有些药
石无效的严重癫痫患者，有时就需要这样做。下面就来讲两个这样的
患者的故事。

　　第一位患者患的是发作性睡眠症，他会从清醒状态突然一下子陷
入深睡，以致无法工作。医生在他脑上安置了 14 个电极，希望能找到
某个部位，只要刺激它就可以保持清醒。当医生刺激海马时，他说有
中等的愉悦感；刺激中脑被盖时，他感到清醒，但是并不愉快。他自
行刺激得最多的是前脑的隔区，刺激这个区域使他感到清醒，并且情
欲高涨。

　　第二位患者是位癫痫患者。为了寻找病灶，医生在他脑上安置了
17 个电极。他也报告说刺激隔区和中脑被盖时有愉快的感觉，而且刺

激隔区与性欲有联系。刺激中脑则使他感到有种酒后飘飘欲仙的感觉。最有意思的是，对他刺激得最多的地方是内侧丘脑，虽然刺激这里不像别的地方那样愉快，甚至还有烦躁的感觉，但他说刺激这里时总感到好像就要想起什么东西似的，虽然最终还是想不起来。

奥尔茨和 P. 米尔纳刚发现动物追求自我刺激的时候，人们曾经以为找到了"愉快"中枢。但是上面两个病例告诉我们，刺激的主观感觉不一定是愉快，而只是满足某种需要，用神经生物学的行话来说就是要得到某种奖励。柳永在写那首词的时候大概也并不感到愉快，但是他还是一味执着于此，茶饭不思，与奥尔茨的大鼠的状态颇为类似。现在已知道神经递质多巴胺在动物的奖励系统中起着特别重要的作用。

4.12　世界之结——意识的故事

生物学上一直困扰科学家的两大科学问题，一是生物和非生物的本质区别，二是意识的生物学本质。克里克（图 4.10）和沃森（J. Watson）一起解开了第一个问题，他们提出了 DNA 的双螺旋结构，破解了遗传密码，奠定了分子生物学的基础。克里克在攻克了第一个问题而功成名就之后，以花甲之年又全身心地投入曾被自然科学家视为禁区的意识问题的研究，使这一历来只存在哲学家般思辨式讨论的问题，变

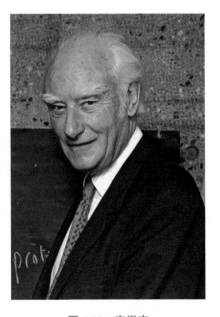

图 4.10　克里克

成了自然科学家用实验和理论相结合进行研究的热点问题。虽然这个问题离最终解决还很遥远，但克里克以他的睿智和高瞻远瞩为解开这一叔本华称之为"世界之结"的难题开了头。所以，坎德尔把他称为是"诸如哥白尼、牛顿、达尔文、爱因斯坦的科学大家"。神经科学的领军人物波焦也认为，在 20 世纪的科学家中，克里克的英名将与爱因斯坦和普朗克这样的科学巨人一样与世长存。

难解之谜——意识

什么是意识？意识就是早上随我们睁开眼睛而来，晚上又随我们熟睡而去的东西。这似乎是我们熟悉得不能再熟悉，清楚得不能再清楚的东西。但是真的要给意识下个定义，你就会觉得不好办了。我们可以举出无数有意识的例子：看到如血残阳的"红色"，感受到彻骨锥心的疼痛，进行思维，知道自我的存在，预测和计划将来，午夜做梦，这些都表示我们是有意识的。不过，还是没有人能对意识下一个确切的定义。用实验和理论相结合进行意识研究的先驱——克里克认为："关于什么是意识，每个人都有一个粗略的想法。因此，最好先不要给它下精确的定义，因为过早下定义是危险的。"[8]

有次在一个有关意识的讨论会上，克里克作了一个报告。他讲完之后，有位年轻的哲学家问："克里克博士，你是在想解决所谓的意识问题啊！不过你连意识的定义都没有给，你能不能对你所讲的给出一个清晰的定义？"克里克说："小伙子，在前 DNA 时代，生物学家从来不会坐在一起说'在研究生命以前，先清楚地给生命一个定义'，我们只是一往无前地去寻求生命究竟是什么。毫无疑问，对我们所讲的东西有一个粗略的概念总是好的，不过关于术语定义之类的问题最好还是留给那些专门搞这种事的哲学家去干。事实上，清楚的定义常常来自经验研究。我们现在不再去争辩病毒究竟是不是活的这样一类问题。"克里克觉得字面之争纯属浪费时间。

惠子之问——意识的主观性

意识研究的困难究竟源于何处？最难办的就是意识是我们的主观体验，它与自然科学研究的客观物体有根本区别。初升的太阳让你体验到的"红色"，钉子刺到手上让你体验到的"疼痛"，这些"红色"和"疼痛"都是和感知觉有关的主观体验。主观的体验只有体验的主体才能充分感知，且不能与他人分享，这就是意识的"私密性"。"我看到的玫瑰花是红色的，但是我看到的'红色'和你看到的'红色'是一样的吗？"谁都没法确切地回答这个问题。看看下面这个假想的故事。假定有一位视觉科学家玛丽，很不幸，她根本就没有色觉。尽管她学富五车，掌握了有关色觉的所有理论知识，能头头是道地解释色觉的机制，但是她根本体验不到正常人对颜色的体验。假定有一天，她突然恢复了色觉，她会发现这对她来说是一种全新的体验，她有关色觉的所有知识都代替不了这种体验。关于意识的这种私密性，我国古代典籍《庄子》中也有很生动的描写：

> 庄子与惠子游于濠梁之上。
> 庄子曰："儵鱼出游从容，是鱼之乐也。"
> 惠子曰："子非鱼，安知鱼之乐？"
> 庄子曰："子非我，安知我不知鱼之乐？"
> 惠子曰："我非子，固不知子矣；子固非鱼，子之不知鱼乐，全矣！"

许多人认为意识的关键在于知道自我的存在。不过，克里克认为意识具有多种形式，自我意识是意识的一种特殊情况，动物除了极少数之外并没有自我意识，更难于研究，所以他建议还是暂时把它放在一边为好。不仅是人，许多动物都有感知觉，因此研究意识也许应该从这一方面开始着手。

"惊人的假说"——克里克的意识研究策略

克里克坚定地相信意识是大量神经元的集体行为。他把这称为"惊人的假说"，并以此为书名出版了他的最后一本书。该书一开始就开宗明义地说道："惊人的假说是说，'你'，你的喜悦、悲伤、记忆和抱负，你的本体感觉和自由意志，实际上都只不过是一大群神经细胞及其相关分子的集体行为。"[8]

虽然现在大多数科学家都在不同程度上认同克里克的上述见解，不过显然并不是任何"大群神经细胞及其相关分子的集体行为"都会产生意识，还应该加上条件。哲学家查默斯（David Chalmers）把客观的脑如何产生主观的意识称为意识的"困难问题"。克里克说："还没有人能令人信服地解释我们是如何通过脑的活动而体验到红色的'红'这样一种主观体验的。"那么，对意识还有什么好研究的呢？克里克及其合作者科赫认为，可先集中研究具有什么性质的系统在怎样的条件下能产生意识，以及意识的发生与哪些脑区有关。他们把"为产生某种特定的意识知觉所必需的尽可能少的神经事件和机制的集合"称为意识的神经相关集合。克里克及其同事相信意识的神经相关集合并不需要整个大脑，而仅仅只是在某些神经回路中涌现出来。

冰山之巅——有意识和无意识的自动行为

我们的大量动作是无意识的，走路时不需要想腿应该如何动作；写字也不用考虑每一画应该如何落笔；许多技巧性动作都无需意识参与而高度自动地进行。有个笑话，说的是一位科学家长时间仔细地观察了蜈蚣的运动以后，搓了搓手说道："我终于明白了蜈蚣是怎么运动的，它先是向前迈出右边的第一个脚，然后是左边的第一个脚……最后是它的第 N 个脚……"蜈蚣听了说："尊敬的先生，您的描述使我都听糊涂了，真要照您说的动作清单去走，我连一步路都走不了了。"当然这只是个笑话，不过它确实暗示了科学的事实：像走路一类的动作，并不需要意识参与，意识的参与也许反而干扰了这些动作的自动进行。要使一位钢琴家在演奏时大失水准的好办法是让他在演奏时每动一个手指时都在事先想一下如何做！

这种不需要意识参与的自动动作在意识研究中被称为"无魂人"（zombie），这是一种虚构出来的生物，它完全没有意识和主观知觉，但是仅从其外形和行动方面来看完全无法与有意识的生物区别开来。克里克和科赫用这个名词表示"一连串快速而程式固定的感觉运动行为，光是这些行为本身并不足以产生意识感觉"[9]。

25 年之赌——意识研究是一场万里长征

克里克认为，不能笼统地研究意识，而要从当前可以着手的某种特定形式的意识开始。现在的脑成像技术已可让我们观察到脑在执行某种功能时哪些脑区的活动增强了。在同样的物理刺激的条件下，分别在人意识到这种刺激和没有意识到这种刺激的状态下，哪些脑区的活动发生了改变，实验上完全有可能观察到。譬如，可利用"双眼竞争"或"歧义图"这样的视觉刺激进行视觉意识的研究。由于视觉在意识中所起的作用，以及对视觉研究已有很好的基础，并且像猴子这样的动物的视觉和人很相近，因此，克里克及其同事建议从研究视觉意识着手，即在现阶段的意识研究中应先集中研究感觉知觉特别是视知觉的神经相关集合，而把像自我意识等更难研究的意识形式放到以后再说。

意识研究是一场万里长征。1998 年，科赫乐观地认为科学家能在

25 年之内揭开意识之谜，并和查默斯打了个赌，可以在 25 年内解开查默斯的"困难问题"——主观的意识"怎样"从客观的脑中产生出来。不过 2023 年 6 月，25 年的约期已过，科赫不得不承认这种机制仍不清楚，并如约给了查默斯一瓶 1978 年的马德拉酒和五瓶优质红酒。不过，在笔者看来，科赫当初打的是一个必输之赌，因为所谓"困难问题"本身可能就是一个问错了的问题。以往的自然科学家绝大多数都是还原论者，例如科赫就自称是一个还原论者，他们认为上一层的性质都可以通过分析构成它的下一层部件的性质及其相互联系而得到解决，即使是一个多层系统也可以从上往下逐层"还原"，直到无可再往下还原的底层。这样就构成了一条"线性因果链"。所以还原论者认为意识既然是脑这样一个多层系统最高层涌现出来的性质，也必定可以逐层往下还原，解释清楚它是"如何"（how）从脑中涌现出来的。其实在科赫打赌之前，协同学的创始人哈肯（Herman Haken）就提出过和线性因果链根本不同的循环因果关系，也就是说在多层系统中，同一层中的不同部件，以及不同层次之间都有复杂的相互作用，彼此互为因果，因此也就无法从上到下逐层还原。而脑正是这样的系统，意识作为最高层涌现出来的性质也就无法用下面的神经机制解释是"如何"涌现出来的。当然笔者的意思并不是说，就不可能用自然科学的方法来研究意识，而只是说科赫和查默斯争论的问题是一个没有意义的问题。科学可以研究的是意识涌现的条件，特别是人脑意识涌现的必要条件，以及意识的性质。现在绝大多数神经科学家正在研究的，都正是这样的问题。

4.13　我们的动物亲戚——动物心智的故事

对于动物有没有心智这个问题，我们既不能绝对肯定，也不能轻易否定，需要大量设计严密的实验研究才能最后解答这个谜团。看看历史上几个有关动物心智的故事。

聪明的汉斯——大"智"实愚

故事发生在 20 世纪初。德国有位名叫冯·奥斯登（Wilhelm von Osten）的退休教师，他相信马和人一样聪明，关键是要对马进行恰当的教育。为了证明自己的想法，他对爱马克来弗·汉斯（Clever Hans，意即"聪明的汉斯"）进行训练，并采用了当时德国小学里面最好的教育方法来教汉斯。他教汉斯阅读、算术和历史，还有别的一些小学课程。教课时，他总是先从最简单的开始，然后慢慢加深。当汉斯有进步，他就夸奖它，并给以物质奖励——胡萝卜。汉斯不会说话，他就教它用马蹄轻击地面来编码字母，并教它用点头表示"是"，用摇头来表示"否"。经过四年的艰苦训练，无论是口头提问还是用德文写问题给汉斯看，也无论问题内容是地理、历史、科学、文学、数学，还是时事，它都能回答。更令人称奇的是，甚至用汉斯从来也没有学过的语言向它提问，它居然也能回答。

奥斯登先生绝不是江湖骗子，他真诚地相信汉斯能读会算，知识丰富，还能懂得好几国语言。他让汉斯表演的时候从不收费，也不谋求其他好处。他还积极地和科学家联系，请他们来研究汉斯。事实上，确实有不少科学家，其中包括某些颇负盛名的动物学家和心理学家，相信奥斯登先生是对的。最有说服力的一个证据是，即使不让奥斯登先生在场，汉斯还是能回答问题，这排除了奥斯登先生作弊、偷偷给汉斯提示的可能性。另外，他们还请了马戏团里面专门训练动物表演回答问题的驯兽师来研究汉斯，但也没有发现什么破绽。

这个奥秘一直到德国心理学家普丰斯特（Oskar Pfungst）对汉斯做了几个简单的实验之后才被揭开。他猜想汉斯在回答问题的时候，其实既不理解问题的含义，也不知道答案，它可能只是对提问者或者其他观众不自觉表现出来的某些视觉信号作出反应。普丰斯特发现，只要给汉斯戴上眼罩，它就再也回答不出任何问题了。即使不戴眼罩，只要没有任何一个知道答案的人在场，汉斯也回答不出问题。普丰斯特作了深入研究之后，终于发现了汉斯据以表现出无所不知的信号是什么。

在向汉斯提问、并要它轻扣马蹄作答之后，提问者和观众都会立刻不自觉地把头稍稍下俯以观察它的马蹄。这就是让汉斯开始回答问题的信号！于是汉斯开始用马蹄轻击地面。为了验证汉斯回答得对不对，提问者和观众会默数它敲击的次数，当汉斯敲击的次数与答案一致的时候，他们又会不自觉地发出另一种信号。这个信号尽管因人而异，但是也有一些共通的成分，例如稍稍抬起头，或者某些脸部特征，例如眉毛轻轻上扬，这些又成了汉斯停止敲击的信号。

对于"是或否"的问题也一样。当提问者和观众期望汉斯回答"是"的时候，他们会不自觉地轻轻点头；而当期望回答"否"的时候，他们又会不由自主地微微摇头。汉斯实际上就是跟着他们做。

这些信号很不明显，即使很敏锐的观察者通常也注意不到，直到普丰斯特指出以后才令人恍然大悟。另外，人们做这些动作相当自然，甚至普丰斯特自己在揭示了这一奥秘之后，他在提问时也要费好大劲有意识地加以注意，才能不做出这样的动作来。

就这样，冯·奥斯登先生花了四年的时间和精力，自以为可以和汉斯进行学术交流，其实不过是教了它对一些简单信号作出一些简单的反应，虽然这些信号很不显眼。当然，这一切也不是白费劲。这告诉我们，在探讨有关动物有没有"智慧"，甚至"意识"的时候，要非常小心。当动物表现出似乎是有智慧或者有意识的行为时，我们必须排除动物从人类那儿得到某种暗示、而动物所表现出来的似乎非常聪明的行为只不过是对这种暗示的简单反应的可能性。这种现象被称为"聪明汉斯效应"，排除"聪明汉斯效应"就成了研究动物有没有智慧或意识所必须首先要考虑的问题。要记住，技巧高超不等于智能卓越。

我们进化上的近亲——非人灵长类动物的智慧

■ 猩猩可能能学会手语

20 世纪七八十年代，科学界爆出了一条大新闻，引起了公众的广泛兴趣。这就是有科学家声称经过训练的猩猩能学会聋哑人所用的手语并与他们沟通。语言能力一直被认为是人区别于其他动物的主要标志，是人具有思想和智慧的表现。如果猩猩真的能掌握手语并和人进行沟通，那么我们就不能不承认猩猩也有思想，甚至意识，即使这种思想或者意识只是"初级的"。

有一只名叫孔孔的大猩猩（图 4.11）1971 年出生于旧金山动物园，从小就处在人类的环境之中。孔孔以外号"唠叨猩猩"而闻名，有报

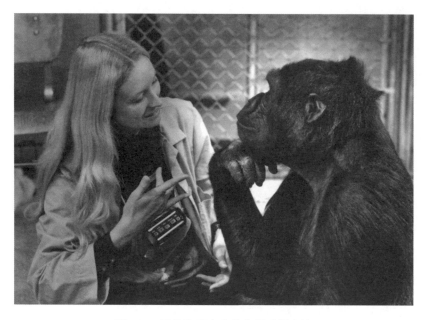

图 4.11　孔孔和研究人员在用手语交谈

道称它认得 1 000 个美国手语词汇，还能识别口头语中的 2 000 个词，它能听懂人的许多话，也能用手语表达其所思所感，只是不会说话，当然它没有像人一样的嵌套语法和虚词。

但是对于猩猩是否真的学会手语，科学界还有争论。有科学家经过严格检查实验的全过程，发现在绝大多数场合下，实验动物所做的手势不过是重复实验人员刚刚做过的手势，并不能排除聪明汉斯效应。例如，美国心理学家特勒斯（Herb Terrace）训练了一只名叫尼姆的小黑猩猩[11]。他教尼姆手语，并在对尼姆进行测试的时候录了像。通过对原始录像带的仔细分析，特拉斯发现尼姆的行为主要取决于它的训练员刚刚做过的或正在做的动作，尽管训练员自己当时并没有意识到这一点。特勒斯发现在训练尼姆的最后一年时间里，尼姆的手势中只有 10% 是自发做的，而有 40% 是直接模仿训练员正在做或者刚刚做过的动作。其实可能并不需要真正懂得语言，尼姆就能作出那些令人难忘的回答。例如，特勒斯用手势问尼姆："要不要饮料？"尼姆会用手势回答："要饮料。"似乎尼姆懂得手语，其实尼姆知道只要打"要"的手势就可以得到奖励，至于具体是什么奖励，只要重复训练员的手势就可以了，这一切并不需要尼姆懂得更多。

看来对于猩猩是否具有语言能力的问题一时尚难下结论，需要进一步的严格实验，首先必须排除掉一切可能的聪明汉斯效应，并且要做统计分析，排除偶然性。

■ 黑猩猩懂得预测

美国纽约州立大学石溪分校的门泽尔（Emil Menzel）对 6 只黑猩猩进行了实验[10]。他在围场里黑猩猩平时看不到的地方，例如草堆里、树后面等，藏了一些食物，然后事先任意挑选了一只黑猩猩，让它看到食物藏在什么地方，但是不让它碰，再把所有 6 只黑猩猩一起放到围场里去。这样实验了 45 次，大多数情况下，看到过食物的那只黑猩猩都能带领其他黑猩猩在两三分钟内里找到食物。最有意思的是，有一次一只名叫"贝尔"的黑猩猩带领其他黑猩猩到藏食地时，群体中一只名叫"罗克"的身强力壮的黑猩猩对贝尔连踢带咬，把它赶走，反客为主而独霸食物。经过几次这样的袭击以后，贝尔显然吸取了教训并采取了对策。虽然贝尔还是带领黑猩猩群朝藏食地走去，但它越走越慢，最后到了藏食地也不把食物翻出来，而是坐在上面，希望罗克离开。但罗克很快就明白了它的意图，把它一把推开，然后把食物翻出来独自享用。贝尔此计不灵，又生一计。这次，贝尔不再把黑猩猩群带到藏食地，而是停在离藏食处不太远的地方。罗克似乎也明白它的用意，就在它附近寻找，直到把食物找到为止。贝尔的计策又失败了。"魔高一尺，道高一丈"。贝尔又施一计，它不再把黑猩猩群带到藏食地附近，而是待在离食物很远的地方，直到看到罗克在反方向找食物时，它才朝食物跑去。不过罗克也不是省油的灯，它会在远处观察贝尔的动静，或四处游荡。当它跑到食物附近时，贝尔会表现得很紧张，于是罗克知道已经到了藏物所在地，并找到了食物。但贝尔并不束手待毙。有一次门泽尔将食物分别藏在两处，一处只有一小块食物，而另一处有许多食物。这下，贝尔把罗克带到了有一小块食物的地方，等罗克正忙于享用的时候，它会跑到藏有大堆食物的地方，把它们翻出来并尽情享用。

从上面的实验中可看到，黑猩猩能够在新的情况下预测对方下一步的动作。而在新情况下能正确预测，正是有思想或者智慧的必要条件。

■ 猕猴也会做初等加法

我们已经知道，马戏团里的小狗并不会做加法，聪明的汉斯也不会做加法，尽管它们表面上好像会。那么是不是除了人之外就没有一种动物会做最简单的加法呢，其实倒也不是，至少有些猕猴，还有灰鹦鹉就会。

当然，猴子做加法的方法和我们人一般所做的不一样，我们人是用符号来进行运算的，猴子不会，它们运用的是一种更初等的计算方法。为了说明这一点，美国杜克大学的科学家对猕猴做了下面的实验：让猕猴坐在计算机屏幕前，先闪现显示给它两堆光点（两者光点数之和不超过 20），然后再在屏幕上显示另外两堆光点，要猴子从中挑选出其数目和前两堆光点数之和相等或最接近的那一堆。他们对 2 个猕猴和 14 位大学生分别做实验，结果猕猴的准确率为 76%，略逊于大学生的 94%。由于光点显示的时间只有 1/3 秒，所以人根本就来不及数数，而只能采取我们现在还讲不清楚的更基础的计算方法。在这方面，人和猕猴倒是有许多相似之处，例如两者完成这样的计算都需要大概一秒的时间；和数越大或是 2 个答案越接近，计算的准确率就越低。

■ 猕猴也知道要合作共赢

两只猴子坐在计算机边上望着对方，屏幕上不时显示出两个记号，每只猴子都可以从中择一。当猴子选择其中之一时，作为奖励的果汁就在它们之间平分；如果选择另一个记号，那么果汁就全归选择者，不过这里面也有风险，这就是如果此时另一个猴子也选择这个记号，那么大家都得不到奖励。这种实验在科学上叫做"囚徒的困境"，通常用来测试受试者根据评估对方在同一时间是怎么想的而采取的策略。对于我们人类来说，理性的策略是选取合作共赢，平分战利品总比"黑心吃白粥"——想要独吞而最后什么也得不到好。那么猴子会怎么样呢？

2014 年，美国哈佛医学院的两位科学家对猕猴做了这样的实验。结果他们发现猴子也"明白"这个道理。

■ 黑猩猩中的"记忆术大师"

读者可能听说过"记忆术大师",也就是有超常记忆力的人,其中有些人能记住一闪而过的图景中的各种细节,我们一般人都为他们这种敏锐观察力而惊叹不已。不过现在科学家在黑猩猩中也发现了这样的"大师"。

日本京都大学的科学家松泽训练了一只名叫阿玉木的黑猩猩。在0.2秒的时间里,研究者在计算机屏幕上的不同部位同时随机地显示从1到9这9个阿拉伯数字(图4.12),然后迅速地用方块把这些数字遮住,要求阿玉木按序把这9个数字所在的位置一一指出来。这可不是一件容易的任务,松泽让大学生完成同样的任务,他们往往只点出了前几个数字后就做不下去了(不好意思说,笔者甚至只能点出一两个就点不下去了)。然而阿玉木飞快地完成了任务,而且正确率高达

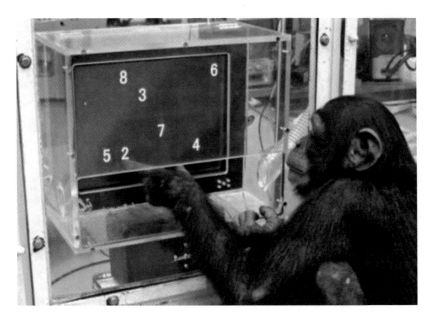

图 4.12　阿玉木在学习按照阿拉伯数字从小到大的排序逐一指点它所在的位置

80%。当然，为了让阿玉木认得这 9 个阿拉伯数字，事先松泽可没有少费功夫。在"眼观四方""一览无余"方面，黑猩猩打败了绝大多数人。当然这并不是说黑猩猩就比人聪明，松泽的同行、美国科学家贝兰不无揶揄地说："我是在和一些非常聪明的黑猩猩打交道，不过它们可不会做你们的微积分家庭作业。"

乌鸦巧喝瓶中水——聪明的鸟类

不过说一个动物是不是有智能要非常谨慎，因为有许多动物虽然能表现出相当复杂的行为，但是这些行为都仅仅是在本能的驱使下，程式化地进行的，即使环境变了，它们也不知道因地制宜改变它们的行为方式。所以光是野外观察还不行，还必须要有设计严密的实验，排除掉本能和仅仅是某种条件反射才行。下面我们就来讲鸦类的几个有实验证据的智能行为。

■ 解决新问题

在一根横杆上用绳子吊起一块肉。怎么样吃到这块肉呢？这对一只渡鸦来说，可是在自然界中从来也没有碰到过的新问题，甚至它的祖先也从未碰到过这样的情形。如果它能解决这个问题，靠的显然不可能是本能。它思考了几分钟，飞到横杆上，探下头去，用喙把绳子叼上来一段，用一只脚踩住，然后再次探下身去，又把绳子拉上来一段，再用脚踩住，如此等等，一直到把肉完全拉上来为止（图 4.13）。渡鸦一次就做到了这一点，它不需要通过"尝试和错误"经过多次训练才做到这一点。看来，渡鸦知道自己应该采取哪一连串动作，和最后会带来什么结果，也就是说它会计划和预测。

有趣的是，渡鸦这样做似乎也需要以往学得的经验（或许可以称为"知识"）。一只一两个月的幼鸟做不到这一点，一只一岁的鸟平均

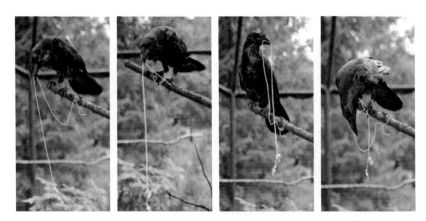

图 4.13　渡鸦把绳子一点一点逐次拉高，最后吃到了肉

要花 6 分钟才能找到方案，而在这之前，它会做种种其他尝试，例如直飞到肉那儿去，或是啄绳子等。

■ **识别对象，还能看穿同伴的心思**

鸦类有很强的识别对象的能力，并能预计别的鸦类的行为。我们知道渡鸦有把一时吃不了的食物储藏起来的习惯。并且在这样做的时候尽量避免被别的渡鸦看到，而偷偷地做。科学家做了一个实验，在相邻的两个笼子里，各有一只渡鸦：其中一个笼子的外部用窗帘遮住，使里面的渡鸦看不到外面正在发生的事情；另一个笼子里的那只渡鸦则像一位百无聊赖的老妇那样不断朝外张望。在这两个笼子的外面有一片场地，让一只渡鸦可以在其中藏食物。之后，实验者把那只看到它藏东西的渡鸦放到场地上去，那个藏东西的渡鸦会急急忙忙到藏东西的地方去把东西取出来重新藏过。特别是当"知情者"靠近储藏地点时，主人会赶过去驱除这位不速之客。然而如果放到场地去的是那只被窗帘挡住了视线的渡鸦时，那位主人就安之若素，不采取任何措施。这说明这只渡鸦不仅能认出哪只渡鸦看到过它藏东西，而且还能

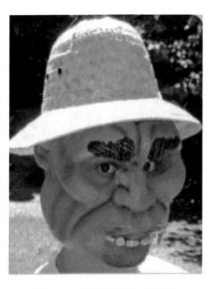

图 4.14　乌鸦眼中的"恶人"

预见它的可能行为。有趣的是，那位"知情者"也不是省油的灯，当把它放到场地里去后，它并不直奔藏物之处，而是等主人跑开一段距离以后再过去。

鸦类不仅能识别不同的同类，甚至也能识别不同的人。有一次科学家戴了面具和帽子（图 4.14）进入乌鸦的聚居区。抓了 7 头乌鸦还把它们绑了起来，这使乌鸦认为这些"恶人"是危险分子。以后只要他们这样装扮以后进入，就会在乌鸦中引起骚乱。但是如果他们不戴任何面具或者戴了别的面具进去。乌鸦就无动于衷。滑稽的是如果把这个面具倒戴在面孔上，乌鸦不但一阵聒噪，还会把头倒转过来看，以确定来的是不是真的就是那个"恶人"。

■ 举世痛悼的亚历克斯

2008 年 3 月 6 日美国布伦代斯大学（Brandeis University）亚历克斯基金会（Alex Foundation）网站的主页上刊载了一篇悼念文章：

"默哀遍布全球。2007 年 9 月 6 日，全世界惊悉亚历克斯永远离开了我们。我们全体人员都为这一损失和由于它的逝世所造成的真空深感哀伤，至今未能平息。我想这种哀伤永远也无法完全抚平。成千上万的人发来了电子邮件和信件以表达他们对我们的支持和慰问，至今不断。我们亚历克斯基金会的全体同仁感谢你们在过去几个月来对我们、亚历克斯、格里芬和阿瑟的支持。你们的慰问函件使我们所有人都深为感动，其中包括深受亚历克斯影响的佩珀伯格博士、阿伦和全体工作人员以及学生。"

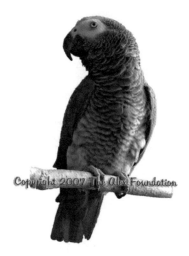

图4.15　灰鹦鹉亚历克斯

这么富有影响力的"亚历克斯"既不是富豪，也不是什么名人，甚至根本就不是人！它是谁？它是一只非洲灰鹦鹉（图4.15），文中提到的"格里芬"和"阿瑟"也是鹦鹉。那么，为什么一只鹦鹉的去世会引起这样大的伤痛？

1977年6月，佩珀伯格（Irene Pepperberg）博士在芝加哥的一家宠物商店里买了一只当时还只有十二三个月大的非洲灰鹦鹉，它就是亚历克斯。当时亚历克斯并没有显出什么出众之处，但是经过佩珀伯格博士及其同事的不断训练和细心观察，亚历克斯表现出来的智能远远超过了一般人对动物智能的想象[11]。

它可以用100多个声音符号来表示不同的物体、动作和颜色，还能根据一些物体所用的特殊材料而把它们辨认出来；它还学会了6以下的计数，并且能在这个范围里把物体的数目、书面的数字以及读出来的声音联系起来；它甚至还有自己的类似于零那样的概念；它还会读出一些数字。它喜欢命令工作人员为它做事。对实验室里其他鹦鹉，它的行为就像是一位教练或者领队，当这些鹦鹉受训时，它会交替地鼓励或者训斥它们。

亚力克斯能显现出这样惊人的能力，在很大程度上归功于它的训练者佩珀伯格博士。佩珀伯格并不是单纯教它模仿她的发音，而是把发音和词语的意思联系起来。开始时，佩珀伯格根本就不是对着亚力克斯教，而是"教"另一位实验人员，只是让它在边上看。她拿起一件鹦鹉感兴趣的东西，例如坚果、软木塞或其他鹦鹉可以嗑着咬碎的东西，给她的同伴看，并问同伴"这是什么"，如果同伴答对了，她就把这件东西给同伴；如果答错了，她就告诉同伴"不"，并以夸张的动作把东西拿掉。亚力克斯似乎对这样的游戏很感兴趣，并且慢慢参加了进来，说出物品的名称。如果它答对了，训练员同样把东西奖给它；如果答错了，也告诉它"不"，并把东西从它那里拿掉。经过一段时间以后，训练员就只和亚力克斯对答。它很快就学会了9样东西的名称，包括坚果、纸、软木塞、钥匙、木头等。它能正确回答问题的百分比达到80%。它还学会了用"不"来表示它不喜欢的东西。有时候训练员给它一个软木塞，它把它丢在地上说："不！"后来，它甚至用"不"来表示它的不快或者不愿意合作。

更令人惊奇的是，亚力克斯还学会了正确回答有关红、绿、蓝三种颜色，三角形和四边形两种形状，以及不超过6的数量的问题。训练的方法还是一样，只有答对了才能拿到鹦鹉感兴趣的东西，答错了就只能得到"不"的评价，并且得不到奖励。完成训练后，给亚力克斯看一张绿色的方形纸，并问它："什么形状？"它就会回答说："四边形。"而问它："什么颜色？"它会回答说："绿色。"甚至给亚力克斯看它以前没有见过的暗绿色的时候，它也能回答："绿色。"

佩珀伯格的训练要求相当严格。当她问亚力克斯多少数量时，只有它能准确地回答东西的名称和数量时才得到奖励，有一样没有回答或者答错了，就以夸张的动作告诉它："不！"并且把东西统统拿走。例如，当佩珀伯格给亚力克斯看5块木头并问它有多少的时候，它回答"五木头"就能得到这5块木头任它啃咬。这类奖励后来还发展到不一定把这些东西给它啃咬，而是给它任何它想要的东西。但是，是不是有可能亚力克斯只是记住了 5 块木头这一组合，而简单地用"五木头"来反应呢？为了排除这种可能性，佩珀伯格用以前没有用来对亚力克斯进行过数量问题训练、但对它进行过名称训练的东西来进行测试，结果在 145 次测试中亚力克斯全部答对的占 80%。再进一步，佩珀伯格给亚力克斯看几个它不知道名称的问题，并问它有多少个，结果回答的正确率依然达到 80%。甚至把几样不同的东西放在一起让它看，并问它有多少个，亚力克斯居然还能以 70% 的正确率回答出总数来。由于没有讲清楚问的是总数还是其中某一样物体的数量，即使是人也不容易正确无误地回答这样的提问。

为了避免亚力克斯仅仅是重复以前的答案，关于数量、形状、颜色的提问是交叉进行的。例如，先问有多少，接着问什么颜色，再问什么形状，接下来问的可能又是有多少。如此这般，那么可能的答案就会有很多种组合，亚力克斯碰巧答对的可能性就非常小。为了避免聪明汉斯效应，佩珀伯格又请了许多以前从来也没有对亚力克斯进行过训练的人来向它提问题，结果依然如此。

佩珀伯格还教会亚历克斯分辨大小。她给它看两个不同颜色的物体，并问它："哪个颜色大（小）？"它就回答大的那个物体的颜色。如果两个物体一样大，它就回答："没有。"亚历克斯也学会用英语读出从 1 到 6 这 6 个阿拉伯数字。在回答 6 以内的物体数量问题时，也是用英语的数字来回答。例如给它看两堆数量不同的东西，问它哪个多（少），它就能回答。前述这些本领都训练好了以后，佩珀伯格给它看两个不同颜色的阿拉伯数字（都不超过 6），并问它"哪个颜色（的）数字大（小）"。这是以前没有训练过的，结果亚历克斯居然在大部分情况下都能给出正确的答案，正确率为 80% 左右，甚至更高。其实有些错误是可以原谅的。例如，给它看一个红色的 6 和一个蓝色的 3，问它"哪个颜色大"，它回答"6"，而不是"红色"；还有的是给它看一个橙色的 6 和一个蓝色的 3，问它"哪个颜色大"，它的回答是"黄色"。这很可能是由于鹦鹉的色觉与人的色觉不完全一样。看来亚历克斯已经把数量词从某个具体的东西集合中抽象出来，已有了抽象的数量概念，甚至已从数量发展到了"有序"的概念了。

有一次，佩珀伯格训练格里芬数数。她对格里芬说："听着"，然后让计算机发出两声咔嗒声，并问："格里芬，多少次？"由于格里芬不愿意回答，所以她又重复了一遍，这时在一边的亚历克斯说道："4"。开始她以为它是随便说说的，因为训练格里芬时，闲在一边的亚历克斯有时也会插进来说"说清楚"之类的话。因此，佩珀伯格命令它："别说话！"并继续对格里芬实验，然后发了三声咔嗒声，格里芬还是不回答，又重复再发三声咔嗒声，再次询问，这次亚历克斯又抢着答："6。"这一切使得佩珀伯格觉得有必要专门对此进行实验。

她在一个盘子上放上数粒坚果，上面罩一个塑料杯，放到亚历克斯的左面，揭开塑料杯让它看后再罩上，然后把另一盘这样的坚果放到它的右面，重复同样的程序（两次所用坚果的总数不超过 6）。这时问它："总共多少？"亚历克斯回答的正确率也都在 80% 左右。这表明亚历克斯已经能做总和不超过 6 的加法。另外，在给它看坚果的两次中，也可以有一次根本就没有坚果，但是它还是作出了正确的回答，这表明它似乎也有"零"的概念。

亚历克斯还表现出类似于人的错觉！在卡片上画两条不同颜色和长短的横线对它进行训练，结果表明它能区别不同线段的长短。然后，佩珀伯格在线段的两端加上向外或向内的箭头，再重复实验（图 4.16），结果发现在 80% 的情况下，亚历克斯的判断和我们人的判断是一样的，它也有米勒-莱尔错觉。但是，鹦鹉的脑和视觉系统与人的脑及视觉系统有很大差别，这对以往有关这种错觉产生机制的解释提出了挑战。

亚历克斯告诉我们至少某些动物可能已经有了思想或者思想的雏

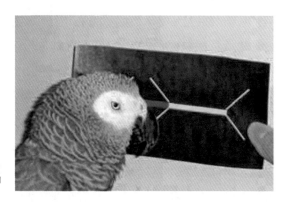

图 4.16 对亚历克斯进行米勒-莱尔错觉实验[11]

形，它明白自己所说的究竟是什么意思。也许我们再也不能说只有人类才是唯一有智慧的生物，对于人和动物的伦理关系，亚历克斯的表现也向我们提出了需要思考的问题。

要特别指出的是，对亚历克斯所做的分辨大小实验、不超过 6 的加法实验和区别线段长短实验都是在它 28 岁时进行的，这时佩珀伯格博士已对它进行了 27 年的训练。亚历克斯在数数、判断大小、颜色、材料等方面已积累了丰富的经验，所以并不是所有的灰鹦鹉能在短期内就达到亚历克斯的高度。由此，我们也不难理解为什么佩珀伯格实验室对亚历克斯的去世会那样的悲痛。出现一个亚历克斯，告诉我们动物有可能做出什么样有智能的行为。但是仅仅一个亚历克斯还难以据此下结论，还需要对更多的动物进行设计严密的实验，排除一切可能的"聪明的汉斯"效应，才有可能揭开动物有没有心智之谜。

当然仅仅通过这些实验，我们还无法知道鸟类脑子里面想的到底是什么，不过你能知道别人脑子里究竟是怎么想的吗？这牵涉到了意识这一千古之谜。然而，如果我们把"智能"理解为能在知识和资源不足的情况下依然找到有可能解决问题的方法，或者根据以往的经验进行预测的能力的话，那么有些鸟类就是有智能的。长期以来，人们认为智能是大脑皮层的产物，只有灵长类动物和海洋哺乳动物才有，但是鸟类的祖先几乎从三亿年前就走上了一条和灵长类动物截然不同的进化道路，它几乎没有大脑皮层，却依然表现出有高度的智能，甚至在某些方面比猩猩更聪明。这就向科学提出了新的挑战。

"对镜去花黄" ——动物有没有自我意识？

我国古诗《木兰辞》中描写花木兰凯旋回家以后，"当窗理云鬓，对镜贴花黄。"花木兰对着镜子往脸上贴装饰品，当然知道镜子里的像就是自己。不言而喻，花木兰是有自我意识的。现在科学家正是利用这一点来判断动物有没有自我意识。当然科学家不是让动物照着镜子化妆，而是在它们不知道的时候，在它们自己看不到的头部或是身上其他部分涂上染料——贴"花黄"，看它们在照镜子时知道不知道设法从自己身上除去脏东西——去"花黄"。

■ 只有少数几种物种通过镜子测试

1970 年，美国心理学家盖洛普首先对 4 只野生的黑猩猩做了镜子测试。这些黑猩猩以前从来也没有看到过镜子。每只黑猩猩都在测试间里单独关两天以熟悉环境，然后把一面全身长的镜子放到房间里。当把镜子刚放进房间的时候，黑猩猩朝着自己的镜中像龇牙咧嘴，把自己的像当成了入侵者。但是过了没几天，它们就学会了对着镜子梳理不用镜子就看不到处的毛发，抠鼻孔，扮鬼脸，甚至张开嘴看嘴里边的情形（图 4.17）。

接下来，盖洛普先对这些黑猩猩施行全身麻醉，然后在它们的眉脊或是其他平时看不到处涂上红颜料的酒精溶液。等酒精干了以后，黑猩猩既闻不到气味，也感觉不到有什么异样。当黑猩猩苏醒之后把它送回测试室。在头上 30 分钟时间内看它在不知不觉中有多少次摸到红色标记处，然后把镜子再次拿到测试室里面来，看它有多少次摸到记号处，

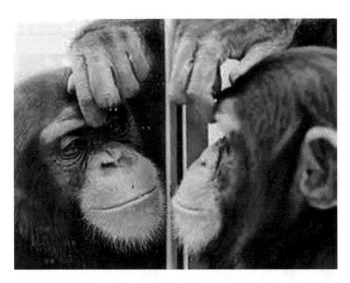

图 4.17　黑猩猩照镜子

结果发现两者相差 4～10 倍。另外，当黑猩猩从镜子中看到了记号，并在摸了记号以后，有时它还会看看自己的手指，或者嗅嗅它。它们有时还会在镜子前面转动身体，以便从镜子中看清以前看不到的身体部分。

后来又有许多科学家对其他许多动物做了类似于盖洛普对黑猩猩所做的实验，最后科学家公认只有部分种类的猩猩、亚洲象、海豚和欧洲喜鹊（图 4.18）等少数物种能通过这种"镜子测试"，而且即使在这些物种中也不是所有的个体都通过，在年轻的成年黑猩猩中有 75% 可通过镜子测试，而年幼和年老的通过比例比这要低。其实这也并不算太坏，连刘姥姥酒后在大观园里遇到一面大镜子，都还以为是"他亲家母也从外面迎了进来"呢。其实，一般说来，人类婴儿也要到 1 岁半至 2 岁才能认出镜中像就是自己。在此之前，婴儿也把自己的镜中像当成是另一个婴儿（图 4.19）。

有一头名叫海贝的亚洲象也通过了镜子测试。科学家在它的头上涂了一个白色的十字和一个其他方面都一样只是没有颜色的十字，海

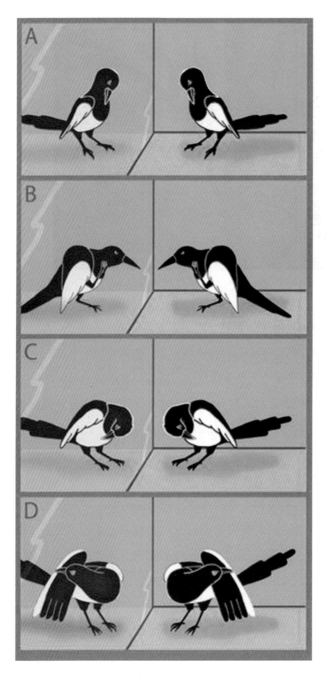

图 4.18　在喜鹊身上涂上白色染料之后，把它放到镜子前面。它知道用脚去踢掉白色"脏"物或用嘴去啄

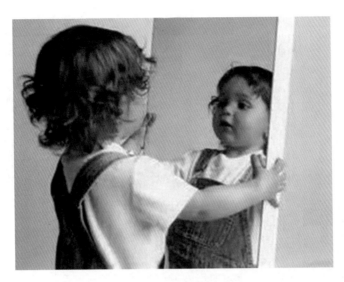

图 4.19　这是谁呀?

贝对此并不在意。然后科学家把它释放到围墙上嵌有一面和大象同高同宽的大镜子的场地中。海贝径直走到镜子前停留了 10 秒，然后离开。7 分钟后它又回到镜子前，前后走动了好几次，仿佛就像人在镜子前面试衣服似的，然后又走开。在之后的 90 秒里，它在照不到镜子的地方用鼻子反复摸白色十字，但是一次也没有摸那个看不到的记号。然后它又回到镜子前，径直站在镜子前，用鼻子不断地摸白色十字，好像在仔细研究这是怎么回事似的（图 4.20）。

　　当然，对于通过镜子测试的动物，我们有理由相信它们有自我意识，但是通不过这种测试未必就一定没有某种程度的自我意识。例如有些种类的大猩猩通不过镜子测试，这倒不是因为它们不够聪明，而是因为对这种物种来说，目光接触就意味着挑衅，所以当它们相遇时一般避免目光接触。而要看镜子里自己的像就免不了和自己的像"目光接触"了，而这正是它所要避免的。

　　通过这一节的介绍，我们可以知道许多动物并没有像许多人想象

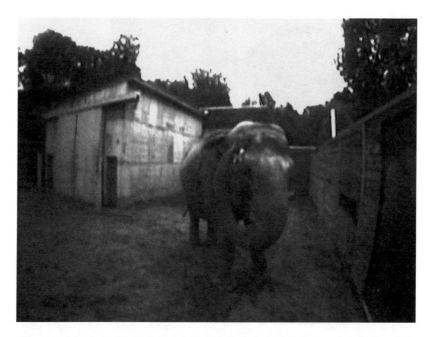

图 4.20   在这头名叫海贝的象头上涂了白色十字之后让它照一面和它差不多大的镜子，它知道用鼻子去摸这个记号

的那样聪明，但是又比另外许多人所想象的要聪明。要正确认识动物有多聪明，必须通过设计严谨的实验，而不能只看表面现象。另外，讲到智慧，有些动物也表现出以前认为只有人才有的某些技能的雏形，甚至在某种程度上懂得人类的语言，动物也可能有初步的自我意识。这就迫使我们不得不重新考虑人和动物之间的关系问题。以前人们曾经认为只有新皮层才是智慧的居住地，但是现在发现并没有新皮层的某些鸟类也有堪与猩猩媲美的智慧，甚至从进化上来说比鸟类还要古老的章鱼都表现出有智能的行为，这些动物智慧的神经机制是什么？这对想开发具有类似生物智能的机器提供了新思路。所以有关动物智慧的问题不只是引人入胜的茶余饭后闲聊的话题，而且还是具有相当深刻的理论意义和实际价值的科学问题。

参考文献

［ 1 ］ Ramachandran V S, Blakeslee S. Phantoms in the Brain: Probing the Mysteries of the Human Mind. New York: William Morrow and Company, 1998.

［ 2 ］ 坎德尔. 追寻记忆的痕迹. 罗跃嘉，等译. 北京：中国轻工业出版社，2007.

［ 3 ］ Kandel E R. The molecular biology of memory storage: a dialog between genes and synapses. Bioscience Reports, 2001, 21(5): 565-611.

［ 4 ］ Gazzaniga M S, Ivry R B, Mangun G R. Cognitive Neuroscience: The Biology of the Mind. 2nd ed. New York: W. W. Norton & Company, 2002.

［ 5 ］ Damasio A R. Descartes' Error: Emotion, Reason, and the Human Brain. New York: Quill, 2000.

［ 6 ］ 巴尔斯. 认知、脑与意识——认知神经科学导论. 北京：科学出版社，2008.

［ 7 ］ Bear M F, Connors B W, Paradiso M A. 神经科学——探索脑. 王建军，主译. 北京：高等教育出版社，2004.

［ 8 ］ 克里克. 惊人的假说. 汪云九，等译. 长沙：湖南科学技术出版社，1998.

［ 9 ］ Koch C. The Quest for Consciousness: A Neurobiological Approach. Englewood, Colo: Roberts & Co Pub, 2004.

［10］ 道金斯 M S. 眼见为实：寻找动物意识. 蒋志刚，等译. 上海：上海科学技术出版社，2001.

［11］ Pepperberg I M, Vicinay J, Cavanagh P. Processing of the Muller-Lyer illusion by a Grey parrot (Psittacus erithacus). Perception, 2008, 37: 765-781.

5 脑的可塑性

"脑的主要活动就是不断地改变它们自己。"

——明斯基 *（Marvin L. Minsky）

英语中有句谚语"老狗学不会新把戏"。人们长期以为，脑在人出生以后其结构就固定不变了，在成年以后则更难改变，尤其是老了后更是僵化不变。其实，人的脑一直在变化之中，而且在人生的不同时期，变化的程度不同。在婴幼儿时期，脑的可塑性最大，因此对人一生的影响也最大；即使到了成年，甚至老年，脑也还存在着一定程度的可塑性，这就为脑损伤的康复带来了希望。

5.1 狼孩——关键期的故事

1920 年 9 月 19 日，在印度加尔各答西部米德纳布尔的丛林中，发

---

* 美国认知科学家，也是人工智能的奠基人之一。

现两个狼哺育的女孩，大的一个估计约 8 岁，小的约 1 岁半，大概都是在半岁时被狼叼去的。两人回到人群后，都养在孤儿院里，分别叫卡玛拉与阿玛拉。她们都不会说话，不会用手，也不会直立行走，只能依靠四肢爬行。她们怕人，对于狗、猫倒有亲近感。白天她们一动也不动，一到夜间就到处乱窜，像狼那样嗥叫。

辛格（Reverend Singh）牧师夫妇俩为使两个狼孩能回归社会，做了各种各样的尝试。阿玛拉到第二个月学会发出"波、波"的声音，表示饥饿和口渴。可惜的是，在第 11 个月阿玛拉去世了。卡玛拉直到 2 年后才会发 2 个单词，"波、波"和叫牧师夫人"妈"，4 年后掌握了 6 个单词，第 7 年学会了 45 个单词。她的动作姿势的变化也很缓慢，1 年又 7 个月后才可以靠支撑两脚站起来；2 年 7 个月后才学会独自站立；而学会两脚步行，竟费了 5 年的时间，但快跑时还是会用四肢。又经过 5 年，她学会照料孤儿院中的幼小儿童；她会为跑腿受到赞扬而高兴，为自己想做的事情（如解纽扣）做不好而哭泣。卡玛拉一直活到 17 岁，但她直到去世也没真正学会说话，学会的单词总共不过 50 个，智力只相当于三四岁的孩子。

1797 年在法国西南部塔恩的森林中也发现过一个十一二岁、满身赤裸的男孩，人们叫他维克多。虽然他受到精心照料，但是直到他 40 岁去世时，他还是说不了几句话。

从这些孩子的故事可以看出，大脑的发育受后天成长环境的影响很大。特别是婴幼儿时的关键期，如果在这个关键期内缺乏正常的抚育，将造成难以逆转的智力缺陷。

美国的神经心理学家哈洛（Harry Harlow）一开始想培养一窝不受外界环境影响的猕猴，因此就把刚生出来的猕猴隔离起来，结果得到一窝神经不健全的猴子，于是决定转而研究自幼遭到隔离的猴子。他们把每头新生幼猴分别饲养在一间与世隔绝的小间里，完全看不到其他动物。这样过了几年，再把它们放回到一群正常的猴子中去，它们却恐惧地蜷伏在地上，一动也不动。当别的猴子向它们走来时，它们要么僵立不动，要么逃之夭夭。它们的这种反常行为很少变化，即使在它们回归正常猴群两年后还是如此。

两位诺贝尔奖得主的贡献——关键期的神经生物学基础

对于这些现象的神经生物学基础研究，20 世纪 70 年代英国神经科学家布莱克莫尔（Blakemore）曾作出了里程碑式的贡献。他及其合作者把刚出生的小猫放在暗室中喂养，每天只有 5 小时把它放到一个内壁涂满垂直条纹或者水平条纹的圆筒里面见光。猫的头颈处套上了一个很大的枷锁，小猫不能随意转动脑袋，也看不到自己的身体，它能看到的只是墙壁上的条纹（图 5.1）。就这样喂养了 5 个月。结果布莱克莫尔等发现，在涂有垂直条纹的圆筒内长大的小猫看不见水平条纹，在涂有水平条纹的圆筒里长大的小猫则看不见垂直条纹。这可用微电

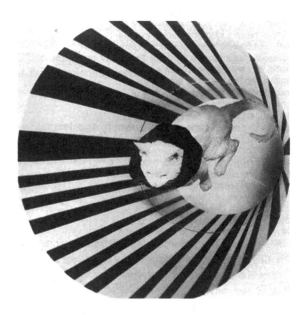

图 5.1　在"竖条世界"里长大的小猫看不到横条[1]

极插到猫视皮层的神经细胞里面看它们对有一定朝向的条纹刺激（竖条纹或是横条纹）是不是有反应来确定。

布莱克莫尔做的实验是限制初生幼猫只能看到某些特定模式，而看不到其他模式，其结果造成了不可逆的视觉缺陷。那么如果让初生幼猫的双眼或者一只眼睛从生出来就看不到东西，这又会造成怎样的结果呢？

为了回答这个问题，休伯尔和维泽尔把初生小猫的一个眼睑缝合起来，因此这只眼睛虽能透过眼皮接收到光的刺激，但看不到任何东西。这样，就会发现这只猫的初级视皮层中基本上没有这个眼的代表区，几乎所有区域都为没被缝合的眼所主宰。一般来说，如果出现这种情况还不太久就去掉缝合，那么这种情况可得到部分改善。对猫来说，这个期限是 3～4 个月，如果出生三四个月后才打开缝合，那么情况就不会有任何的改善。因此，猫的关键期就是 3～4 个月。对人来说，关键期要长得多。

还有一些实验是让小猫或小猴子一出生就带上特殊的眼镜，这使它们所看到的一切都是模模糊糊的。这样一直到它们成年之后再把眼镜去掉。此时会发现，这些动物虽然还能区别颜色、亮度、大小等简单特征，但是它们不能区别形状和追踪运动目标。

赫尔德（Held）和海因（Hein）也做了一个非常有趣的实验。他们把一群小猫从刚出生就饲养在完全黑暗的环境中，直到小猫能独立行走，然后他们把小猫分成两组：一组是"车夫"，另一组是"乘客"。他们在一间圆筒形的小室中心竖起一个像回转木马一样的装置，不过上面只有一根可以旋转的横杆，杆的一头是一个身套，套在里面的小猫可以拉着整个装置转动，算是"车夫"；另一头吊了一个小篮，"乘客"可以坐在里面闲看"风景"。小室的墙壁上涂的也是黑白相间的竖条。小猫平时依然饲养在暗室里，每天只让它们到这个"游乐场"里活动 1 个小时。由于车夫和乘客正好在横杆的两头，它们能看到的景象是完全一样的，其差别只是车夫可以边走边看，它的看和它的走是完全协调的，可以算是"主动"组；而"乘客"组则完全是被动地"坐井观天"。在这样训练一段时间以后，又让两者执行各种视觉任务，例如用脚掌拍击平面上的目标点，躲开障碍，追踪运动目标等，结果主动组全面优于被动组。事实上，主动组长大后和正常猫没有多大差别。因此对视觉系统的正常发育来说，不仅在关键期里必须接受视觉刺激，而且还要把视觉刺激和自己的主动活动联系起来。

　　上面这些实验讲的都是动物出生以后就被剥夺了一切与外界环境的正常互动而造成的影响。那么人的情况又会怎么样呢？请看下面这位盲人的故事。

一场喜悲剧——复明盲人 S. B. 的故事

　　S. B. 是一位既聪明又开朗的男子，但不幸的是他一出生就是盲人，必须进行角膜移植才能复明。但他出生的时候还没有现在这样的角膜库，没有角膜可供他移植，就这样一直等到人到中年。52 岁时，他终于进行了角膜移植手术，手术非常成功……

　　重建光明的那天终于到来了！把眼睛上的绷带拆下来的那一刻，他听见了医生的声音，循声望去，他依然什么也没有看到，眼前只是一片模糊！他知道应该看到一张脸，因为他听见了医生的声音，但就是看不见。几天后，情况有所改善，他可以不用摸索着就在医院的走廊里走来走去，甚至还可以看清巨大壁钟上的时间。以前他口袋里总是放一块没有表面的怀表，靠摸指针的位置来知道时间。在医院里，他黎明即起，倚在窗口看风景，他为自己的进步而高兴！

　　S. B. 终于要出院了，英国布里斯托尔大学的心理学家格雷戈里（R. L. Gregory）教授[2]把他带到伦敦，给他看各种各样以前无法通过触摸来认识的事物，结果他变得十分沮丧。在动物园里，他能正确地叫出大多数动物的名称。事实上，他小时候经常抚摸家里的宠物，并询问家人其他动物和他通过抚摸所得知的猫或狗有什么不同。当然，他对模型和玩具也很熟悉。很明显，他是靠以前通过触摸所得到的经验以及他人告诉他的知识来认出所看到的物体，但他觉得这个世界很是乏味，连物品上斑驳的油漆都会让他烦恼！他在灯柱的周围转来转去，从不同的角度打量，奇怪为什么从各个角度看起来很不相同的竟会是同一个东西！他埋怨说他注意到东西越来越不完美，他会注视画作和木器上细小的瑕疵和斑点，并为此感到烦恼。他所期望的是一个完美得多的世界！他喜欢绚丽的色彩，光线黯淡时他就变得很压抑。他的抑郁越来越严重，渐渐地他不再活跃，三年后竟与世长辞！这个结局事与愿违。

　　长期失明的盲人在复明之后变得忧郁并不少见。原因很复杂，部分原因可能是他们意识到自己曾经失去的不光是视觉经验，还有在他们失明的那些年头里失去的机遇。有些复明的人很快就不想再看，而宁愿待在暗处。S.B. 就常常在晚上不开灯，枯坐在黑暗里。

　　格雷戈里教授对 S.B. 眼光中的世界究竟是什么样的非常感兴趣，对他做了各种测试，还问了他种种问题。当 S.B. 还在住院时，他对自己的判断和回答是否正确非常在意。格雷戈里教授发现他的距离感非常特别，早先的一些病例也是如此。S.B. 会以为如果用手吊在窗台外面，他的脚就可以碰到地面，而事实上从窗口到地面的距离足足有他身高的 10 倍！但是，对于他能摸得到的东西，他对距离和大小的判断都很精确。

　　尽管 S.B. 的知觉很奇怪，但他很少对看到的东西表示惊奇。图5.2 是 S.B. 在从未见过大象的情况下画的大象。画好后半小时，格雷戈里教授带他到伦敦动物园，一见到真正的大象他就说："有一只大

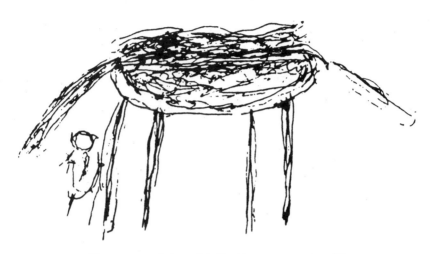

图 5.2　S. B. 在未见过大象的情况下所画的大象[2]

象，它和我想象的差不多。" S. B. 只对一样东西表现出惊奇，那就是月亮，这是他以前无法摸到的。

　　S. B. 仅在盲童学校里学过盲文，但在医院里格雷戈里教授惊奇地发现他在手术后认得出大写字母和数字。后来，教授得知他曾在盲童学校里通过用手摸刻在木板上的大写字母和数字来学习字母和数字。虽然他马上就认得大写字母，但是复明以后为了认得小写字母却花了很长时间，而且除了某些简单的单词之外，他几乎没有学会阅读。这一事例提示人们，大脑并不像以前所想象的那样分工十分明确，盲人复明以后可运用以前通过触觉所得到的经验来帮助自己的视觉感知，似乎所有的感觉都有某个公共的知识库。

　　从 S. B. 所画的公共汽车可以清楚地看到他运用了早先的触觉经验。图 5.3 是他在手术后的 48 天画的，其中的车轮上有辐条，因为这一特征对触觉来说很容易感知；但车头完全没有画出来，这是他以前没有摸过的。图 5.4 是 6 个月以后画的，图 5.5 则是一年多以后再画的。这两幅图里依然没有车头，而图上添加的文字则是视觉学习的结果。

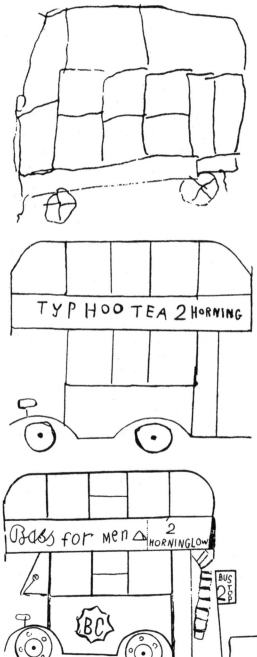

图 5.3　S. B. 在手术后 48 天所画的公共汽车[2]

图 5.4　S. B. 在手术 6 个月以后的画作[2]

图 5.5　S. B. 在手术一年多以后的画作[2]

有一次，格雷戈里教授带 S. B. 到伦敦的科学博物馆参观，给他看一台罩在玻璃罩里面的车床，这是他以前一直想用的。他们把罩子打开，这样 S. B. 可以摸摸车床。然而，罩子重新罩上后，S. B. 什么也说不出来，只是说离自己最近的那个部件也许是个手柄。然后，再让 S. B. 去摸，他闭上眼睛把手放在上面，立刻说这确实是一个手柄。他紧闭双眼，用手把车床摸了个遍。然后，他退后一步，睁开眼睛凝视着它，并且说："现在我确实感到我会看了。"

在手术前，S. B. 敢一个人穿马路，他把手或者手杖举在前面，车就在他面前停了下来。然而，手术后，即使他两旁边一边一个人拉他一起穿马路，他也吓坏了，仿佛以前他从没有穿过马路似的。

狼孩以及 S. B. 的故事都说明早期经验对脑的发育非常重要，这就是为什么家长必须经常要和婴儿逗着玩，为什么最好让小孩在一个丰富多彩的环境里成长的原因。当然，后天的经验会在某种程度上修饰脑的结构，使用频繁的脑区会扩大其范围，而老是得不到使用的脑区则会改作他用。

5.2　老狗也能学会新把戏——皮层可塑性的故事

除了嗅觉感受器和海马等少数器官中的神经细胞之外，神经细胞一般不会再生，也就是说，出生时脑中有多少神经细胞，到死的时候只会减少、不会增加。当婴儿刚出生时，脑中的神经细胞之间的联系比较少，在以后的两年中，随着婴儿不断接收到种种感觉信息，神经细胞之间的联系迅速增加，有人估计这种增加的速度达到每秒增加 200万个突触，到 2 岁时整个突触数达到 10^{14} 之多。不过此后，脑开始对这些突触进行"剪裁"，如果有些突触很少用，它们就会消失，而经常使用的突触则得到加强，最后只有一半突触保留下来。这就是早期经验对人的一生如此重要的根本原因。

　　但是脑的这种动态变化并不仅限于婴幼儿期，终人一生脑都在变化，都有一定的可塑性，通俗地说就是"用进废退"。一个著名的例子是在有导航仪以前的伦敦的士司机的海马后部要比一般人大，这是由于这一部分和空间记忆有关，而伦敦有 25 000 条街道，20 000 个地标或是其他乘客可能感兴趣的地点，例如旅馆、戏院、饭店、大使馆、警察局以及景点等都是司机必须记住的。科学家还发现，司机任职时间越长，这种变化也越大。更为有趣的是，大家都知道爱因斯坦过世之后，不少科学家对他的脑进行了研究，企图由此解释他为什么如此天才。一个意外发现是他控制左手指运动的脑区特别发达——他生前热爱演奏小提琴的后果！成人脑也有可塑性带来的好消息是：脑损伤患者在一定程度上也有康复的可能，越是年轻，恢复的可能性越大，恢复的程度也越好。

少了大块大脑的小孩——脑积水患者的功能代偿

　　在脑的中心部位有一些充满着脑脊液的空腔，称为脑室。脑脊液在脑室和颅内脑外的空隙间循环运行，如果循环通路受阻，脑脊液就会在脑室中集聚并压迫周围的脑组织，严重的时候甚至会使脑组织变得很薄，这就是所谓的"水脑"或者"脑积水"。按常理来说，脑组织受到压迫后患者会表现出某些神经系统的功能失常，但有些这样的患者却并不表现出明显的功能缺陷。

　　希伦就是这样的一位中学女生。她不仅成绩在平均水平之上，而且化学和生物学成绩还名列前茅。用脑成像技术可看到她的脑中心有一个非常大的空洞，充满了脑脊液，就是这剩下来的脑"壳"，完成了正常人大得多的脑组织所完成的工作。

　　再来看看日本男孩小纯，他生出来的时候全身僵直不动，甚至都不会哭，头异乎寻常的大。他得了水脑，除脑干正常之外，只在基部留下一小块脑，脑成像显示他的脑中有一个巨大的空洞。尽管如此，小纯的妈妈并没有放弃治愈的希望，她不断地给小纯按摩，叫他的名字，给他看各种颜色，让他去摸温热和冷的物体，给他嗅各种各样的气味。总之，给小纯尽可能多和尽可能丰富多彩的刺激。功夫不负有心人，小纯不仅活了下来，而且既不瞎、也不聋，也没有瘫痪。

还有美国男孩约翰逊，由于严重的癫痫，不得不切除了整个左侧大脑。经过三年的康复训练，他不仅恢复了说话的能力，而且右侧身体也可以活动，甚至还学会了游泳和柔道。约翰逊也能认字，就是在名词分类上有困难。

当然，上面所讲的这些严重的脑损伤状况，只有在婴幼儿期才有可能由脑中的其他部位代偿缺少或损坏了的部分。不过，不只是婴幼儿，成年人甚至老人的脑也还有一定的可塑性。

伊格尔曼奇遇记——适应颠倒了的世界

众所周知，外界物体通过晶状体在视网膜上生成一个倒像，但我们看到的并不是一个倒立的世界。如果人为地把这个倒像重新正过来，那么我们看到的会是怎样的一个世界？历史上曾有许多人做过这样的实验，苏姗娜就有一段这样的经历。当她带上了这样的镜片以后，周围的一切都颠倒过来了，开始时连倒一杯水都成了难题。不过，戴了一个星期以后（其间一刻也没摘下来过），一切看起来都恢复正常了，她甚至能骑着自行车在大街小巷转悠。当她把镜片摘下来时，她又不适应了，周围的一切再次颠倒。不过，这一次这种状况只持续了一个小时就恢复了正常。苏姗娜的经历再次说明脑有非常强的可塑性，它可以不断适应变化着的世界。

美国著名神经科学家戴维·伊格尔曼（David Eagleman）为了亲身体验一下这种经历，他到美国神经科学家阿雷萨·布鲁尔（Alyssa Brewer）的实验室里戴上一副能把景象左右易位的三棱镜目镜。下面是他的自述：

在一个美丽的春日，我戴上了一副三棱镜目镜。世界立刻翻转了：原来在左面的东西现在却出现在右方，反过来也一样。当我想确定阿雷萨站在什么地方时，我的视觉系统告诉我的是一回事，而我的听觉告诉我的是另一回事。我的不同感觉协调不起来。当我想伸手抓某件东西时，我所看到的手的位置和肌肉告诉的位置不一致。戴上目镜两分钟之后，我就满头大汗和恶心欲吐。

虽然我的眼睛功能正常，把外部世界收入目中，但是这些视觉数据流却和其他数据流协调不起来。这给我的脑出了难题，就好像我正第一次去学习怎样看东西。

我明白戴上目镜以后不会永远那样困难。还有一位参加实验的人布雷恩·巴顿（Brain Barton）也戴上了三棱镜目镜，他已经戴了整整一周了。布雷恩好像不像我那样想吐。为了比较一下我们两人的适应程度，我向他提出比赛一下烘烤糕点。这场比赛要求我们把蛋打在碗里，和蛋糕粉拌匀，然后把糕糊倒到纸杯盘里面，再把盘放到烤箱里。

其实根本不用比：布雷恩的纸杯蛋糕从烤箱里取出时看上去很正常，而我的糕糊绝大多数都撒在台面上干掉了，或是在烤盘上洒得满盘都是给烤熟了。布雷恩可以自在地走来走去，而我则笨手笨脚。我每走一步都得动脑筋。

戴上目镜使我体会到通常隐藏在视觉处理背后的事物。那天一清早，在我戴上目镜之前，我的脑可以利用脑多年来和世界打交道的经验。但只是把某个感觉输入颠倒了一下，事情就完全变了样子。

　　要想达到布雷恩那样的水平，我知道我还得继续和周围世界打好几天交道：伸手抓东西，追随声音的方向，注意我自己肢体的位置。只要训练足够，我的脑也能够通过对不同的感觉相互参照而训练成功，正如布雷恩的脑花了 7 天时间所做的那样。通过训练，我的神经网络就会学会怎样把进入脑的各种各样数据流和其他的数据流协调起来。

　　布雷恩报告说在戴上目镜几天之后，人们就在内心中建立起一种新的左方感和一种老的左方感，也建立起新的右方感和老的右方感。经过一个星期之后，他们就可以正常地到处走动，就像布雷恩所能做的那样，他们不再注意左方和右方究竟是老的还是新的了。他们关于周围世界的地图改变了。两个星期后，他们可以方便地读写了，能像不戴目镜的人一样自如走动。在这样短的一段时间里，他们就能迅速适应这样剧烈的变化真是令人吃惊。

盲人识字——触觉代偿的故事

　　如果一个人失明了，但是其视皮层仍旧完好、没受到什么损伤，那么此时视皮层还能起作用吗？ 20 世纪末，日本国立生理科学研究所的定藤规弘（Norihiro Sadato）博士及其同事用脑成像技术做实验回答了这个问题[3]。

　　他用两组人来进行实验，一组是先天盲人，或者是在早年失明的；另一组则是正常人。每组人都做两个实验。第一个实验是让受试者用指尖在上面有突出小点的粗糙表面上划来划去；第二个实验则要求受试者通过触觉辨认表面上的两道划痕是否相同。对照实验则是让受试者休息，他的手不能动。定藤规弘测量了这三种情况下视皮层的血流。

相对于让受试者休息不动手的对照实验，这两组人在用手指触摸进行辨别的实验中视皮层的血流变化正好相反。对正常人来说，通过手指触摸来辨别划痕时，包括初级视皮层在内的腹侧枕叶皮层中的血流显著减少，而次级体感皮层中的血流增加；这与他们看东西时听觉和触觉皮层中的血流减少类似。而对盲人来说，通过手指触摸来辨别划痕时，腹侧枕叶皮层中的血流增加，而次级体感皮层中的血流则减少；但如果光是用手指摸来摸去而不进行辨别，枕叶皮层中的血流就不增加。更进一步，如果让盲人用手指摸盲文，并辨别所摸到的盲文是不是一个单词，这时不但初级视皮层中的血流增加了，由此直到顶叶皮层和腹侧枕叶皮层大片脑区的血流都增加了。至于为什么盲人在用触觉辨别东西时视皮层的血流要增加，其确切机制目前还不清楚。

这个实验也充分说明了皮层的可塑性。我们都知道盲人的触觉比正常人要敏锐，这除了他们不受到视觉刺激所引起的分心以外，可能还因为他们的触觉使用了更多的皮层资源。

蝙蝠侠——视觉的听觉代偿的故事

事实上，不仅是触觉，听觉也可以代偿视觉。詹姆斯·霍尔曼（James Holman，1786—1857）（图 5.6）上尉原来在英国海军服役，但是 1812 年他 25 岁时，由于健康不佳不得不退役。他不仅患有痛风，眼睛也瞎了。复员之后，上级本来给了他安排了份轻松的工作，但是他不习惯这种枯燥乏味的生活，竟然醉心探险。他身穿一身旧军装，手持一根金属包尖的山核桃木手杖，靠着每年 84 英镑的年金，就这样上路了。霍尔曼居然依靠手杖探路走遍世界，甚至还翻山越岭。有人说，他的双足几乎踏遍全球，但是他的目光却没有落到过任何一处地方。

一位盲人怎么能独自周游世界？确实，除了毅力之外，他也想了很多办法，最主要的就是他的手杖。他不断以杖击地，声波从附近的

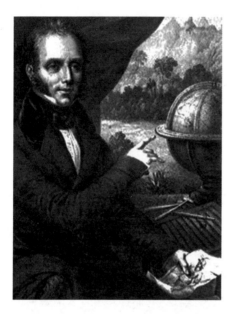

图 5.6   盲人探险家詹姆斯·霍尔曼

物体上反射回来，到达他的双耳时有一点时间差。在经过一段时间的实践以后，他的脑就学会了检测出这种时间差，并由此觉察他所面临的场景。根据这种回声他甚至还能知道事物的大小、形状和质地。手杖的敲击声成了他的"目光"。

霍尔曼并不是唯一的一位以耳代目的人，有许多盲人依靠敲击手杖、以脚顿地、口发咔嗒声等来识别物体、自由走。因为他们就像蝙蝠那样靠回声定位来行动，所以人们戏称他们为"蝙蝠侠"。下面我们就再来介绍这样一位依然健在的美国奇人丹尼尔·基什（Daniel Kish）。

基什出生于 1966 年。当他还只有 13 个月大的时候，由于视网膜癌而摘除了双眼。2 岁时，他无师自通地学会了用舌头发出咔嗒声来进行回声定位。最初他甚至拒绝用导盲杖，因为那会使人觉得他是残疾人，而他却并不认为自己残疾。不过他现在也使用一根白色手杖，使自己的行动更方便。通过回声定位，他甚至能知道面前的篱笆是金属的还是木制的。他说道："对一位有经验的人来说，感觉到的图像非常丰富。从声音或是回声中就可以知道对象是丰富多彩还是单调乏味或是其他。"他甚至教盲童远足、爬山和怎样在全新的环境里安全行动。基什在美国安赫莱斯国家森林公园里买了一栋 144 平方英尺（1 平方英尺 =0.092 平方米）的小屋，经常独居其中，在林中小径漫步，踏着光滑的石块穿过小溪。不过他也因此经常受伤，有一次还因为烟囱问题造成的火灾，半夜惊醒，好不容易才逃出来。他把这一切都称作"为获得自由所付出的代价。"

这些人之所以能以听觉替代视觉都是由于脑的可塑性。脑成像实验直观地证实了脑的这种可塑性。科学家对有回声定位能力的盲人进行了研究。他们在盲人的耳朵里安放微型微音器，记录他们在室外听到的回声，然后在实验室里重放这些录音，同时进行脑功能磁共振成像。结果发现，这些盲人听到那些回声时也有身临其境的感觉，而且此时在脑中被激活的是初级视皮层而不是听觉皮层。如果把这些回声放给正常人听，就没有这样的现象。这表明这些有回声定位功能的盲人是利用初级视皮层而非听觉皮层来实现识别任务的。更有意思的是，正常人经过一段时间的训练以后也能学会回声定位，但是此时他们脑中的激活区却并非初级视皮层，这似乎说明，只有当盲人的视皮层已经失去了它的正常功能之后才被移作他用。

"严酷的爱"——中风患者康复的故事

1958 年，65 岁的彼得罗得了中风，不能说话也不能行动，不得不整天坐在轮椅上。他的儿子乔治当时是墨西哥大学的医学研究人员，他没有让父亲枯坐在福利院里，而是接他回家并迫使他活动。邻居们看到老人抖抖索索地打扫门廊时都很担心。事后，乔治的兄弟、研究感觉替代的专家保罗·巴赫-利塔（Paul Bach-y-Rita）评论说："这是一种严酷的爱，乔治会把某样东西丢在地板上，然后说：'老爸，捡起来。'但是让残疾人做些事情，对他很有好处。"[4]

那时，神经科学家都相信脑损伤是不可逆的。如果中风导致的记忆丧失、偏瘫、痴呆等持续超过几个星期，就永远好不了了。然而，彼得罗三年后却完全康复了。他又重回教席并工作了五年。1969 年，彼得罗去哥伦比亚爬一座海拔 2 700 米的山时因心脏病突发而过世。

神经病理学家对彼得罗的脑做了尸检。保罗后来回忆道："令人惊奇不已的是，我父亲恢复得这么好，几乎找不到有什么脑损伤。"这让保罗不由得思考起来，为什么每个人都说父亲不可能恢复，而他却恢复了？看来大脑的可塑性要比一般人想象的强得多。

人脑的可塑性远远超乎我们的想象，这种可塑性使我们可在很短的时间里适应外界的剧变，并且也为脑损伤以后的康复带来了希望。不过，有些状况下脑的可塑性会使人产生幻象。

5.3 鬼手——幻肢的故事

有位业余运动员在车祸中失去了一条胳膊，但他依然感到胳膊还在那儿，他能感觉到从这条实际上已经失去了的胳膊上传来的运动感觉。他觉得还是可以在空中挥舞这条胳膊，触摸东西，甚至伸过去拿住一只咖啡杯。如果突然从他"手"中把咖啡杯抢走，他会痛苦地叫道："哎哟，我感觉到杯子从我手里被抢走了。"这种实际已失去但感觉仿佛还在的肢体被称为"幻肢"，也被叫做"鬼肢"或者"幽灵肢体"。

纳尔逊勋爵之问——由幻肢现象引起的疑问

拿破仑时代的英国海军名将纳尔逊（Horatio Nelson）在英法战争中屡建奇勋。他在一次海战中失去了右臂，但他觉得他失去了的手臂依然还在疼痛，于是他认为这是"存在灵魂的直接证据"。他想，如果一条手臂丢掉了，我们感到它依然存在，那么有什么理由说整个肉体死亡以后我们就不再存在了呢？神经病学家拉马钱德兰对"幻肢"现象进行了深入研究[5]，解答了"纳尔逊勋爵的疑问"。

有些患者在截肢手术的麻醉过去之后不相信肢体已被截去，因为他觉得肢体明明还在原处。只有揭开病床的床单让他亲眼看，他才会悲伤地发现确实已经截去了。有时候，某些患者还会感到失去了的手臂或者手指在剧烈地疼痛，这种疼痛不仅不会缓解，而且还无法可医，以至于一些患者企图自杀。拉马钱德兰从第一次见到这样的患者开始，就被深深地吸引住了。他觉得自己就像柯南道尔笔下的福尔摩斯，要根据搜集到的蛛丝马迹和科学推理去解开这个令人不解的谜题。他想起多年以前加拿大著名的神经外科医生彭菲尔德的工作。

大脑里的倒立侏儒——彭菲尔德的工作

20 世纪的四五十年代，彭菲尔德在治疗药物控制无效的癫痫患者时，不得不打开患者的颅骨去寻找癫痫病灶，并予以切除。为此，他必须非常小心地先搞清楚他要切除的部分是不是有十分重要的功能，切除它是不是会造成严重的后遗症。他在手术前先用电极去探测大脑的各个部位。由于人的大脑没有痛觉感受器，对大脑做手术或进行探测并不会使患者感到痛苦，只有在切开头皮时才会疼痛，所以只要对患者作局部麻醉就可以了，这样患者在手术过程中保持清醒。彭菲尔德用电极刺激患者大脑皮层的不同部位，同时问患者的感觉如何，答案五花八门。这里只讲沿中央沟后侧的一长条脑区，刺激这些部位可让患者感到似乎刺激了身体的不同部位，从大脑的顶部向下依次为生殖器、腿、臀部、躯干、脖子、头、臂、肘、前臂、手、手指、拇指、眼、鼻、脸、嘴唇、牙齿、下巴、舌头、咽喉和腹内腔。但是，脑上这些区域的大小和对应身体部位的大小不成比例，身体上感觉敏锐的部位如手指和嘴唇所占的脑区很大，而感觉很不敏感的躯干在脑上的代表区却很小。为了看起来比较形象，彭菲尔德把相应的器官画在这一狭长脑区的旁边，这样就可看到一个形状扭曲的倒立小人（图 5.7）。体感在初级体感皮层上的这种定位可用来解释一种叫做"杰克逊行进"

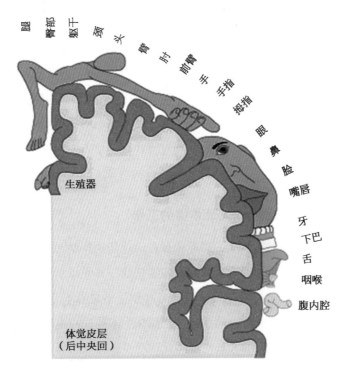

图 5.7　体表感觉在体感皮层的投影

（Jacksonian march）的感觉异常。这种病发作时，患者感到身体某处麻木或者有烧灼感，并沿一定的路线在身上传播，例如先是指尖感到麻木，接着是手，然后是臂，经过肩到背一直到腿。这条路线与初级体感皮层上这些部位对应区域的位置顺序完全一致。这种感觉异常正是癫痫从初级体感皮层外侧指尖对应区开始发作，然后向中线方向扩布的结果。

　　彭菲尔德的这一观察也为以后的动物实验所证实。刺激猴子身体上的不同部位，可以在类似于图 5.7 的相应脑区记录到神经脉冲的发放。所以，身体表面的每一个部分都在对侧大脑半球中央沟的后缘有一个投射区。后来，有动物实验表明身体表面在大脑上的投射区并非一成不变。神经科学家庞斯（Tim Pons）给一只猴子动了手术，切断了从它的一只胳臂传向脊髓的所有感觉纤维。11 年后，再给这只猴子作麻醉并打开颅骨，记录大脑体感皮层的代表区。由于从这只猴子一只胳臂传来的感觉信息早就被切断了，那么想当然地，即使刺激这条胳臂，这条胳臂在正常猴脑上的投射区中的神经细胞也应该没反应，事实也确实如此。但是，令研究人员意外的是，当他们触摸到猴子脸部时，这条胳臂对应脑区上的细胞产生了猛烈的神经脉冲发放。当然，那些原来就与脸部对应的脑区上的细胞也有猛烈的神经脉冲发放。这意味着来自脸部的触觉信息不仅传到了原来就对应于脸部触觉的脑区，而且还"侵入"了原来对应于胳臂的脑区。触觉在脑上的代表区不是一成不变的！即使对于一个成年动物也是如此！

脸部的幻肢地图——拉马钱德兰解开幻肢之谜

1991 年，拉马钱德兰读到庞斯的这篇论文时，惊喜交加。他想："天哪！也许可以用这一点来解释幻肢现象！"他很想知道触摸猴子脸部时它的感觉究竟如何。是不是也感觉到它早已麻痹了的手臂正在被触摸？还是只感觉到有东西摸脸部？可惜猴子不会说话。拉马钱德兰突然想到，虽然猴子不会说话，但人会说。如果触摸一下幻肢患者的脸部，患者是不是也会觉得触摸到了他的幻肢呢？他急忙四处寻找刚失去胳臂的患者，正巧找到一个这样的患者，就是 17 岁的中学生汤姆。

汤姆一天驱车回家时，一辆相向行驶的汽车突然偏到他面前，他急忙刹车，但已经来不及了，他被甩出车外。当他回头去看他的车子的时候，他惊恐地看到他的手还在车子里紧紧地抓着坐垫不放。就这样，他失去了肘关节以下的左手臂。在这以后的几个星期里，尽管汤姆知道他已失去了手臂，但汤姆总感到手臂似乎还在。他好像还可以摆动他的每一个"手指"，可以在伸手可及的范围里"伸过去""拿起"物体。他幻想中的手臂似乎像真正的手臂那样会自然地去做任何事情。电话铃响的时候，他会想用幻肢去接电话。汤姆并没有发疯。他只不过是"幻肢"现象的一个典型病例。

汤姆在实验室里舒舒服服地坐下来以后，拉马钱德兰用眼罩把他的双眼蒙上，然后用一根棉签头触碰他的身体各处，并问他碰到的是哪个部位。

拉马钱德兰碰了碰他的面颊，问："你感到碰到了哪里？"

他回答说："面颊。"

拉马钱德兰又问："还有什么其他感觉吗？"

他回答说："真有点滑稽，你碰到了我失去了的大拇指。"

拉马钱德兰把棉签移到了他的上唇，问："现在碰到哪儿了？"

"你碰到了我的食指，也碰到了我的上嘴唇。"

"真是这样吗？你敢肯定吗？"

"没错，两处我都感觉到了。"

拉马钱德兰又碰了碰他的下巴，问："这是哪儿了？"

"这是我已经失去了的小指。"

就这样，拉马钱德兰在汤姆的脸部找到了对应于其幻肢的地图（图5.8）。拉马钱德兰感到他所看到的正对应于庞斯在猴子的电生理实验中所发现的东西。其中的奥秘，就在于在失去手臂以后大脑触觉皮层的代表区进行了重组，而在正常情况下，脸部的代表区正好就在手的代表区的边上。

拉马钱德兰继续他的实验，他用棉签碰汤姆的胸部、右肩、右腿和背的下部，汤姆感觉到的也就是那些地方，并没有幻肢的感觉。但是，如果碰到他的残臂，他会感到又碰到了他的幻肢（图5.8）。这是为什么？再看一下图5.7，手在触觉皮层中的代表区就在脸部和上臂

之间！在汤姆失去手以后，正
常情况下来自脸部或者上臂的
感觉纤维就侵入了现在空无所
用而原来对应于手的代表区，
并且驱使那儿的细胞活动起
来。这就是为什么当拉马钱德
兰碰到汤姆的脸或者上臂的时
候，汤姆感到他早已没有的手
也被碰到了。

　　这里既没有鬼，也没有幽
灵！运用现代的脑功能成像
技术，我们可以在不用动任
何手术的情况下看到脑内的
功能活动，至少我们看到在
特定的条件下哪些脑区的活
动加强了。运用这种技术可
看到触摸汤姆的脸部和上臂
时，脑内原来对应于断肢部
分的脑区被激活了。所以无

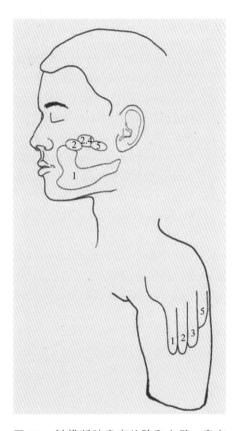

图 5.8　触摸断肢患者的脸和上臂，患者感觉到的断手的相应部位[6]
图中数字表示患者幻觉中感到的是第几根手指。

论汤姆一颦一笑，神经脉冲都会激活触觉皮层中原来的手区，让他感
到他的手还在那里。有一天，汤姆正要离开拉马钱德兰的办公室的时
候，拉马钱德兰忍不住问他这一个月来他自己触摸面颊时，例如刮胡
须的时候，有没有什么特别的感觉？汤姆回答说："没有什么。不过
有时候我的幻肢痒得要命，以前我一点办法也没有，现在我知道该抓
什么地方了。"他在说的时候弹了弹自己的面颊，并对拉马钱德兰眨
了眨眼。

参考文献

[1] Rosenzweig M R, Leiman A L. Physiological Psychology. Lexington, MA: D. C. Heath and Company, 1982.

[2] Gregory R L. Eye and Brain: The Psychology of Seeing.5th ed. Oxford: Oxford University Press, 1998.

[3] Sadato N, Pascual-Leone A, Grafman J, et al. Activation of the primary visual cortex by Braille reading in blind subjects. Nature, 1996, 380: 526−528.

[4] Abrams M. Can you see with your tongue? Discover, 2003(6).

[5] Ramachandran V S, Blakeslee S. Phantoms in the Brain: Probing the Mysteries of the Human Mind. New York: William Morrow and Company, 1998.

[6] Ramachandran V S. Plasticity and functional recovery in neurology. Clin Med, 2005, 5: 368−373.

[7] Eagleman D. The Brain: The Story of You. New York: Pantheon Books, 2015.

6　脑机之间
——脑机接口和像脑一样聪明的机器

　　"我们能不能设计出一台机器能做脑所能做的一切？对于这个问题的回答是：如果你能用一种清晰而有限的方法说清楚脑能做什么……那么我们就能设计出一台机器来实现……但是你能说清楚脑做什么吗？"

——麦卡洛克 * （Warren Sturgis McCulloch）

　　感觉和行动是神经系统功能的两头，科学家一直力图在脑与机器之间架起一道金桥，一方面，用机器来弥补神经系统的损伤，首先是感官的损伤，如人工耳蜗、人工视网膜和感觉代偿的问题；另一方面试图用脑来直接指挥机器，既为瘫痪患者造福，也为在特殊环境下代替人进行工作开辟了可能性。人们也长期梦想用机器来窥探人脑的思想，如果能做到这一点，那么罪犯将难于逃遁。此外，我们也想造出和人脑一样有智能的机器，这是无数代科学家和工程师的梦想，也已

---

* 麦卡洛克（1898—1969 年），美国神经生理学家和控制论专家，神经网络的奠基人之一。

成为当下科学技术的热点。

6.1　打破寂静——人工耳蜗的故事

　　我们是怎么听声音的？听觉系统的感受器是耳蜗中的毛细胞。声音通过外耳道传到了鼓膜，推动鼓膜跟随声音来回振动；鼓膜的振动又通过三块听小骨推动耳蜗底部卵圆窗上的膜振动（图 6.1）；卵圆窗膜的振动使耳蜗内部的液体跟着振动，液体会推着耳蜗内的感觉细胞顶端的纤毛运动，正是这些纤毛的振动最后引起听神经上产生神经脉冲，并且向大脑传去。感觉细胞排列在一条称为基底膜的长条上，在耳蜗的内部盘旋着伸向顶部。

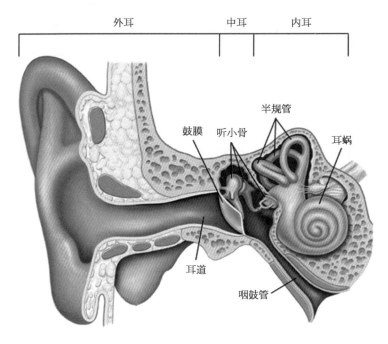

图 6.1　耳朵的解剖结构

1961 年诺贝尔生理学或医学奖得主贝凯西（Georg von Bekesy）发现基底膜上不同的部位对不同频率的声音敏感，越是接近基底膜底部的感觉细胞对频率越高的声音（也就是听起来越是尖的声音）敏感，而越是靠近基底膜顶部的感觉细胞对频率越低的声音（也就是听起来越是低沉的声音）敏感。所以，耳蜗似乎已对听到的声音做了初步的分析。

耳聋有种种原因。最简单的一种是鼓膜或者附着在它上面的三块听小骨发生了问题，这种状况比较容易医治，通常配戴助听器把声音放大就能解决问题。但如果是听觉的感觉细胞坏死了，例如由于不当使用抗生素造成的损害，那么把声音放得再大也没有用，患者不可能听到任何声音。但是这种患者的听神经还是完整的，因此科学家就想办法绕过坏死了的听觉感受器这一关，直接刺激听神经以让聋人复聪，即给患者植入人工耳蜗（图 6.2）。现在植入人工耳蜗已成了一种常规手术，截止到 2022 年，全世界已经有 100 万例以上的患者植入了人工耳蜗。其中绝大多数成年患者甚至不需要任何视觉线索就可和别人交谈，例如通过电话交谈，而使用了人工耳蜗的儿童则可进入普通学校接受教育。

人工耳蜗分成体外和体内两部分。体外部分包括传声器、声音处理器和发送器。传声器把声音转换成电信号，声音处理器把这个电信号按频率分成若干个部分，并进一步转换成相应的脉冲，然后发送器把这些脉冲信号发送出去。体内部分包括接收器和阵列电极。接收器接收发送器发来的脉冲信号，并通过电极阵列把代表不同频率声音的脉冲信号传送到耳蜗的不同部位去刺激听神经。这个过程与正常的听觉过程类似，一旦听神经接收到了它所需要的信息，就会向大脑中更高级的部位传送，最后就形成了我们知觉到的声音。成年以后才致聋的患者，几乎在植入人工耳蜗后就立刻恢复了听觉。而对于在学会说

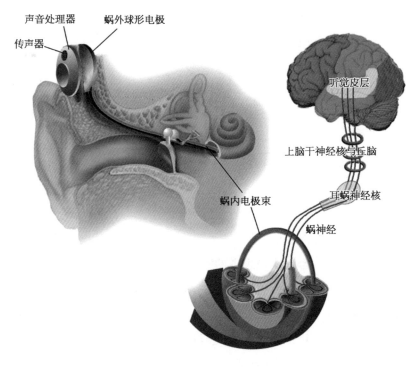

声音处理器　蜗外球形电极

传声器

听觉皮层

上脑干神经核与丘脑

耳蜗神经核

蜗内电极束

蜗神经

图 6.2　人工耳蜗的示意图

话之前就耳聋的婴幼儿来说，要通过学习才有可能学会听和说，并且越早植入人工耳蜗效果越好。

　　但是，如果听神经也坏了，那该怎么办呢？现在确实有不少科学家正在研究这个问题，他们企图连听神经也一起绕过而直接刺激更高级的神经组织，不过这方面还有不少问题没有解决，也许你将来能够找到一条解决的道路。

6.2　重见光明——视觉假体的故事

　　与致聋类似，致盲也有各种原因。最容易医治的一种情况是水晶体浑浊，也就是通常所说的白内障，只要植入一块人工晶体就行了。
当然，如果视觉系统的神经部分发生了问题，那么治疗起来就要困难
得多。先讲其中最"简单"的一种情况，就是感光细胞发生了问题。
与人工耳蜗类似，对这种情况，科学家也试图绕过感光细胞，直接刺
激它后面的神经细胞，这样就有两种不同的植入方式：视网膜下植入
和视网膜外植入（图6.3）。

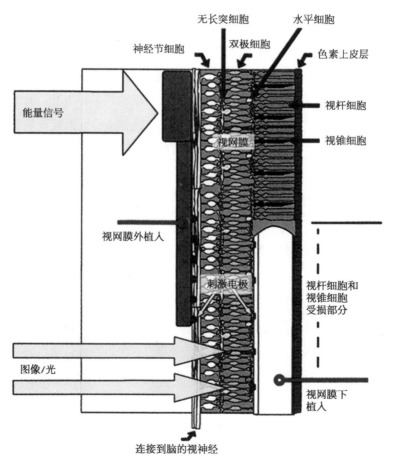

图 6.3　人工视网膜的示意图[1]

视网膜下植入装置安装在视网膜的感光细胞层和色素上皮细胞层之间。这个装置上有几千个微型光敏二极管和微电极。光落到视网膜上时，就在光敏二极管中产生电流并刺激视网膜中的双极细胞和其他神经细胞，实际上就是用光敏二极管来代替感光细胞。视网膜外植入装置安装在视网膜的最前面，实际上是植入眼球内的一块接收器通过由微电缆连接的微电极阵列插入视网膜，把接收到的来自体外的摄像机和图像处理装置发来的电信号绕过感光细胞直接刺激次级神经元。

最后一种技术相对比较简便。有一种称为 Argus Ⅱ 的"仿生眼"（图 6.4）[2] 已在 2013 年经美国食品药品管理局（FDA）批准投入市场，至少已有 350 位盲人使用了这一装置。这些患者通常由于黄斑退行性病变或者视网膜色素变性而使光感受器受到损害，但其后的次级神经元依旧是健全的。Argus Ⅱ 把微型摄像机和信号发射装置装配在一副太阳镜的镜架上，并将信号传送到佩戴在腰带上的视频处理器进行处理。处理器按像素的亮度将视频信号转换成幅度不同的电脉冲信号，并传送到镜片上的初级天线发射。植入在眼球内的发送器-次级天线无线接收来自体外发射器的电信号，并通过微电缆将信号传送到插入视网膜的电极阵列，同时无线充电。电极阵列产生的电脉冲刺激次级神经元使其产生神经脉冲，并通过视神经传送到大脑相应区域，由此引起视知觉。Argus Ⅱ 有 60 根电极，而第一代 Argus Ⅰ 只有 16 根电极，当时科学家只期望盲人装了它以后能区分明暗。但是令人喜出望外的是，盲人甚至可以区分杯子、盘子和刀，可以看到运动，能自行避开大的障碍物。例如，患有遗传性视网膜色素变性的穆尔富特太太（图 6.5）已失明 10 多年，她在安装了第一代仿生眼后，就已可以看到周围世界模模糊糊的黑白块状图像，她还说："当我观看孙辈的曲棍球或者足球比赛时，我可以看到球赛在向哪个方向进行。我可以和我孙子一起投篮，我可以看到我孙女在舞台上跳舞，这真是太棒了。"[3] 这

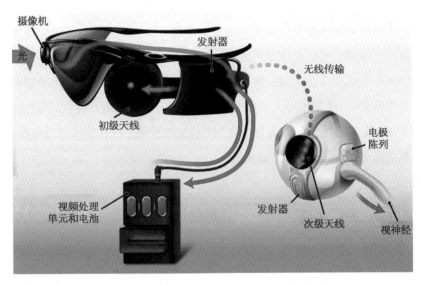

图 6.4 仿生眼 Argus II 工作原理示意图[2]

主要归功于脑的可塑性，但因此也需要一个漫长的学习过程，要几个月的时间才见效并稳定下来。对于仿生眼的未来发展，增加微电极的密度和数量可望改善设备的功能，因为视觉恢复理论上与微电极的数量相关。另外，甚至可以通过在视觉皮层植入假体来完全绕过患病的眼睛。Argus II 的制造商 Second Sight 于 2019 年 5 月宣布，计划加快其大脑植入物 Orion 视觉皮层假体系统的开发和商业化，同时暂停 Argus II 系统的生产。这给植入了 Argus II 的患者带来了很大的问题，他们无法再接受

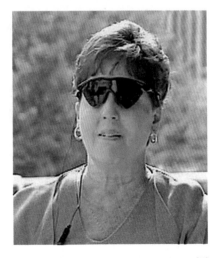

图 6.5 佩戴仿生眼的穆尔富特太太[3]

设备的维护或维修。如果仿生眼坏了，用户就再度失明，而且这些失去了功能的植入物还使患者不能接受核磁共振成像检查，并可能导致医疗并发症。移除假体是可能的，但这个过程既痛苦又昂贵。不过同年9月有研究人员正在开发有200多个电极的Argus Ⅲ，最终期望开发出有1 000个像素的人工视网膜，这样就有可能识别人脸了。现在除了Argus Ⅱ之外，目前还有其他几个仿生眼系统正在试验或等待批准。其中有一种是在视网膜下植入的。

6.3 舌尖上的舞蹈——感觉替代的故事

盲人虽然失明，但他们还可通过其他感觉器官来感知外部世界，弥补视觉缺陷，例如最原始的方法就是盲人用手杖探路，用手指摸盲文。后来，人们利用摄像机接收图像，并把它转换成电信号或振动信号去刺激身体特定部位（如腹部、背部、前额、指尖等）的皮肤，2002年更有利用舌头来"看"东西的研究报道。

看到东西的是脑不是眼——感觉替代装置

我国古典小说《封神演义》里有一则故事，说的是纣王无道，劳民伤财，大兴土木，建造"鹿台"供自己穷奢极欲。上大夫杨任进谏，劝纣王以江山为重，停止施工。纣王不但不听劝谏，反而下旨挖去杨任的双目。杨任被挖去双目后，一道怨气直冲云霄，被仙使道德真君知道了，就把他救起。"道德真君出洞来，命白云童儿葫芦中取二粒仙丹，将杨任眼眶里放二粒仙丹。真人用先天真气吹在杨任面上，喝声：'杨任不起更待何时！'真是仙家妙术起死回生，只见杨任眼眶里长出两只手来，手心里生两只眼睛：此眼上看天庭，下观地穴，中识人间万事。"[4]当然，这是神话故事，挖去双目后的眼眶里长不出手来，手上也长不出眼睛。但是，现代科学技术确实有可能使人在失去双目以后，用皮肤表面甚至用舌头来"看"东西。如果配置适当，也许真的能"上看天庭，下观地穴"。

许多盲人"看不见"并不是由于他们的大脑出了故障，而仅仅是由于感受器出了问题，不能把外界信息传递到脑，这就像杨任被纣王挖去了眼睛。如果用特定的装置把外界图像转换成适当的电刺激，再传递到脑，那么盲人还是有可能对外界刺激作出与正常人类似的反应，此时可以说盲人又能"看"得见了，这就是所谓的感觉替代。能这样做的根本原因是因为我们最后能够"看到"东西，靠的不是眼睛，而是脑，与直观想象有很大不同。对人来说，外界图像只到视网膜为止，再往上传的就不是什么图像了，而是一系列脉冲序列构成的模式。这些脉冲模式就其形式而言，与脑里面其他的神经脉冲序列模式并没有什么本质的不同。研究感觉替代的著名专家保罗·巴赫−利塔说："脑可以学会从其他感觉器官传来的许多神经脉冲序列中提取出同样的消息，如果这个感官能够携带从一个像摄像机这样的眼睛替代物中来的信息的话。"[5]

以舌代目——触觉视觉替代装置

触觉视觉替代是研究得最多的一种感觉替代。一般来说，这种装置首先是用摄像机接收光学图像，然后把它转换成电刺激或振动刺激去刺激身体特定部位（如腹部、背部、前额、指尖等）的皮肤，经过训练之后，受试者说他可以体验到空间图像，而不是皮肤上的图像。在一个试验中，经过训练的盲人甚至能用球棒击中飞行着的球。保罗·巴赫−利塔解释说："在我们的感觉替代研究中，皮肤起的是感受器面的作用，它把从人工感受器（摄像机）来的信息传输到脑。皮肤相当于摄像机所采集信息的中继站。盲人通过练习可以学会如何根据不同情况去处理这些信息。他们不会把通过摄像机来的信息和触觉、温度觉等皮肤的正常感觉混淆起来。"[5]

这种装置的原理与盲人用手杖探路的原理类似。当盲人用手杖探路时，他可以通过手杖知觉到这里有一级台阶、那里有一个垃圾筒……从知觉来说，他并不觉察控制手杖的手或者臂的感觉，他通过手杖知觉到的是物体的正确空间位置。不过，为了做到这一点，盲人必须自己拿着手杖到处探索，这种主动运动非常重要。如果不是他自己探索，而是别人扶着他的手替他做主，要把手杖伸到这里那里的，那么盲人就学不会。对于这种视觉替代装置，盲人也必须学会自己控制摄像机的运动。保罗·巴赫–利塔说："如果不是自己控制（摄像机的）运动，那就学不会如何确定所看对象的位置。"[5]

保罗·巴赫–利塔研发了一种比较有意思的利用舌头触觉的视觉替代装置。因为舌头的感受器就在表面，唾液也保证了电极的良好接触，而且舌头感受器的空间分辨率比较高。摄像机就戴在受试者的额部，其输出信号通过电缆送到转换装置转换成 144 路的低压脉冲串，每一路对应一个像素。这些脉冲串被输送到含在口中的 12×12 的电极阵列，从而刺激舌头上的触觉感受器（图 6.6），受试者能够产生图像的感觉。值得一提的是，尽管感觉替代装置的分辨率很低，受试者还是能够感受到相当复杂的图像，这里起关键作用的是大脑的可塑性。脑成像研究表明，当受试者利用触觉—视觉替代装置感受图像时，视皮层也会被激活，但其确切的机制现在还不明了。

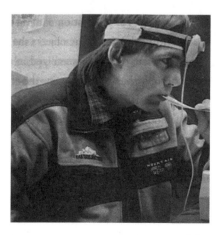

图 6.6　以舌代目的感觉替代装置[6]

第一个使用舌头触觉视觉替代装置的是盲人运动员怀海迈耶（Erik Weihenmayer），他是第一位登上珠穆朗玛峰的盲人。他 2003 年戴上这个装置，让他从 13 岁失明以后重新又看到了图像。初次试戴时，他看到有个球朝他滚过来，他伸手从桌子上拿起了一杯饮料，还玩了"石头、剪刀、布"的游戏；他又走过一条走廊，看到了一扇门，还看到了门上的标牌，舌头上的感觉变成了空间影像的感觉。

看或非看？——有关感觉代偿的争论

保罗·巴赫-利塔花了大量精力来证实一个虽然简单但是却是革命性的想法，即我们的种种感觉是可以互换的。保罗·巴赫-利塔和许多其他神经科学家都相信脑是一种有惊人可塑性的器官：如果脑有一部分受到损伤，别的部分可以执行同样的功能。为了证明这一点，保罗·巴赫-利塔的同事美国威斯康星大学的职业疗法 * 专家卡姆（Kathi Kamm）用这个舌头触觉—视觉替代装置对研究生贝克做了一次试验。贝克被蒙上双眼，额部带了一个微型摄像机，图像信号通过计算机进行转换后传送到她的舌头上。贝克这样描述这次试验[6]：

"我坐在一张用黑布蒙起来的桌子旁，周围也都是黑色的幕布。在我的面前放了不少蜡烛、小球，还有我不熟悉的东西。我的右手、右臂和头上绑了不少导线，我的嘴里放满了电极，并蒙上了双眼。

虽然这听上去有点像黑弥撒 ** 中的一幕，但是实际上比这还要稀奇。我是要用舌头看东西。

……

---

* Occupational Therapy，通过从事创造性或者生产性的工作，来治疗或协助生理、心理、发展障碍或社会功能上有障碍的人，使他们能获得最大的生活独立性。
** 一种模仿天主教的弥撒，但是所赞颂的是撒旦，而不是上帝。

卡姆就坐在我的前面。她告诉我她手中拿有一个球。但是当她把球在台布上滚来滚去时，我听不到任何声音。她说球就要向我滚过来了，可能滚到我的右侧，也可能滚到我的左侧，也可能直奔而来。但是不论是我的眼睛，还是我的耳朵都无从知晓。

现在就靠舌头了。除了嘴唇以外，身体上没有哪个部分有比舌头上更多的触觉神经末梢。摄像机看到的图像就传送到了我润湿而导电性良好的舌头表面。当卡姆把球滚过来的时候，我被蒙上了的双眼一无所见，但是从我的舌头上传来一阵刺痛感。当她把球向我滚来时，我的手伸向左边。

我抓住了球！

……

巴赫-利塔好像是对的，但是在实验室里我对自己真正体验到的是什么还是有点拿不准。这些图像有股发酸的有点像电池那样的味道，就好像酷暑阵雨的冲击。它们确实给我什么东西在什么地方的感觉，但是这就是视觉吗？

从实用的角度来说，答案也许无关紧要。当卡姆把一个白色的小立方体放在桌子上要我拿时，尽管我蒙上了眼睛，但是十次有九次，我一伸手就能拿到。对于写得很大的字母，只要我的头可以动，以更好地感觉到它的轮廓，我甚至还能辨别得出这是什么字母。如果让我多戴这个设备几小时，也许我最后会学会完全忽略掉嘴里的刺痛感，而就是看到东西。不过，这就是视觉吗？"

关于这个问题，现在还有争论。研究脑可塑性的先驱、美国加州大学旧金山分校的神经科学家默策尼希（Michael Merzenich）评价巴赫-利塔的舌头装置"是一个非常好的替代装置"，不过他对这与真的看东西有什么共同的地方表示怀疑，他说："如果它没有刺激视网膜，那么在我看来，这就不大可能是在看。"[6]

保罗·巴赫-利塔回应说："我完全不同意。视神经一点也没有什么特别之处。脑并不在乎信息打哪儿来。你一定要视觉输入才能看吗？不。如果你能对光起反应并且有知觉，那么这就是视觉。"他进一步认为，舌头装置不一定非得限于视觉代偿。他说："不管什么物理量，只要是我们可以测量的，都可以传输到脑。脑就可以学会使用它。"[6]

美国海军和美国航天局都曾和保罗·巴赫-利塔合作，前者希望人能在正常看东西时，还能通过舌头装置用红外线看到黑暗的水下情况；后者希望航天员用他的装置，可以感觉到航天服外面的情况。如果做到了这些，那么我们不真的就能"上看天庭，下观地穴"了吗？不幸的是，保罗·巴赫-利塔于 2006 年年底去世了。

当然，这些感觉替代装置也不是什么都好。保罗·巴赫-利塔说道："对那些先天失明的青少年和成人来说，（用这些感觉替代装置看东西）好像缺乏感觉经验中的情绪成分。当他们用摄像机仔细看他们的妻子或者女朋友的脸的时候，他们经常极度失望地发现其中没有令他们激动的感情成分。"[6]其实，这并不是这种装置特有的缺点。对这样的盲人而言，即使不靠替代装置而恢复了视觉（例如移植了角膜）也会产生同样的问题（参见 5.2 节）。

6.4　脑科学上法庭——神经法学的故事

许多读者可能还记得电影《尼罗河上的惨案》的最后一幕。在经过种种分析和推理之后，大侦探波洛断定谋杀亿万富婆林奈特的凶手就是她的丈夫西蒙及其情人贾奎林。尽管波洛的分析入情入理、逻辑严密，但是狡猾的凶手并没有留下确凿无疑的物证，而没有这样的证据，陪审团就不能定罪。凶手嚣张地对波洛说："你们没有证据。没有证据的话，你们就永远也不能让陪审团相信你们的分析。"但是波洛从容不迫地回答说："这绝不是虚声恫吓……现在世界各地的法庭都普遍采用一种很简单的测试方法，即印模测试。"并进一步解释说："你要明白，当你开枪的时候……火药的微小颗粒会渗入皮肤……我们可以用一薄层蜡把这些微粒再取出来。这就是印模测试。"并煞有介事地要他的助手给西蒙做所谓的"印模测试"，最后使西蒙和贾奎林的心理防线崩溃而认了罪。

其实波洛这么说确实是在使诈，事实上并不存在"印模测试"这样的测试手段能用蜡把残留在手上的火药微粒提取出来。要是贾奎林和西蒙更狡猾、更沉得住气，那么很可能这个案件最后会以"事出有因，查无实据"而不了了之。不过，虽然"印模测试"完全是波洛杜撰出来的，但是脑科学的发展确实还是有可能通过检测贾奎林和西蒙的脑电推断他们对罪案的种种细节是否知情，从而取得证据判定他们是否有罪。不管嫌犯是否实施了罪行，如果他脑子里已经把作案的细节仔细考虑过的话，只要对他进行脑电测试就有可能在他脑子里找到留有这些细节的证据。这既不需要蜡，也不需要口供，要的只是留在嫌犯脑子里的痕迹。

向嫌犯脑中寻找罪证——脑指纹的故事

1993 年，美国科学家法韦尔（Lawrence A. Farwell）提出"脑指纹"技术可以辨别受试者脑子里面有没有储存某个重要的特定信息[7]。这种技术的原理是给受试者显示一个他所牢记的信息和一个他以前一无所知的信息时，他的脑电活动变化会有所不同。法韦尔把前一种情况下所产生的脑电成分称为 MERMER（memory and encoding related multifaceted electroencephalographic response），意为"与记忆和编码相关的多相脑电反应"。测试时，在计算机屏幕上闪现一些字句或者图像，每次呈现几分之一秒，让受试者注视屏幕，同时记录他的脑电信号。测试前，还要特意告诉受试者某些特定的对象，要他在看到这些对象时就用右手按某个键；而如果屏幕上显示的不是这些对象，则用左手按另一个键。测试中不需要向受试者提任何问题，也不用他回答。就原理来说，"脑指纹"技术不算复杂。当给人显示一个他所熟悉的东西时，他的脑电中会产生一个包括 P300*（潜伏期为 300 毫秒的正峰）在内的 MERMER 成分。其实脑科学家早就知道 P300 成分了，并已发表了好几百篇研究报告。MERMER 则不仅包括 P300 这样的波峰，还包括随着它的一个波谷，并且其时程从给刺激以后 300 毫秒起一直延续到 1 秒多一点的时刻。根据脑电中有没有这个成分就可以确定在受试者的脑中有没有储存给他看的那个对象。

法韦尔在美国弗吉尼亚州匡蒂科的联邦调查局学院对 11 名联邦调查局特工和 4 名平民进行了测试，目的是要把真正的特工找出来。他让受试者坐在计算机的屏幕前，头上戴着里面安置有特殊传感器的头带。屏幕上不断地闪现一连串的词句和图画。这些词句和图画可以分作三类：第一类是每个受试者不管是不是特工都应该知道的常识，例如国旗的图案或者国歌的歌词；第二类是只有真正的特工才可能知道的特殊缩略词或者术语；第三类是这些人都不大可能知道的"无关"刺激。事先，联邦调查局要求每个特工都要尽其所能不让法韦尔能猜到他们与联邦调查局有任何联系。不过最后法韦尔还是无一例外地把每个特工都确认出来。

这种方法有可能应用于罪案调查，因为作案的人往往在头脑里储存了犯罪时的种种细节；而对于无辜者，他的头脑里并没有这些细节。

---

* 在给某种刺激以后，记录受试者的脑电，从中提取出完全由这个刺激所诱发出来的电位变化，这些变化上下波动，其中在给刺激 300 毫秒左右出现一个正向的波峰，这就是诱发电位中的 P300 成分。P 代表正波的意思，300 表示这个峰出现的时间的毫秒数。

■ **破解赫尔顿谋杀案**

1984 年 1 月 7 日，某图书出版公司 25 岁的雇员赫尔顿遭到绑架，并遭到强奸和谋杀，4 天后在密苏里州梅肯的一条铁路附近发现了她被打得遍体鳞伤的尸体，主要疑犯格莱因德因为查无实据，并且和一些目击者的证词也有矛盾之处，所以无法定罪。直到 15 年之后，1999 年 8 月 5 日，法韦尔对格莱因德做了一次脑指纹测试（图 6.7，当时格莱因德正好因为另一件案件受到关押），显示给他看犯罪现场的细节。脑指纹测试表明格莱因德非常清楚这一切，他不得不认罪以换取死刑豁免，他还承认了另外三起谋杀罪行。结果，格莱因德因犯有一级谋杀罪而被判处终身监禁并不得假释。法韦尔说："是他的脑承认有谋杀赫尔顿的罪行，他知道只有杀手才可能知道的关键性细节。他的脑把谋杀储存了起来，并且从 15 年前他动手时起就一直储存在那儿。"

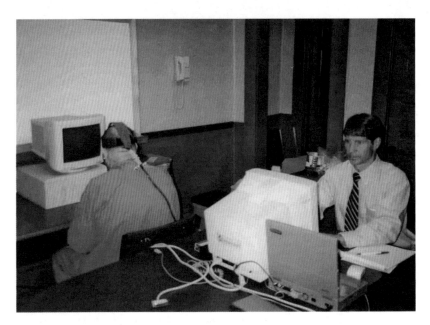

图 6.7　法韦尔博士在对格莱因德进行脑指纹测试（法韦尔博士供图）

■ **为哈林顿翻案**

1977 年，哈林顿 17 岁时被控谋杀退休警官许怀。那个时候许怀在衣阿华州一家汽车经销行当保安，7 月 22 日早上在经销行后面的铁轨上发现了他血迹斑斑的尸体，他是遭到枪击致命的。哈林顿在审讯时申辩说在发生谋杀的那个晚上，他正和一些朋友参加一场露天摇滚乐音乐会，音乐会在半夜结束后他又和三个朋友吃了点东西，然后驱车兜风了一阵才回家，并且得到了一些证人的证实。但是控方的主要证人 16 岁的休斯讲的却完全不同。他说那个晚上正是他陪哈林顿到那家经销行去偷汽车。另一些证人也说他们看到哈林顿、休斯和另一个嫌犯在现场附近下车。休斯还绘声绘色地告诉法庭，那天是他开车送哈林顿和另一个嫌犯一起到车行，到那里后哈林顿从汽车后备厢中取出一把枪，并裹在皮夹克中。休斯说他留在车子里没有下车，他目送两人直到他们到达要偷的那辆车的停车位的一个转角，然后就看不见他们了。然后他就听到了致命的枪声，并且看到哈林顿和另外一个嫌犯从建筑物后面跑了出来，他就帮他们上车逃走了。现场调查表明，从他们要偷的那辆车停车的地方到许怀被害处隔了一个街区，谋杀犯要穿过马路才能到达作案现场。不幸的是，对哈林顿有利的 8 份证词被警察扣押了下来。根据休斯的证词，哈林顿被判终身监禁，并不得假释。

然而，哈林顿始终没有认罪，他多次上诉被驳回。1997 年，即在他受到指控 19 年后，当他听到有关脑指纹的消息时，他再次上诉法院要求对他进行测试，并得到了受理。他看到法韦尔博士时的第一句话就是："我没有犯那个罪，我是清白的，为了证明这一点我愿意付出我的一切。"2000 年，法韦尔博士对他做了两次脑指纹测试。令问题变得复杂的是，即使哈林顿不是凶犯，但是通过庭审，他听到了那么多有关凶杀现场的证词，这些证词已经储存在他的脑子里了。所以，必须要找出凶犯一定知道，而在审问时从来也没有提起过的现场细节。法韦尔博士把所有的卷宗都调出来仔细阅读，还到现场勘察了一番。幸亏那个犯案现场虽然过了一二十年，但周围环境没什么变化。从弹道检验可知道谋杀犯是从什么方向向被害者开枪的，所以法韦尔博士可推断出谋杀犯看到死者中枪时背后的背景，那里停了许多车。休斯说他听到枪声以后看到他们两人从一所建筑物后面跑出来，沿马路跑到他们停车的地方。但是他没有提到这样跑的时候必须要穿过一条很大的排水沟，而他们的车停在许多大树旁边。休斯还说他们上车后就开车逃到别处去了。根据这些，法韦尔可知道车行的方向，当然，这些细节在审讯过程中从来没有明显地提到过。另外，从谋杀现场到他们停车处实际上满地都是齐膝的杂草，在昏暗中从谋杀现场逃开时不可能不注意到这一点，这一点以前也没有提到过。然而，真正的凶犯是一定知道的。为了确定这一切，法韦尔博士对哈林顿进行了问讯[7]。

"是你杀的许怀吗？"

"不！"

"你到过谋杀现场吗？"

"不！"

"你在那栋建筑物后面奔跑过吗"

"没有。"

"你知道在那栋建筑物后面是什么东西吗？"

"不知道。"

"你知道路面是水泥的？还是沙石路面？还是都是草？"

"不知道。"

"你知道谋杀犯从要偷的汽车处到谋杀现场是怎么走的吗？"

"不知道。"

"你知道这是要穿过地道呢？还是越过马路？还是从桥上过？"

"不知道。"

　　哈林顿在讯问时还声称他并不知道许怀被枪杀时后面有什么东西（实际上是有许多汽车），也不知道接应凶犯的汽车边上有什么东西（许多大树）、逃走时车开的方向（一直向前开）。而休斯说当时是哈林顿开的车。脑指纹测试的结果发现哈林顿对谋杀现场的很多关键细节都没有产生脑电的 MERMER 反应（图 6.8 左图），这说明他脑子里确实没有储存有关谋杀具体情节的记忆。第二次的测试中包含和哈林顿一起参加音乐会的证人所提供的细节，他的脑波中明显的有 MERMER 成分（图 6.8 右图）。这就排除了假定他是罪犯，由于时间久远而使他遗忘犯罪现场细节，即使给他相关刺激时也不出现 MERMER 成分的可能性。法韦尔博士说："非常清楚，哈林顿的脑中并没有储存有关罪行的种种细节。然而，他的脑中确实储存了他在那个晚上实际经历的种种细节。按照一些证人的证词，那个晚上他是和

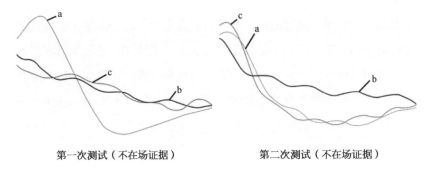

第一次测试（不在场证据）　　　　　　　第二次测试（不在场证据）

图 6.8　对哈林顿所做的脑指纹测试的结果[7]

左图是第一次测试的结果，a 线是给哈林顿看他确认知道的信息时所得的脑电 MERMER 成分（在 800 毫秒处有一个很高的正峰，在 1 100 毫秒处有一个波谷）；b 线是给他看无关刺激时得到的脑电信号，其中没有 MERMER 成分；c 线是给他看与谋杀许怀现场有关的词句时测得的脑电信号，也没有 MERMER 成分，这表明哈林顿由于不在现场而没有在脑中储存这些信息。右图是第二次测试的结果，a 线是给哈林顿看他确认知道的信息时所得的脑电 MERMER 成分（前面有一个很高的正峰，后面有一个明显的波谷）；b 线是给他看无关刺激时得到的脑电信号，其中没有 MERMER 成分；c 线是给他看案发那天晚上他供称所在地方的有关细节的词句时测得的脑电信号，有明显的 MERMER 成分，这表明哈林顿在脑中确实储存了这些信息。

一些朋友在另一个城市。这些证人还提供了不少细节。例如，有个证人是他当时的足球教练，他说那个晚上他和哈林顿在一起谈论了好大一阵子足球。他还从音乐会会场去接他的女儿。当时，他们坐在那场露天音乐会大门边上的一些白砖上面。所以，可以有科学根据地肯定哈林顿脑中有关罪案发生的那个晚上的记录和罪案现场不匹配，而与他的申辩完全符合。"

当法韦尔博士把对哈林顿所作的脑指纹测试的结果摊在休斯面前时，休斯不得不撤销了他原来的证词，承认他当初在审讯时说了谎，他这样指控哈林顿是为了免使自己受到谋杀的指控。但是，哈林顿并没有立即得到平反。直到 2003 年 2 月 26 日，衣阿华州最高法院才撤销了对哈林顿的谋杀定罪并下令重新审理该案，10 月哈林顿才终于恢复自由。

哈林顿案件是对脑指纹测试方法是一个很好的考验。如果在案发的第二天就对嫌犯进行测试，那事情会容易得多，因为罪犯应该知道罪行的一切细节，而无辜的嫌犯则对罪案一无所知，通过脑指纹测试就可以把这两种情况区别开来。而在哈林顿案件的情况下，哈林顿在审讯过程中被告知了有关罪案的大量信息，所以在审讯后要找出只有真正的犯人才知道而哈林顿不知道的关键情节并不容易。用这些细节进行测试的结果证明哈林顿确实不知道这些，而他为自己辩护时所讲的种种细节依然储存在他的记忆之中。不过，哈林顿的获释可能也不能完全归功于脑指纹技术，决定性的因素可能是休斯的认罪以及重新发掘了当初被掩盖的有利于哈林顿的证词。司法上对是不是可以把脑指纹测试的结果作为证据还存在争议。当然，不管怎么说，利用诱发电位检测脑中是否存在某种记忆还是非常有可能的。所以，波洛只要不公开他调查以后所得到的种种细节，而用这些细节对西蒙和贾奎林进行脑指纹测试，就有可能确定他们是罪犯。

■ 脑指纹技术的局限性与争议

当然，使用脑指纹技术也有一些限制条件。如果一件罪案在媒体上披露了大量细节，无辜者可能也会了解罪案的许多细节。如果在进行脑指纹测试以前，波洛就向大家介绍了他的推理，那么每个人都会被证实在脑中留有谋杀案的细节，而两个疑犯也就可以逃脱法网了。所以做这种测试必须要尽可能早，且不能向任何被试者透露任何相关细节。此外，如何提问，问什么问题，显示什么样的图片都需要非常慎重，这完全取决于问讯者的办案艺术。另外，脑指纹技术毕竟只是一种确定哪些信息储存在脑中、哪些信息没有储存在脑中的工具，它本身并不能定罪。这就像在犯罪现场发现嫌犯的指纹，只能证明嫌犯到过现场，光凭这一点还不能定罪一样。所以，不能单纯依据脑指纹测试的结果来定罪，它只是向法官提供嫌犯的脑中储存了些什么信息。

对于是否应该应用这种技术存在着很大争议。应用这种技术会不会破坏对个人隐私的保护？会不会造成以思想定罪？这是许多人都非常关切的问题。此外，有些科学家对法韦尔的说辞提出质疑，觉得法韦尔夸大其词。他们认为哈林顿最后获得释放的主要原因并不是对他做了脑指纹测试，而是有了新的证据；认为法韦尔的有些说辞缺乏科学依据，他所说的 MERMER 除了科学界早知道的 P300 及随后的波谷以外并没有什么新东西，所以他所做的一切并不是他的独创，他的工作也没有经过科学界的严格鉴定，如此等等。当然，仁者见仁，智者见智，这些都还有待进一步的研究。不过，撇开伦理因素，通过检测脑电中包括 P300 在内的诱发电位有可能判别受试者脑中是否留有某些信息的痕迹，从而可能有助于司法鉴定还是令人感兴趣的。不过，从本书第一版出版至今已超过 10 年，但是在这样长的一段时间里，笔者没有看到有关"脑指纹"和相关技术帮助破案的新报道，这究竟是什么原因，值得观察和思考。

6.5 "心想事成"——脑机接口怎样通过"意念"*指挥外部设备

　　美国杜克大学神经工程研究中心的实验室里新鲜事不断，你可能看到一只四处挥舞的机械臂，它的手指一会儿张开，一会儿紧握，就好像要捉一只看不见的苍蝇；或者你会看到一只猴子在跑步机上跑步。乍看起来，这些似乎都没什么值得大惊小怪的，但如果追本溯源的话，就会发现许多不寻常的地方。指挥机械臂运动的电缆一直通到另一个房间里，这个房间里安静地坐着一只猕猴，电缆就连接在它戴的帽子上面，电缆连接的几百根微小电极插到了猴子的脑子里。猴子坐在一把椅子上，它目光专注地盯着计算机屏幕上的一个黑点。这个黑点在屏幕上到处移动，当它停留在某个地方时，环绕这个黑点的圆圈会放大或缩小。黑点的位置对应机械臂的位置，它周围圆圈的大小则表示机械手的握力，机械手握得越紧，圆圈就越大。原来，猴子在用它的"意念"指挥机械臂的行动！这是尼柯莱利斯（Miguel Nicolelis）教授实验室关于用"意念"来驱动机器的研究。

---

　*　在本书中，我们虽然仿照尼柯莱利斯的说法，都把用脑信号（脑中多个神经元活动所产生的信号）驱动说成是"意念"（mind）驱动，这当然更能吸引公众，也更生动。但是什么是意念？至今还没有一个清楚的定义，实际上，尼柯莱利斯所采用的驱动机械臂活动的是记录到的脑信号。而且，非常可能"意念"和动作都是这些神经元活动的结果，它们是并行的。事实上有很多实验说明受试者只是在产生这种驱动动作的脑信号产生之后，才意识到自己在想做什么，也就是说才有了做动作的"意念"。更进一步说，尼柯莱利斯所采用的算法虽然可以根据脑信号（输入）算出运动命令（输出），但是脑中的真实算法是否也是如此还不知道，这只是一种"黑箱"式的"同构"算法。所以不能把他们所做到的一切都等价于说这些就是生物脑中真实发生的。这还需要进一步的研究。笔者其实并不赞同"意念"控制这种说法，而更赞成"脑信号"控制。前一种说法尽管听上去更生动和"高大上"，但很可能会误导读者。不过对人来说，虽然"意识到"其实要迟于驱动动作的脑信号的发生，但是由于这个时间延迟很短，人的感觉是正是自己的"意念"指挥了动作。这才使"意念"驱动这一说法如此流行而少受质疑。此外，人其实并不知道自己是怎样产生所需要的脑信号的，只是事后才意识到自己有这样的"意念"，而又发现自己确实这样行动了，所以有"意念"就成了产生必要的脑信号的最容易的检验方法。

用"意念"控制机器——尼可莱利斯研发脑机接口之旅

■ 梦想揭开神经编码之谜

1989 年尼柯莱利斯从巴西来到美国费城的哈恩曼大学（Hahnemann University），他的梦想是要揭开神经编码之谜。在那里，他作为博士后参加蔡平（John Chapin）领导的团队。10 年来，蔡平一直在研究怎么样同时记录 12 处脑细胞的活动。这可不是一件简单的事！技术上既要求电极很小，又要能长期引导出清楚的信号，而且还不能严重损伤到脑组织。他们最终克服了所有这些难题，在大鼠脑上得到了多电极记录。他们发现，即使是最简单的一个动作，例如动一下某根触须，也需要散布在许多地方的神经元协同活动，而一些神经元既会参与这个动作，又会参与另一些动作。

在研究初期，人们曾经认为指挥某个特定动作的是某个特定的神经元，但要找到究竟是哪个神经元犹如大海捞针。蔡平和尼柯莱利斯的发现解决了这个难题，人们不再需要为每个动作都去寻找某个特殊的神经元，现在要做的是同时检测脑中若干神经元的活动。他们在大鼠脑中插入电极同时检测 46 个神经元的活动。他们训练大鼠学会压动一根杠杆而取到水喝，同时记录大鼠动"手"时的信号模式。然后他们断开杠杆和给水装置之间的连接，因此压动杠杆不再有用。刚开始时，大鼠还是不断压动杠杆，虽然压杠杆已没有用了，但科学家仍旧在大鼠脑中一出现压动杠杆的命令信号时就奖赏给它水喝。过了一阵子，大鼠就发现没有必要再费这种"举手之劳"，它只要想想就可以得到水喝了。

■ 训练猴子动脑不动手

在取得此项突破以后不久，尼柯莱利斯在杜克大学得到了一个职位，建立了一个新的实验室。这次他们选取猴子作为实验动物，以便控制更复杂的行为。到 2000 年为止，他们已经能够做到仅仅依靠猴子的"意念"就能指挥一只机械臂向左动或者向右动。不过他们并不满足于此，他们还要让猴子的"意念"驱动更复杂的机械手动作，这就是本节一开始讲的情景。

刚开始时是训练猴子通过操纵杆移动计算机屏幕上的光标去捕捉出现在屏幕某处的圆形目标，插在猴脑里分布在顶叶和额叶和运动命令有关的脑区中的电极记录神经元的活动，同时记录猴子手相应活动的信号，并把猴手的运动信号和手运动前一秒里的脑的电活动信号输入计算机里进行处理，以找出它们之间的关系，从而找出一种算法可以根据脑中的电信号算出运动指令。一旦计算机完成了这样的分析之后，研究人员就可以用脑信号直接合成运动命令信号去操控机械臂，并由此移动计算机屏幕上的光标，而无须猴子直接用手操控操纵杆。这时实验人员悄悄地把操纵杆拿走了，猴子依然想移动光标捕捉屏幕上的目标以取得奖励，猴子能够不用动手就做到这一点吗？有许多人对此持怀疑态度。当猴子面临这种新境遇时，它一开始也显得不知所措，在头上几分钟，它还想用手抓住光标动起来，但是这没有用。在经过初始的一段犹豫不决和犯少量错误之后，由于算法根据猴子的脑信号算出运动命令去移动光标，因此猴子可以看到光标仍然在屏幕上移动，如果光标移动正确，猴子就会得到果汁作为奖励（图 6.9）。这样，猴子不用动手，只要想想就可以移动屏幕上的光标了。下一步是当光标停留在某处时，要求猴子捏紧操纵杆，操纵杆上有传感器可以度量猴子用力的程度，并反映为光标的大小。猴子通过观察光标的大小变化，又学会了应该用多少力才能得到奖励。和前类似，最后猴子不用真的用手捏，而只要想想，就可以实现了。还需要说明的一点是，要使猴子学会这一切，猴子需要得到感觉反馈知道它的命令有没有得到忠实地执行，由于触觉反馈比较难实现，因此他们就给猴子视觉反

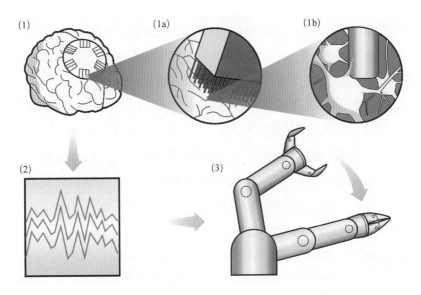

图 6.9　猴子通过意念操纵机械臂的示意图[8]

（1）在猴子所带的电极帽上安装了5～10个电极，每个电极又含有16～128根微丝。（1a）每个电极上的微丝插入脑内2毫米。（1b）每根微丝可以接收1～4个神经元的信号。（2）当猴子想要移动屏幕上的光标时电极所记录到的信号。（3）把这些信号和猴子手臂的实际运动数据联系起来，进一步控制机械手的运动。

馈，在屏幕上看到这种运动。由于在正常情况下从有运动命令开始到肢体实际运动之间的时间为200～300毫秒，所以这种反馈也必须在大致为这样短的一段时间里实现，这给开发这样的运动命令程序又增加了困难，但是他们还是做到了。

■ 猴子用"意念"驱动远在半个地球之外的机器人

2008年1月10日，尼柯莱利斯实验室的猴子依多亚（Idoya）用"意念"驱动了一台远在日本京都名为"计算的脑"的机器人的稳步行走，成为《纽约时报》科学版的头条新闻。和以前一样，科学家在依多亚大脑运动区和辅助运动区中埋藏了许多很小的电极，可以同时记录250～300个神经元的活动。有的神经元在猴子的踝部、膝部或者臀部运动的时候活跃起来，有的则在它的脚碰到地面的时候才活跃，还有一些则在实际运动将要发生之前就活跃起来。做实验时，先训练依多亚在跑步机上行走，要它学会用前肢扶着跑步机前面的横杆，直立着仅用后腿行走，有时前进，有时后退；有时加快，有时放慢。这对猴子来说虽然有困难，但是依多亚还是学会了。除了同时记录神经元的活动以外，还在它的踝部、膝部和臀部涂上化妆用的荧光油彩，并且用高速摄像机把它的运动记录下来。通过对神经元活动和运动影像这两种资料的对照分析，科学家可以仅仅根据神经元的活动就可提前三四秒以 90% 的精确度预测依多亚的腿要怎样动。

2008 年 1 月的一个寒冷的早晨，实验正式开始了。记录到的数据通过高速互联网源源不断地输送到半个地球之外的机器人"计算的脑"。依多亚的面前放了一块很大的电视屏幕，它可以看到机器人腿的后影。依多亚的任务就是要通过自己大脑的活动使机器人稳步行走。如果依多亚能够让机器人的关节活动和自己对应的关节活动同步，就给她奖励。人们屏住呼吸注视着实验的进行，当依多亚开步走的时候，"计算的脑"也迈开了同样的步伐。依多亚的大脑信号传给了机器人，而机器人行走的影像又传回给依多亚，这两者在时间上只能差 1/4 秒左右，这无疑在技术上要求很高，但是他们还是做到了。这样过了一小时，研究人员给依多亚出了道难题，他们突然让跑步机停止下来，看看依多亚会怎么办。尼柯莱利斯博士后来回忆说"它的眼睛还是盯着机器人的腿"，而机器人又继续走了三分钟。研究人员奖励给依多亚它喜欢的食物。当依多亚的大脑信号使机器人行走时，依多亚大脑中有的神经元控制自己的腿，有的神经元则控制机器人的腿。经过一个小时的练习和视觉反馈以后，控制机器人腿的神经元的活动和机器人的腿已经配合得很好了。

为什么能够做到这一切？尼柯莱利斯说道："我们现在有大量的证

据说明脑是一直在变化的，并且它的变化方式是我所未能料到的。只要几分钟的时间。"猴子在训练时，脑中神经元的发放模式不断地变化，有越来越多的神经元参加了进来。而且只有当猴子直接用脑而不是通过操纵杆去控制机器人时，有些特殊的神经元群才开始活动。当尼柯莱利斯断开操纵杆和机器人的连接时，这些神经元马上就开始活动起来。尼柯莱利斯认为："脑把机器人也当作了自己身体的一部分。它在运动皮层的不同区域建立起机器人的代表区。"就是从这些区域发出了让机器人运动的命令。

■ 让瘫痪患者重获活动能力

上面的这些成就虽然都非常吸引人，但是都还只是在动物身上做的，能不能真的让这一技术造福瘫痪患者，还牵涉到患者的安全问题。

尼可莱利斯的高光时刻是在 2014 年在巴西圣保罗举行的世界杯足球赛上，一位 29 岁的下肢瘫痪患者平托（Juliano Pinto）穿戴了由脑信号控制的外骨骼，上场一脚开球比赛。图 6.10 显示了这种技术实际应

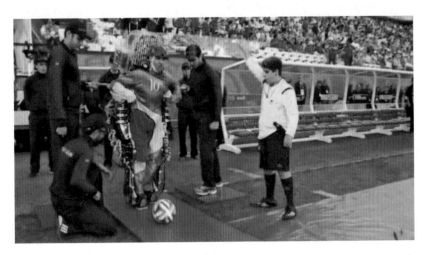

图 6.10　下肢瘫痪患者平托在 2014 年足球世界杯上用脑信号控制外骨骼一脚开球

用于临床的前景。

以脑取物——脑机接口帮助瘫痪患者的故事

和尼可莱利斯类似的研究也在世界各地进行。美国匹兹堡大学施瓦茨（Andrew Schwartz）教授领导的实验室就让这种由脑中神经元活动控制的机械手为实验对象自己做有意义的事，让一头猕猴为自己取食（图 6.11）。机械手可以环绕肩部和肘部转动，并且还能把手张开和紧握。首先，他们训练猴子用操纵杆控制机械手为自己取食，并记录脑中大约 100 个神经元的活动。一旦猴子学会这样取食以后，他们就把猴子的手绑起来，只通过脑细胞的活动去控制机械手。经过训练以后，猴子甚至能让机械手绕过障碍去取食物，当实验者故意移动食物时，猴子也能够调整机械手去取。这样做的成功率达到 61%。

1997 年 12 月的一天晚上，约翰·雷突然脑干中风。大脑控制躯体肌肉运动的命令都要通过脑干，所以尽管约翰的神志还很清楚，但他既不能说也不能动，甚至呼吸都要通过插管来维持。1998 年 3 月，医生在约翰的运动皮层的左手代表区内安置了两个电极，当他想象用瘫痪了的左手动作的时候，其代表区内的神经电活动会增强，利用电极

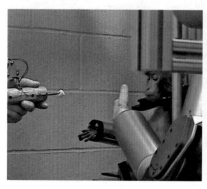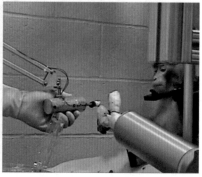

图 6.11　猕猴通过自己脑神经元的活动控制机械手为自己取食[9]

接收到的信号来操作计算机屏幕上的光标上下左右移动。在计算机的屏幕上有 12 个图标，分别代表"请帮忙""我疼""不舒服"等。约翰注视屏幕，并想象用他的左手把光标移到他所想要表达的图标上去，一旦光标到达目的地，就有一个发声程序把他想说的话讲出来。由于约翰还残剩一点收缩左肩肌肉的能力，医生就利用这一点来实现点击功能，这样科学家就编制了一个打字程序，让他可以在屏幕上拼写他想说的话。经过几个月的训练之后，约翰终于在屏幕上拼出了自己的名字"JOHN"。又过了几个月，他能做到每分钟拼写 3 个字母。又经过了几个月，医生发现当他拼写的时候，他的嘴唇相应于光标的移动也在牵动。这里我们再次看到了皮层组织的可塑性！就这样经过了相当长一段时间的训练之后，医生问他这样做的时候感觉如何，他说"没什么"。实际上，此时约翰已可以跳过想象用左手去搬动光标的中间过程，他只要想移动光标，光标就动了，光标好像已变成了他身体的一部分了。

犹他阵列电极

美国脑门（BrainGate）公司在四肢瘫痪患者的脑中插入称为犹他阵列（Utah array）的电极（图 6.12），采集到的信号有线传送到外部设备解码，并形成控制信号驱动机械手等外部设备[10]。2012 年，脑门系统使一位四肢瘫痪患者 15 年来第一次可以仅仅用自己的脑信号就驱动机械臂取咖啡来喝（图 6.13）。

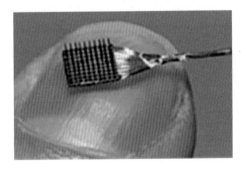

图 6.12　获美国食品药品监管局（FDA）批准的犹太阵列电极，该阵列有 100 个刚性电极

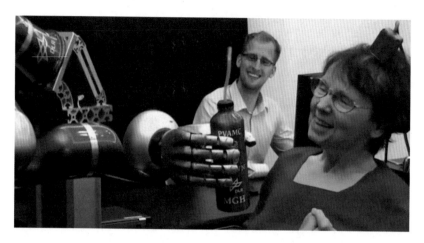

图 6.13　脑门系统使瘫痪患者能自主指挥机械臂为自己取用咖啡

　　当然，把电极植入人脑和植入动物脑有一点很不一样，那就是要牵涉到伦理问题。在美国把电极植入人脑需要得到美国食品药品管理局（FDA）的严格审批。如果要成为产品的话，那么此类产品必须考虑到如何能长期安全地把电极埋藏到人的大脑里，并且能可靠地检测到信号。既要防止感染，又要防止呼吸、血流等因素使电极的位置发生变动，还要防止在电极上沉积异物。而且如果要植入大量电极，如何能尽量减少手术时间，精确定位，防止出血等都是问题。此外，为了动作精确，触觉反馈也非常重要，这也是需要进一步加以考虑的事；机械手还需要加上腕关节和手指以便能完成精细动作，如何控制这些部分当然也构成新的挑战。虽然前面还有许多艰难险阻，但是这个领域的前景非常光明。正是出于对这一领域的前景看好，以及希望把人工智能和人脑合二为一的疯狂追求，世界首富（或至少其中之一）马斯克（Elon Musk）*（图 6.14）在 2016 年专门创办了一家公司——神经

---

　　* 按新华社主编的《世界人名大词典》Elon 译为埃隆，不过按照维基百科上面的 Elon Musk 条目中对 Elon 的注音是 /ˈiːlɒn/，按其发音似乎应译为伊隆才对。

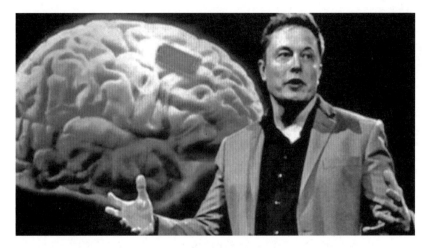

图 6.14 马斯克[12]

联结公司（Neuralink）专门从事这方面的研发工作。这就是下一小节的故事。

疯狂的追求——神经联结公司的故事

马斯克创立神经联结公司的初衷是缘于他对人工智能飞速发展的忧虑。自 2014 年以来，他在多种场合反复警告过人工智能的危险性。他认为人工智能发展的速度太快，以致其智能可能远超人类。他认为人是因为其智能才成为我们这个星球的主宰，一旦人工智能的智能超过人类，那么它们就会像今日我们对待宠物和其他动物那样对待我们。但是要想限制人工智能的发展是做不到的，因此唯一的办法是在人工智能的智能全面超过人类之前，让人和人工智能融为一体。他开出的药方是开发可植入脑的脑机接口，使脑得以和计算机以至云实时交流，使人工智能成为脑的一部分，通过将人类与人工智能融合，赋予人类超强的智力，成为超人，实现人与人工智能的共生。一如他创办的太空探索技术公司（SpaceX）一样，马斯克总是在提出一个惊世骇俗的吸人眼球的遐想（移民火星）的同时，又提出一个与之相关的在较短时间内可望实现并由此获利的近期目标。对神经联结公司而言就是通过脑机接口让瘫痪患者重能获得某种行动的能力。由本节前面的介绍可知，尼可莱利斯和其他一些科学家早就讲清楚了这样做的原理，并且已经在实验室的条件下在动物甚至患者身上实现了。不过如上小节最后所讲，要想使这样的装置使患者能在实验室之外也能长期应用，面临着一系列的技术难题。神经联结公司的近期目标正是要解决这些难题，而且不仅要真的能应用于临床，还号称希望正常人也能接受以增强他们的能力。

到目前为止，神经联结公司在技术上主要取得了以下三方面的进步：电极丝、电极自动植入机器人和脑信号处理芯片。

■ 柔性的多"丝"电极阵列

这种电极丝很细，宽度只有 $4\sim6\,\mu m$，内含金电极覆以多聚体绝缘层，每个电极都在丝外伸出一小片以接收信号，这些小片沿丝排列成一串（图 6.15）。每个阵列共有 1 024 个电极。与目前脑机接口通常所用的电极相比，这种电极丝由于其细以及柔软性，能随脑的微小活动而活动，对脑造成的损伤较小。另外这种丝的生物相容性也较好，至少在猪脑中埋藏 2 个月以上没有发现什么问题。这可望大大加强安全性和长期运行的可靠性。

■ "联结"芯片（Link）

来自丝状电极的脑信号传送到一小块只有一枚硬币大小的芯片，其中的集成电路包括独立可编程放大器、模数转换器以及用于串行数字化输出的外围控制电路，并把处理后的数据无线传送给外部设备执行动作，并能在晚上无线充电，足够次日一天之用。整个芯片可以埋

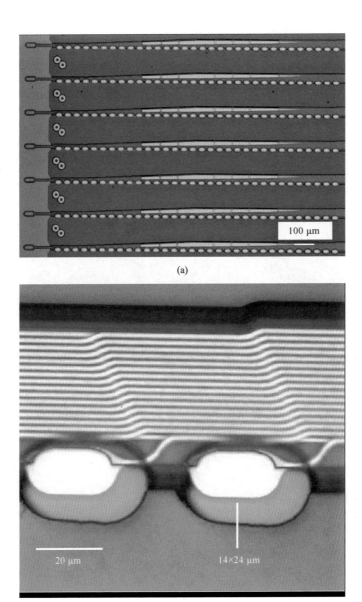

(a)

(b)

图 6.15 电极 "丝"

每个丝中包括 32 根电极。（a）电极丝外观，电极伸出丝外的小片排成一列，小片中心距离为 50 μm；（b）放大后的电极丝。[12]

藏在颅骨内密封起来（图 6.16）。这样就不需要像以前的脑机接口那样在颅骨上安装 USB 接口有线传送脑信号。这就使植入者能"自由"使用在无线发送的距离内（5～10 m）的外部设备。

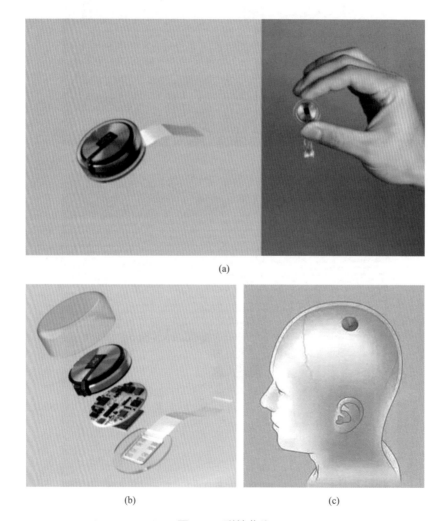

图 6.16　联结芯片

（a）左图是芯片外观，右图显示芯片的实际大小；（b）"联结"芯片的内部构造；（c）芯片埋入颅骨内，无需 USB 接口就能向外部设备传送脑信号[13]。

■ **手术机器人**

电极丝既细又柔软，而且数量众多，需要在短时间内准确植入脑内，又要避开血管以免出血。为此他们开发了一种手术机器人，像把显微镜和缝纫机结合在一起，可以将电极丝植入脑内。该机器人具有自动植入模式，每分钟最多可以植入 6 根丝（192 个电极）。虽然整个植入过程可以自动进行，但外科医生依然保留了完全的控制权，如果需要，可以在每次植入皮层之前对电极丝的位置进行手动微调（图6.17）。该装置能在一个小时内完成整个手术，也不需要全身麻醉，更不需要专家团队进行手术，这都为该技术的应用推广开辟了很大的可能性。

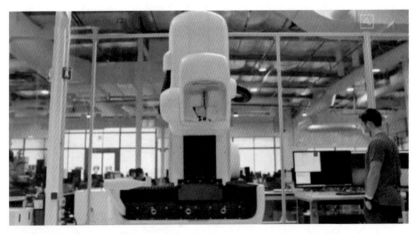

图 6.17 神经联结公司的手术机器人[13]

■ **公关展示**

在完成了这些技术突破之后，神经联结公司在大鼠、猪和猴身上进行了实验，并召开了发布会。其中特别是 2020 年 8 月那次手术猪的演示会最引人注意。发布会上展示了三头猪，包括一头正常猪（没有植入过芯片），一头植入芯片后又被取走了的猪和一头已植入芯片两个月的猪。它们在发布会上所表现出来的行为并没有明显差别。会上表演了当刺激猪鼻时记录到的神经信号，这表明系统已能正常记录 1 024 道神经信号，并在猪自由活动的条件下稳定工作了两个月。会上还显示了同时记录脑内神经信号和猪身上一些标定点的运动轨迹，通过机器学习根据神经信号预测相应运动。这为实际控制外部设备打下了基础（图 6.18）。

1921 年 4 月，他们在猕猴左右两半球运动皮层的手和臂区各埋藏了一块联结芯片，并训练猕猴玩电子游戏，在猴子推动游戏机手柄时，同时记录 1 024 道脑信号和猴手的运动轨迹，并通过数据分析把这两者关联起来。即使把游戏机手柄去掉，只要猴子想象移动手柄，把记录到的脑信号转换成手的运动信号，就一样可以玩电子游戏了（图 6.19）。

不过神经联结公司带来的也不全是好消息，由于在其实验中光记录在案的就处死了 1 500 只以上的动物，这使人们对其安全性和对动物福利的担忧，由此遭到 FDA 的数次调查，不过最后终于在 2023 年 5 月宣布已获批准可以进行人体临床研究。2024 年 1 月 30 日，马斯克在社

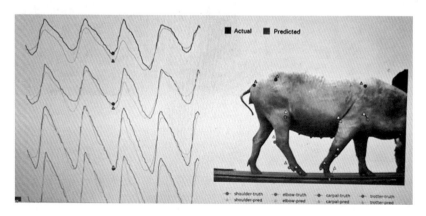

图 6.18 通过分析记录到的神经信号预测相应关节的运动
右图：图中每个圆点（小箭头指示处）表示在记录神经信号的同时记录该点的运动；左图：粗线表示实际运动，细线表示根据记录到的神经信号所预测的运动[13]。

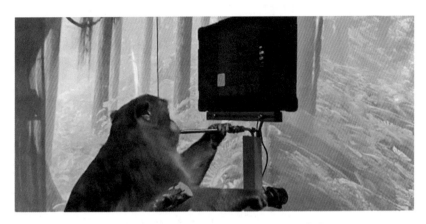

图 **6.19**　猴子通过脑电信号玩电子游戏[14]

交平台 X 上宣布，已于上一天成功完成了首例病人植入。以后又多次宣布患者术后恢复良好，不过对于能否长期（例如他们所说的要在术后 6 年期间多次随访）正常工作，并无安全问题，这在期满之前，也没有人敢打包票。*不过无论如何，这种技术毕竟为全身瘫痪患者带来希望。可以猜想，和脑门系统相比，患者会更容易接受神经联结公司的产品。至于正常人可能很少有人愿意（马斯克本人称他自己愿意，但是谁知道呢？）冒险在自己脑中植入"联结"以换取祸福难料的"好处"。

不动手术，每分钟让瘫痪患者讲出 12 个字——清华大学的脑电控制脑机接口

当然，最好是不需要开颅就可以利用脑信号来控制外界设备，例如在计算机屏幕上移动光标或是指挥轮椅向某个方向移动，甚至利用语音合成装置说话。现在确实有不少科学家在按这个思路进行研究。早在 21

---

　　* 虽然马斯克信心满满，但就在手术刚满百日之际，2024 年 5 月 8 日神经联结公司就在平台上宣布由于脑内进入空气，使若干电极缩回、脱落，导致信息传输速率和准确度降低，只是在采取补救方法之后才得以恢复。所以对于该装置是否能正常、安全地工作 6 年，只有到期满才能下结论。

世纪初，清华大学神经工程研究所的科学家就已经可以把盘状电极安置在受试者头皮表面，对记录到的脑电信号进行处理，然后去执行想做的动作。他们当时就能用这个办法拨通手机。他们在电视屏幕上显示表示数字 0～9 和"开""关"这两个词的几个方块，每个方块以不同的频率闪动，然后让受试者按想拨的号码依次注视相应的方块。这些以不同频率闪动的方块会在脑中诱发出与它们同频率的脑电成分，通过分析脑电中被诱发出来的频率成分就可以知道受试者想要打的号码，从而拨通手机（图 6.20）。当然，脑电信号很微弱，并且伴有大量噪声，所以要真的能可靠实现还是很不容易的。经过他们坚持不懈的努力，利用人工智能和机器学习等新技术更可靠地提取信号，现在他们已经可以做到让人靠注视屏幕上面的字母、数字和标点符号实现每分钟讲出 12 个字，这样就可能让不能说话的患者和外界沟通了。当然，这种做法并不是"真正"直接读出脑中在想什么，而是通过受试者目光注视点的转移来间接

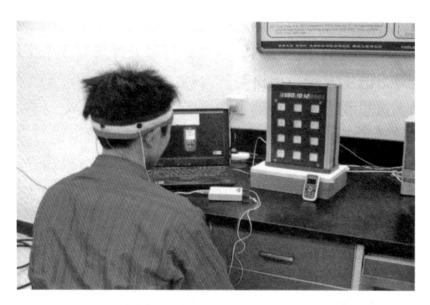

图 6.20　通过对脑电的信号处理拨通手机（高上凯教授供图）

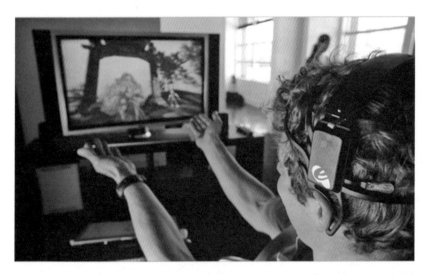

图 6.21　不用动手就可以玩电子游戏[15]

向外界发送自己想讲的话。虽然并非每个人经过训练之后都能做到这一点，特别是对于盲人或者眼睛不能转动的人，这种方法根本就不能用。但即使这样，只要对部分患者可行，使他们可以重新和外界沟通，其意义还是很大的。从实用目的来说，不管通过什么手段，只要不动手、不动口就能和外界沟通都是很有意义的。国外有些公司已经开发出利用脑电、眼动信号和肌电信号在屏幕上移动光标来做游戏的产品（图6.21）。

脑血管"支架"——微创脑机接口

如前所述，利用脑电的脑机接口不用动手术，不过时空分辨率都很低，所能做的动作有限，反应慢，使用者必须经过大量训练，还不一定人人都行。不过从2012年开始就有人研发一种介于这两者之间的像安装血管支架的微创手术，把电极阵列通过血管进入皮层运动区，释放后张开来附着在血管壁上，虽然还不是直接，但是已经算是就近监视运动皮层神经元的活动了，在这两种方法之间折中了一下。

　　2022年7月，在获得FDA批准之后，一家澳大利亚初创公司Synchron在纽约把一小段长度不到4厘米的圆柱形的空心电极网（图6.22），通过一位渐冻症患者的颈静脉导入运动皮层的血管后张开附着在血管壁上（在此之前，他们已经在澳大利亚做过4例了，全都成功，这些患者到2023年1月植入已逾一年，并未发现安全问题），这一电极网上共有16个电极。和植入血管支架略有不同的是，从电极上需要有导线和事先植入患者胸部的设备相连。胸口设备在把脑信号放大后，无线传输给电脑或者智能手机。由于电极数少，而且不是直接记录单个神经元的活动，所以这种设备只能让患者逐一挑选屏幕上所显示的字母，以组成文字命令。这样就使原来不能动弹的渐冻症患者终于又可以和外界沟通了。患者可以发电子邮件、网购、召唤医疗服务等[16]。从安全性和患者容易接受的角度，Synchron的电极网Strentrode确实要优于神经联结，而且在实际临床应用上也确实在时间上领先了。但是从控制的精确性和应用的可能性方面，神经联结可能有其优势。或许是各有各自的适用范围吧。究竟哪种技术最后能占领市场，让我们拭目以待吧！

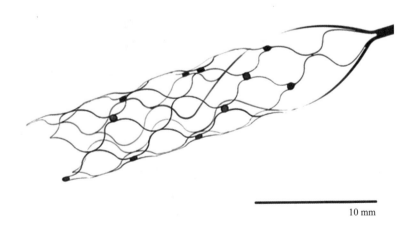

10 mm

图 6.22　Synchron 的电极网[16]

■ **心有灵犀一点通？——脑脑接口的"传心"迷思**

"传心"一直是八卦的一个热门话题，所谓"心有灵犀一点通""心心相印"，无须通话或者任何直接接触，甚至天各一方，只要一方一想，对方就知道了。这真的可能吗？脑机接口技术的发展，使许多人相信如果让两个人都装上脑机接口，不过"发送者"的脑机接口是读出脑信号，而"接受者"的脑机接口则是"写入"脑信号，这样似乎已经可以实现"传心"了。这就是所谓的脑脑接口。

早在 2011 年，尼可莱利斯就提出了脑脑接口的概念[17]。2013 年，他们报道了在大鼠身上实现的一个具体例子[18]。这一实验分两段。第一段是训练阶段，首先训练将来要发送脑信号的大鼠（编码鼠或称发送鼠），使它们能分辨两种不同的触觉或视觉刺激。同时，通过训练将来要接收编码鼠的脑信号的大鼠（解码鼠或称接受鼠）对不同皮层内微刺激（intracortical microstimulation，ICMS）作出不同的反应，例如如果 ICMS 是一串脉冲的话，解码鼠就选择某个杠杆或用鼻子戳中某个位置；而如果 ICMS 只有一个脉冲，那么解码鼠就选择另一个杠杆或位置。在完成训练后，把两只大鼠分别关在单独的操作箱中。在实验阶段，把微电极埋藏在编码鼠的初级运动皮层，当它选取正确的杠杆时，其神经元的发放率升高，把这一信号转换成一串脉冲作为皮层内微刺激去刺激解码鼠的初级运动皮层，由于该鼠早就经过训练，因此它就会作出合适的选择。当解码鼠选择正确时，除了给解码鼠奖励外，还给予编码鼠额外的奖励，这样就把信息反馈回去。如果把两鼠脑际之间的联结断开，那么解码鼠的选择就处于随机水平。他们认为"编码鼠和解码鼠通过脑脑接口使解码鼠完全依靠编码鼠的神经模式来重现编码鼠的行为选择"。[18] 这样似乎实现了"传心"，不过笔者要指出的是，解码鼠之所以能"重现编码鼠的行为选择"，是因为它在训练阶段学会了对皮层内微刺激作出相应反应。研究者们没有说明如果解码鼠未经训练的话，它还能不能这样做。笔者的猜测是不能。如果是这样，那么解码鼠其实并不知道编码鼠的选择，而是实验者把解码鼠的选择转换成了一种可以引起解码鼠相应动作的适宜刺激，所以这实际上只是一种反射而已，谈不上传心。

在这之后，科学家们利用脑电记录和经颅磁刺激等非创伤性技术对人做了类似的实验，不过把表演搞成了玩简单的电子游戏等更吸引眼球的形式，如果不仔细思考很容易认为真是在实现传心了。其实，其原理和尼可莱利斯的大鼠并没有本质区别。在笔者看来，到目前为止的脑脑接口研究绝大多数都还很难讲就是真正意义上的"传心"。这些脑脑接口实验，都可以分成两个部分：一部分是在发送者在想的时候，测量与其相关的某个脑信号（仅仅是相关，而非因果！我们并不知道这种"想"的神经基质是什么），这可以算是类似于计算机的"读出"吧，尽管如何对"读出"的信号进行解码依然是个问题。另一部分则是考察当给予接受者脑的哪个部分什么样模式的刺激时才能使接受者做出实验者希望的动作，这其实只是一种反射。马斯克把此称为"写入"，他是把脑误认为肉体版的计算机了，到目前为止，我们根本不知道如何把外界信息复制到脑中去，所能做的只是给予脑适当的刺激，以后的反应都是脑按照自己的规律执行的了，根本不是计算机意义下的"写入"。然后就是通过机器学习，学会把记录到的发送者的脑信号转换成实验者所要求的刺激模式。这样联成一体，就给人以"传心"的虚假印象了。值得指出的是，所有实验的后半部分都是控制接受者的运动，这是因为实验者清楚驱动这种运动的脑区在哪里，同时运动控制的神经编码是群体编码，无须寻找哪个特殊的神经元，这样实验者才有可能预先就知道应该以何种方式刺激脑的哪个部分。如果对接受者来说，问题不是运动，而是心智活动，那么根本就不知道这种活动的神经基质是什么，要给予什么样的刺激才能引起相应的心智活动。美国华盛顿大学神经科学家格雷格·霍维茨（Greg Horwitz）评论说："如果你想让我移动我的手臂，我知道把电极放到哪里，即使你能够在我脑中的任何地方插入电极，如果你想让我投拜登或特朗普的票，我不知道你应该刺激哪里才能实现，或者以什么模式进行刺激才行。"

6.6　"类脑"还是"脑启发"？——智能机器的故事

造出能和人脑相比的聪明机器，是人类世世代代的梦想。但是怎么做？有着两条不同的思路。第一种思路是既然人脑是世界上最聪明的系统，那么通过逆向工程完全仿照人脑进行复制就是最自然的捷径，也就是说，先搞清楚脑的工作机制，完全按照脑的结构和机制拷贝一个数字硅脑；第二条思路是，人脑是进化的产物，进化是个修补匠而非工程师，大自然和工程技术采用的是完全不同的策略。所以工程技术只应该从脑功能或脑研究中寻求启发，如果脑科学家研究清楚的脑机制可以用于工程技术，自然再好不过；如果难以工程拷贝，那么不管脑内部的真实机制，完全采用工程技术手段实现智能的某些方面也行，这正是现在绝大多数人工智能研究者正在做的，尽管也有人在大声疾呼，认为人工智能进一步发展所要遇到的瓶颈就在于没照前一条路线去做。由于本书讲的是"脑科学的故事"，所以对最后一条路线的故事，主要就是完全用工程技术方法实现的人工智能，除非必要就不多说了。

战胜国际象棋世界冠军的"深蓝"——其实深蓝并无智能

1997 年 5 月 11 日，电脑"深蓝"经过 6 盘鏖战最终以 3.5 比 2.5 的优势战胜了国际象棋世界冠军卡斯帕罗夫（Гарри Каспаров）。"深

蓝"的胜利，并不意味着电脑已比人脑聪明。"深蓝"项目的创始人和
"深蓝"计算机的系统设计师许峰雄博士说："这场象棋大战实际上是
在承担不同角色的两种人之间进行的：一方是棋手，另一方是工具制
造者。卡斯帕罗夫和'深蓝'弈战两次，结局不同。在1996年的比赛
中，作为棋手的人获胜，而在1997年的比赛中，作为工具制造者的人
获胜。"关于"深蓝"计算机有没有智能的问题，他也直截了当地回答
说："'深蓝'是没有智能的。它只是一个制作精良的工具，在一个限
定的领域内能够表现出智能行为，卡斯帕罗夫是国际象棋大赛中的输
家，但是他是真正有智能的棋手。"[11] 由于卡斯帕罗夫多次抱怨大赛
中有作弊行为，所以许峰雄不无揶揄地说："'深蓝'永远不可能像卡
斯帕罗夫那样对他人进行无中生有的指责。"[19]

　　"深蓝"的胜利在当时震动了整个世界，余响至今没有完全平息。
人们一直以为下棋是人类智力的皇冠，能战胜世界冠军该是多么的聪
明？为什么许峰雄要说深蓝没有智能呢？那么究竟要怎样才算有智
能？这就需要把智能和技能分清楚。技能是指解决某个特定问题的
能力。深蓝在下国际象棋方面有很高的技能，但是如果叫它做其他事，
它就一筹莫展了。或者在对局前突然宣布大改下棋规则，那么笔者猜
测它也会大败亏输。动物的本能也是一种技能，它们也可能有高超的
技能而并无智能。让我们来看另一个例子。

"聪明"的笨泥蜂——技能精湛不等于有智能

　　这方面的一个广为人知的例子就是法国昆虫学家法布尔（Jean
Henri Fabre）在其经典科普作品《昆虫记》中介绍过的泥蜂。

　　小小的泥蜂每次采集一小块湿泥巴后，就找一处温暖干燥的地方
堆砌成一个个小桶，然后猎取一只蜘蛛并把它杀死后拖入桶底，在其
最为肥美之处产下一颗卵，然后再外出猎取新猎物，堆放其上，如此

重复直到把巢装满封口，这样幼虫在孵化出来后，先吃最陈旧的食物，后吃比较新鲜的食物，从而保证食物一直维持适当的新鲜度，不致腐烂变质。这样的行为确实相当复杂，给人以聪明的印象。但是它没有料到有一位喜欢"捣蛋"的科学家会捉弄它：每当它把蜘蛛拖进巢内飞走后，法布尔总是把蜘蛛连同上面的卵（如果有的话）给移走了，可怜的泥蜂不知是计，因为巢中食物没有装满，所以它一次又一次地外出拖进新食物，这样一直持续了两天，也许是由于筋疲力尽才不管巢内空空如也就封巢了事。这不又愚蠢到家了吗？因此尽管泥蜂从筑巢到为幼虫准备新鲜食物等方面都表现出高度的技巧，但是它对环境的变化却一无所知，也不能根据环境的变化改变自己的行为——没有适应能力，也就是说没有智能。

百家争鸣——究竟怎样才算有"智能"？

上面两个例子都说明光是表现出能完成某个特定的复杂任务，不一定说明有智能，只是技能高超而已，这在动物有可能是出于本能，而在机器则有可能是设计者早就设计好了的。那么究竟什么是"智能"呢？这是一个至今争论不休的话题，可以举出上百种不同的定义。其实，智能就像许多术语一样有许多不同的方面，不同的人，甚至同一个人在不同场合谈到智能一词时表达的是不同的意思。不过大概不太会有人反对，智能就是主体当碰到一个以前从来也没有碰到过的情况时，依然能在大多数情况下做出虽然未必尽善尽美，但是大体上令人满意的解决方法。不过这只是一种比较直观的想法，一个比较理想的智能定义，需要既合理，又严谨而可付诸实用。王培教授在其杰作《智能论纲要》[20]一书中给智能下了下面的工作定义："智能是一个信息系统在知识和资源相对不足时的适应能力。"智能是"获得技能的'元能力'"。在这里王培教授把智能和技能严格地区分了开来。他所说的技能就是完成某个特定任务的能力，技能可以很复杂，但是不能适应，也就是说，如果情况变了，碰到了以前从来也没有碰到过的新情况，那么就完全无法应对。这也就是说，原有的知识已不足以解决新问题了，或者用老一套虽然原则上可以解决问题，但是在实际上所需要耗费的时间过长而没有价值。这在生物学上就是本能。按王培教授的说法，这在技术上就是"计算"。泥蜂和深蓝正是这样的例子。

从蓝脑计划到欧盟人脑计划再回归蓝脑计划——马克拉姆的人工脑之梦

估计绝大多数读者都知道，或者至少听说过 2013 年秋启动的欧盟人脑计划（EU Human Brain Project, HBP）及其发起人马克拉姆（Henry Markram）[21]。该计划费时 10 年，耗资 6 亿欧元[21]。在人脑计划提出时，马克拉姆以 10 年内建立人工全脑为目标而吸引了全球的眼球。这一核心思想在 2012 年他为申请欧盟人脑计划造势的一篇文章《人脑计划》中讲得十分清楚："我们的研究方法的关键在于精心研究脑赖以产生的基本蓝图：也就是在整个进化过程中，并在胚胎发育过程中再一次构造出脑的整套原则。从理论上来说，这些原则正是我们动手建造脑所需要的全部信息。人们的质疑不无道理：这些原则所生成的复杂性是惊人的——所以我们才需要超级计算机来解决这个问题。不过发现这些原则本身要好办得多。如果我们找到了这些原则，那么从逻辑上来说，我们没有理由不能利用生物学上产生脑的蓝图去同样建造一个'硅脑'。"[22] 马克拉姆因他提出的目标不现实，以及管理不民主受到科学家的群起杯葛。2015 年他不得不从人脑计划领导岗位上黯然下台，回到了他领导的由瑞士政府资助的蓝脑计划（Blue Brain Project, BBP），不过他依然坚持创建人工脑的目标，虽然不再是人脑，而是他一再声称在 3 年之内就能实现而至今未能实现的鼠脑。由于他的思想和工作在"人工脑"研究中比较典型，影响也大，因此可以看做是前一条路线的典型代表。在笔者看来，在他的思想中既有合理的部分，也有大量的极端不实之词，需要把两者分清；对于他的所作所为，不管是成功还是失败都值得仔细探究，从中吸取相应的经验教训。

■ 马克拉姆其人

出生于南非的以色列神经科学家马克拉姆长期在瑞士洛桑理工学院（Ecole Polytechnique Fédérale de Lausanne, EPFL）工作。他从学生时代起就对脑是如何工作的这一问题非常感兴趣。毕业以后作为一名博士后在神经科学实验上取得了不俗的成绩，其中影响最大的是他有关依赖于锋电位定时的突触可塑性（spike timing-dependent synaptic plasticity, STDP）研究。但是在 20 世纪 90 年代，他对自己的实验工作不再满意。他对自己说："我知道我在我的科学生涯上可以这样二三十年地做下去，但这无助于使我能认识脑是如何工作的。"后来他又说道："每年都会发表 6 万篇有关脑研究的论文，每篇都是出色的研究，但是每一篇都局限于一隅。"他觉得神经科学已经并正在飞速地积累起大量的数据，但是依然缺乏一个能跨越脑的各个层次的统一的认识，应该把所有这一切知识组织在一起。他认为如果不能认识脑的工作机制，就不能正确认识脑的病理及开发相应的治疗手段和药物，也不能用机器来实现人类智能。虽然他知道这在 20 世纪 90 年代是做不到的，但是根据摩尔定律，计算机的算力差不多每两年就会翻一番，他据此认为到 21 世纪的 20 年代就有可能在超级计算机上仿真整个人脑。马克拉姆为此大声疾呼："在脑研究方面，现在是改变的时候了！"[22]

■ 蓝脑计划的早期成就（2005—2012）

2005 年 5 月，马克拉姆在 EPFL 的脑与心智研究所（Brain and

Mind Institute）提出了蓝脑计划，其目标是把所有已知的脑数据和知识整合在多层次、多尺度的脑模型中，由此建立起从分子水平直到全脑，在许多细节方面有生物学真实性的哺乳动物脑模型，首先是鼠脑模型，最终是人脑模型，以此认识脑结构和功能的基本原理。

同年底，他们在以前工作的基础上建立起三维的具有生物学真实性的神经元模型。在这些神经元模型中考虑了 200 种不同的离子通道及其在细胞膜上的分布，还有神经元的形态。由于认为大脑皮层功能柱是皮层的基本功能单位，在皮层的各个区域有很大共同性，他们搜集了对鼠体感皮层 1.5 万次实验中所得到的有关新皮层柱的解剖结构、基因和电生理数据，2006 年底在一台有 8 192 个处理器的并行超级计算机"蓝基因"（Blue Gene/L）上建立起了功能柱模型。

2009 年，他们所用的由 IBM 公司以优惠条件提供的蓝基因超级计算机有超过 16 000 个处理器，浮点运算的峰值速度可达 56 万亿次 / 秒（teraflops）。仿真所产生的海量数据由另一台超级计算机作进一步的分析处理与可视化。在此基础上，他们构建了一个出生 2 周后大鼠的新皮层柱模型，其中包括 1 万个简化的神经元模型；同时考虑了几百种不同类型神经元在新皮层柱中的分布与密度，每个神经元又可能跟好几千个神经元发生联系。对这些联结用计算机进行了优化。通过此模型得到了一个出乎意料的结果，就是模型中涌现出 γ 振荡现象，也就是说在仿真中表现出有频率在 40 Hz 左右的振荡，这种振荡一般认为在把同一对象的不同特性整合成一个整体中起重要作用，而这是他们仿真的前提假设中所没有的。2011 年，他们又把 100 个这样的功能柱相互联结起来，以探讨微观神经回路如何相互联结而构成介观神经回路的问题。当然，由于计算量大大增加，他们使用的是有 30 万个处理器的新型号蓝基因超级计算机。然而这样复杂的模型并没有能实现任何有实际应用价值的认知功能。

■ 欧盟人脑计划风云（2013—2015）

2009 年，正当马克拉姆因 IBM 偏向支持自己旗下的莫德哈（Dharmendra Modha）团队而闹得不可开交之时，机缘凑巧，同年 12 月，欧盟宣布要资助两个 2013—2023 年度高风险但可能带来巨大变革的"未来和新兴技术（future and emerging technologies, FET）旗舰项目"，当时宣布的每个项目的资助额为 10 亿欧元，为期 10 年。马克拉姆作为 27 名顾问团的成员之一，不失时机地以其蓝脑计划为基础，在经过近 2 年的筹备之后，于 2012 年 10 月联合 86 个欧洲及其他国家的研究单位（后来发展到 123 个成员单位），共同提出名为"人脑计划"的申请。

人脑计划在其提出时的总目标是建立起为未来神经科学、医学和计算所需的全新信息和计算技术（ICT）基础设施，由此促进全球的合作研究，总结现有关于人脑的一切知识，并通过在超级计算机仿真重建人脑，直到其各个细节。该计划声称，这将使我们对人脑及其疾患有全新的认识，并且开发全新的计算技术和机器人技术。不过由于这一计划耗资巨大，抢占了欧盟用于脑研究的经费中的很大份额，然而研究内容和方法偏于信息学一隅，其 10 年内数字重建人脑的总目标并不现实，再加上以马克拉姆为首的三人执行小组大权独揽，容不得不同意见，葡萄牙神经科学家迈嫩（Zachary Mainen）批评说：HBP"很不民主，都是亨利（马克拉姆）说了算，您要么听他的话，要么就滚蛋"。这不能不引起一群圈外科学家的公愤。

引起激烈反应的最后一根稻草是：2014 年 5 月底，HBP 的三人执行小组把 HBP 中唯一一个不在分子或突触层次上工作的神经科学领域——认知科学子计划从 HBP 的核心计划中剔除了出去。2014 年 7 月 7 日，有超过 150 名科学家联名给欧盟委员会发公开信，批评 HBP 已"偏离正道"，要求对计划的科学内容和管理两方面进行独立的严格评估，以决定是否继续资助。他们声称如果欧盟不采纳他们对评估所提出的要求，就将抵制并号召同行也抵制参与和 HBP 有关的伙伴计划。签名者迅速发展到 800 多人。事情闹到这一步，欧盟不得不介入进行调解。为此设立的调解委员会认可了公开信中的主要批评意见，并在2015 年 3 月 9 日发布了调解报告，指出 HBP 的当务之急是要重新取得公众和科学家的信任。在 HBP 的科学内容方面，报告认为仿真人脑"难望其成功"，HBP 应该将其目标重新定位到有限时间和有限资源条件下可望实现的具体目标上。就这样，欧盟人脑计划不再以数字重建人脑作为其目标了。马克拉姆也退出了欧盟人脑计划的领导机构。

■ 重回蓝脑计划（2015—　）

马克拉姆在从 HBP 的领导岗位上退下之后，重回蓝脑计划，在他的这块"自留地"中继续追逐他数字重建哺乳动物全脑之梦，不过不再是人脑，而是鼠脑。

2015 年，马克拉姆等人在《细胞》杂志上发表了一篇截止到当时为止他们在仿真鼠脑这一方向上所取得进展的总结性文章[23]。此项工作历时 20 年，由国际上 82 位科学家合作，仿真了幼鼠体感皮层中相当于一个功能柱组织的一块 1/3 立方毫米大小的组织，其中包含 30 000个神经元和 4 000 万个突触。他们分析了这些神经元的形态、在皮层各层中的分布和放电模式，据此区分出 207 种不同的神经元类型。再按照不同类型神经元在此柱状组织中的密度，在仿真组织中安排虚拟神经元的分布。每个神经元的细胞膜都考虑了与跨膜电位以及钙离子浓度有关的 13 种不同离子通道。形成突触联系的概率取决于轴突终扣密度和树突大小。最终在这些虚拟神经元之间建立起 3 700 万个突触联系。207 种不同神经元可能形成 207×207 种不同的突触联系。由于缺乏这方面的实验资料，不得不进行假设。

这样仿真得到的结果和动物实验吻合得相当好。例如两者的行为都和细胞外钙离子浓度以及细胞体的去极化程度有关：细胞外钙离子浓度控制网络对突触输入的响应，而去极化程度则控制神经元的自发发放。控制这两个参数就可以让网络在两种不同的动力学状态之间翻转。

对于这一工作，美国神经科学家科赫（C. Koch）称颂为"迄今为止对一块可兴奋脑物质所进行的最完整的仿真。考虑到在这个模型中做了极大数量的近似和外推，这些神经元既没有像癫痫放电那样乱放一气，也不像昏迷那样沉寂，而是在一级近似之下就像脑片上的神经元那样活动。这本身就是一种卓越的成就"。[24]

马克拉姆在文章发表之后说道："您可以想象得到，在当下那种基于二手消息的极度偏见的氛围之下，这篇文章的发表艰苦异常。现在至少所有的人都可直接从文章作出判断了。"他如释重负地说："这是我在刚进瑞士联邦洛桑理工学院时许诺要实现的，而我现在做到了。"不过他显然是忘了或者有意不提自己在 2009 年接受《发现》（Discover）记者采访时所做的许诺："从技术方面来说，利用计算机和数据采集技术，我们有可能在 10 年内建立起人脑模型。实际上这只是经费资助的问题……我们的下一步是在 3 年内建立一个大鼠的全脑模型，以及大鼠脑内 2 亿个神经元详细到分子水平的相互作用模型。"[25] 也就是说，按照他对《发现》杂志记者的许诺，他本应在 2012 年完成对鼠全脑的仿真。但是在 2012 年，他本人又在《科学美国人》（Scientific American）上撰文[22]，在列举今后目标的时间表时，他又把仿真全鼠脑的许诺延迟到了 2014 年。但是到他 2015 年发表此文时，离第 2 次许诺又是一个 3 年过去了，这一目标依然没有实现，直到今天，仿真鼠全脑依然在蓝脑计划的官方网站上列为该计划的目标[26]，可见虽然离他第一次做出许诺 3 年内完成仿真鼠全脑已经过去了好几个 3 年，但是这一目标依然只是挂在驴头前的那根胡萝卜。

当前的蓝脑计划网站对其目标定位为："眼下蓝脑计划所做的重建还未考虑对人脑功能起重要作用的许多解剖与生理特性。蓝脑计划今后的工作要对重建进一步加以改进，模型需要考虑神经-血管-胶质细胞系统、神经调制、各种形式的可塑性以及缝隙连接，把它们和神经机器人系统耦合在一起，因此可以仿真研究知觉、认知及行为。""其次还要致力于尺度超过神经微观回路的重建与仿真。蓝脑计划早就和HBP以及更广范围的同行合作，对整个脑区（体感皮层、海马、小脑、基底神经节）和最终还有整个鼠脑进行数字重建。这一工作将为在各种尺度和不同详细程度上重建人脑铺平道路。"[26]

理性很丰满，但是在完成上述目标时，在实际上又有多少进展呢？据报道，他们把星型神经胶质细胞加到了他们的模型之中。2018年，他们发布了首个数字三维鼠脑细胞成像，提供了有关鼠脑中所有737个脑区中主要细胞（包括不同类型的神经元和胶质细胞）的类型、数量和位置信息。这就像是对鼠脑中的细胞做了一次"人口普查"。应该讲人口普查对社会是重要的，但是这毕竟和阐明社会的运行机制是两回事。人口普查并不是对社会的数字重建！在笔者看来，马克拉姆始终主要只是在细胞层次左右徘徊，这是因为在这些层次上有以霍奇金-赫胥黎模型为代表的理论框架的支持，但是一到回路层次以上，由于关于全脑还没有任何哪怕是很粗浅的理论框架，所以数字拷贝全脑也就只能是根驴头前的胡萝卜罢了。

进化不是工程师——分清脑启发机器和逆向工程拷贝脑

数字拷贝全脑不仅是马克拉姆之梦，也是许多科学家朝思暮想的宏愿。但是他们中没有一个人取得过什么突破性成就。对照近日完全采用工程技术手段的聊天机器人的抢眼表现，这就值得深思了。

2018 年，美国神经科学家林登（David J. Linden）邀请过 40 位神经科学的领军科学家就他们最急于告诉公众的问题写篇文章，汇编成了本《思想库：40 位神经科学家探讨人类体验的生物学根源》[27]。巧合的是书的最后两篇正好代表了上述有关智能机器的两种截然不同的思想。

■ 从原则上来说，没有任何理由使我们最终造不出有思维的机器

其中，毛克（Michael D. Mauk）所写的一篇文章的题名表述了他的中心思想：《从原则上来说，没有任何理由使我们最终造不出有思维的机器》[28]。在文中，他承认脑的规模惊人，也还有一些细节不清楚，但是他认为要想构建人工心智却并没有跨越不过的鸿沟，所需要的只是"辛勤工作"，再加上速度更快和存储量更大的计算机。他认为，"就像任何计算装置一样，要想认识脑所需要的是指出其中主要元件（神经元）的特性，神经元之间的联结（突触）的性质和相互联结的模式（线路图）。其数目确实惊人，但是关键在于神经元及其联结所服从的规则是有限和可以理解的。"他强调现在知道的神经元一共只有几百种，所以我们可以研究清楚其中每一种的输入-输出规则。认识不同突触的性质及其可塑性的规则也是有限的和可以认识的。他认为虽然联结数很大，但是这些联结并非随机的，它们也要服从一些能识别得出的规则。现在大规模"连接组学"（connectome）计划的研究将提供全脑的神经线路图。因此，他认为要建造人工脑，只要认识这些有限的规则就行。

这些话是不是和马克拉姆的话异曲同工啊？

■ 不可能用任何图灵机仿真人脑

就在毛克的文章之前，书中刊载了尼可莱利斯所写的《人脑是万物的真正创造者，不可能用任何图灵机来加以仿真》[29]，其题目也准

确地表明了他的中心思想。虽然他并没有正面反驳毛克的论点，但是其内容在很大程度上指出了毛克论点中的根本问题。

他的论点主要是：

当前社会上甚至学术界中某些人有一种错误而带有误导性的说法，那就是人脑只是一种信息处理机器，或者说是一种肉体版的数字计算机。由这种说法出发可以得出结论认为：有朝一日可以用超级计算机仿真甚至拷贝人脑，并且可以把人一生中有意识和无意识的所有体验都存储到某个数字媒体中去，从而实现数字永生；另一方面，也可以把复杂的内容上传到脑中去，由此使人可以在一刹那就会使用或者拥有一种新的语言或新技术、新知识。

他指出脑及其许多高级功能在图灵意义下是不可计算的。因此不管超级数字计算机如何先进，都不可能复制人脑。脑的运作既有数字的成分又有模拟的成分，这两者之间还存在着递归的、非线性的动态相互作用，这更远超图灵机的能力之外。

尼可莱利斯虽然没有点名批评毛克和马克拉姆，不过他有段话说得很重："如果这种荒谬的说法仅仅局限于好莱坞的科幻电影之中，那倒没多大关系。但是只要某些计算机科学家，甚至神经科学家也在公众面前重复这种神话，并向欧洲和美国的纳税人索要几十亿美元，毫无意义地去追求实现在数字媒介上模拟人脑的企图，问题就变得远远严重得多。"[29]

■ 大自然喜欢多样性和竞争

除此之外，笔者在和卡尔·施拉根霍夫合著的"脑与人工智能"系列套书中曾指出："大自然并不像工程师那样行事。工程师喜欢均一性，而大自然更喜欢变异性和多样性。工程师在建造某一系统之前，心中先有一张蓝图。他们希望元件的种类尽可能少，同一类中的每个元件都完全一样，这样他们在进行分析、设计、建造和修理时都比较方便。然而大自然并不刻意地设计生物，它让多少有所不同的个体彼此竞争，没有两个个体是完全一样的。在竞争中只有更适应其环境的个体才更有机会存活并产生下一代。埃德尔曼的神经达尔文主义也假定在神经系统的回路或模块之间存在竞争，只有适合于完成其目标的回路或模块才能保存下来。"[30]马克拉姆等人把希望寄托在这种乌有的自然"蓝图"上当然是缘木求鱼。

■ **进化是个修补匠**

另外，还有一个道理就是如分子生物学家雅各布（Francois Jacob）所说："进化是个修补匠，而不是工程师。"当面临新任务时，大自然并不从顶层按照逻辑做全新的设计，而只是在现有的基础之上叠加新东西，这就决定了脑并非如一般人所想的那样完美无缺。正如林登在其《不完美的大脑》一书中所说："无论从哪个层次看，从脑区、回路到细胞、分子，脑都是个设计拙劣、效率低下的团块，可又出人意料地运作良好。脑不是终极且万能的超级计算机，它不是一个天才在白纸上即兴完成的创作。脑是一座独一无二的大厦，积淀着数百万年的进化历史。"[31]视网膜中感光细胞在光路的最后面，而传向脑的视神经和血管在最前面，从而造成盲点就是明显的例子。没有一位工程师会这样的设计成像系统。

■ **要借鉴不要拷贝**

人脑是5亿多年进化的产物，我们也许可以逐步认识脑功能的奥秘，但是极少人敢断言到什么时候才能把脑功能认识清楚，马克拉姆曾满怀信心地预言他能在2023年做到这一点，但是时至今日，他离这一目标的距离比他发出豪言壮语时并没有近多少。因此当工程技术上迫切需要解决某些类似人脑某种功能的问题时，就不能静等搞清楚相应的脑机制后再去制定方案，而只能从有关脑的已知知识中寻求启发，或者干脆就撇开脑机制完全从工程技术上寻求解决之道。另外即使知道了脑机制，照搬到工程上也未必实用。埃德尔曼按照小脑运动控制机制设计的"达尔文机"虽然也能在由交通隔离锥隔成的弯道中自由行驶（图6.23），但是最后真正在公路上自动行驶的无人驾驶车使用的却是纯工程的人工智能技术，而非达尔文机。当然，达尔文机对加深理解小脑的运动控制机制是有意义的，是否对无人驾驶车有借鉴意义，至少到目前为止还看不出有多大前景。

因此，在可能的时候，工程师确实应该从脑研究中寻求启发，采用工程技术上合适的手段来实现某些和脑类似的功能，但不能盲目照搬生物脑的结构和机制。现在人工智能中红翻半爿天的深度学习也许就可以作为"脑启发"的一个典型例子，启发来自视觉系统不同层次中神经细胞感受野的多重投射，提取对象越来越全局性的特征。IT工程师用工程技术手段这样做了，并取得了举世瞩目的成就，虽然其算法和生物视觉系统的机制极为不同。当然，如果脑中

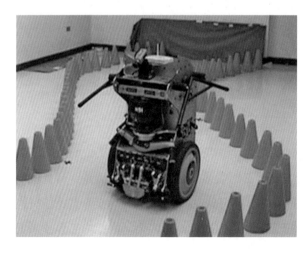

图 **6.23**　达尔文机在弯道中自由行驶[32]

的机制正好也是适合工程技术实现的，那自然没有必要为了上面讲的理由而不去借鉴大自然的方案，这里不存在绝对的界线。从目前的研究情况来看，人们对低层次的脑组织，例如神经元的结构和功能研究得比较清楚，因此借鉴的细节也就比较多和深入。这方面的一个比较成功的案例是"神经形态芯片"（neuromorphic chip），生物神经元就其速度、可靠性等方面虽然都无法与电子器件相比，但是其脉冲输出形式却使其功耗远远低于目前的电子器件，模拟这一点的神经形态芯片在目前就已可以在功耗上降低了 4 个数量级，因此有望在能耗要求很高的场合得到应用，例如航天工程。这就是下一小节要讲的内容。

向脑学习——神经形态工程的故事

美国计算机科学家米德（Carver Andress Mead）（图 6.24）是大规模集成电路的先驱，也对脑如何进行计算的问题深感兴趣。他说道："我对于动物视觉系统的机制越来越佩服。我老是对自己说：'我永远也想不到这一点，但是这确实是一个好主意。'"这样他就在 20 世纪 80

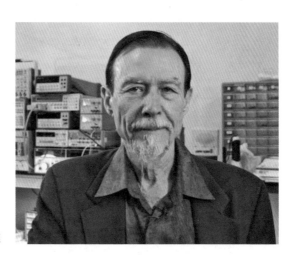

图 6.24 米德

年代末提出了神经形态工程（neuromorphic engineering）的概念。最初
这一概念指的是采用由模拟电路构成的超大规模集成电路模仿神经构
筑来实现相应的神经功能。现在这一概念已不限于模拟电路，而可以
是用模拟电路、数字电路或混合电路构成的超大规模集成电路甚至软
件系统来建立神经系统的模型。

■ 硅视网膜

20世纪末正是通过学习视网膜的神经机制，米德指导他的一位博
士生马霍瓦尔德〔Michelle（Misha）Mahowald〕研制出"硅视网膜"。
马霍瓦尔德的硅视网膜是一个模拟视网膜头三层解剖结构（感光细胞、
水平细胞和双极细胞）和功能原理的芯片（图6.25）。这一人工视网膜
能够产生和生物视网膜类似的输出信号，例如表现出类似马赫带那样
的现象。以后该实验室开发出来的人工视网膜和人工耳蜗成为神经形
态工程在医学上得到实际应用的第一批成果之一。他们的另一项成是
用CMOS电路直接模拟离子通道，并在此基础上构建出硬件的"硅神
经元"。他们的这些工作成为神经形态工程的发轫之作。

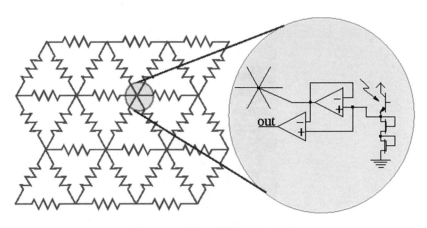

图 6.25　硅视网膜线路的示意图

■ 神经形态芯片

　　近年来，许多大学和公司的实验室都纷纷出资研制神经形态芯片，企图由此开发能耗小、速度快的新型信息处理装置，甚至开发出超越冯·诺伊曼架构的新一代计算机。究其原因，这是因为人们发现传统计算机虽然在计算和逻辑操作上远超人脑，但是其耗费的能量和在执行模式识别和运动控制方面的速度都远不如人脑。人脑工作消耗的能量几乎和冰箱里灯泡差不多，大概只有 20 瓦。如果采用最简单的神经元模型，在传统计算机上用软件计算一个其中节点数和人脑中神经元数目相仿的神经网络，那么即使耗尽一个超大城市的全部电力也还不够。其原因在于作为传统计算机基本元件的门电路需要在两个相差数伏的不同电平之间来回切换，需要不断消耗能量；而生物神经元则只有在发送脉冲的很短时间里才消耗能量。另外在传统计算机中处理单元和存储单元是分隔开来的，需要在两者之间不断通信，这也需要消耗大量能量。而脑并没有彼此分离的中央处理器和存储器，处理和存储在当地就都解决了。因此当计算规模非常大时，能耗和速度就成了用传统计算机仿真某些脑功能时的瓶颈，更不要说具体应用了。工程师们由此受到启发，试图构建仿神经网络，其中的每个节点（神经元）都是通过脉冲来进行通信，并在神经形态芯片中设置很多微小的处理器，每个处理器都有少量的本地内存使得能在当地同时进行数据存储和处理。这样就可以节约大量能耗。工程师们甚至希望由此发展新一代计算机。这就是近年来倍受重视的神经形态芯片。

　　目前正在研发的例子很多，如美国斯坦福大学米德以前的学生包汉（Kwabena Boahen）用硅神经元开发的神经网格超级计算机（Neurogrid supercomputer）、IBM 公司印度裔美国科学家莫德哈（Dharmendra S. Modha）开发的"真北"（TrueNorth）系统、在欧盟人脑计划（EU Human Brain Project, EU HBP）神经形态计算平台（Neuromorphic Computing Platform）下的两个项目：英国曼彻斯特大学的弗伯（Steve Furber）领衔的"脉冲发放神经网络构筑"（Spiking Neural Network Architecture，SpiNNaker）项目和由德国海德堡大学（Ruprecht-Karls-Universität Heidelberg）的迈尔（Karlheinz Meier）领衔的"神经形态混合系统脑启发多尺度计算"（Brain-inspired multiscale computation in neuromorphic hybrid systems, BrainScaleS）项目，以及英特尔（Intel）公司的洛以希（Loihi）芯片等。

这些系统中的神经元数都达到了百万级或以上，而消耗的能量要比在传统计算机上仿真有同样节点数的神经网络降低 4 个数量级以上。这些系统的共同特点是采用脉冲发放神经元作为基本元件，并用脉冲进行通信。不过在实现脉冲发放神经元时则各显神通，有用传统数字电路、模拟电路的，也有用硅神经元的。这些竞争对手究竟最后谁胜谁负，目前还难逆料。下文笔者只介绍几个例子。

规模堪比人脑的机器——"神经形态适应性可塑可扩缩电子学系统"计划和"真北"系统

从 2008 年开始，美国国防先进研究计划署（Defense Advanced Research Projects Agency，DARPA）资助了一项称为"神经形态适应性可塑可扩缩 * 电子学系统"（Systems of Neuromorphic Adaptive Plastic Scalable Electronics，SyNAPSE）的计划，这一计划的目的是开发一种在形态、功能和结构上都类似于哺乳动物脑的认知计算机。莫德哈（图 6.26）领导的团队承担了其中的一部分。

---

* Scalable 的意思是大小可变，这里译为可扩缩。这是因为这种系统把处理单元和存储单元放在一起，因此可以在留有通信口的情况下随意拼接，这样系统的大小就可以在两个维度上随意扩大或缩小。

2009 年 11 月，莫德哈宣称编写了一个仿真猫脑的程序。2012 年 11 月，他宣称在由 96 台 IBM 的蓝基因超级计算机组成的红杉（Sequoia）超级计算机上仿真了 5 300 亿个神经元和 137 万亿个突触，其规模大体上和人脑相当。即使如此，为了实现类似于人脑的某些功能，其速度仅为人脑速度的 1/1 500。如果想把速度提高到和人脑相仿，那么就需要 12 吉瓦的能量，即需要耗尽整个纽约加上洛杉矶的电力。不过，元件的规模并非一切，就"神经元"

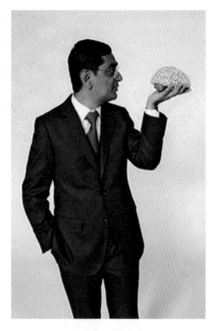

图 6.26 莫德哈

本身以及它们相互连接的复杂性上而言，都无法与人脑相比，更不用说脑中除去神经网络之外的各种因素以及和身体的联系了。

2014 年，他又宣称在硬件上开发出这样的芯片。每块芯片都有 4 096 个核，这些核进行并行分布式处理，并且不用时钟控制，而由事件驱动。核把记忆、计算和通信整合在一起。因此即使个别的核坏了，芯片还能继续工作，同时也能按需要无缝扩展。图 6.27 就是这样的一块电路板，其上有 4X4 块芯片。这种称为"真北"（TrueNorth）的芯片上有 100 万个电子"神经元"和 25 600 万个电子"突触"，运行功率仅为 70 毫瓦，要比在传统计算机上运行同样功能少 4 个数量级。其速度是每秒每瓦执行 460 亿次突触运算。这种芯片在实现像模式识别等复杂功能方面比传统芯片要强得多，例如能实时识别环境中的不同对象，如行人、自行车骑手、卡车、汽车、大巴等（图 6.28）。虽然传统技术

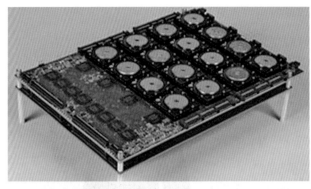

图 6.27　由 16 个真北芯片构成的电路板

（引自维基百科）

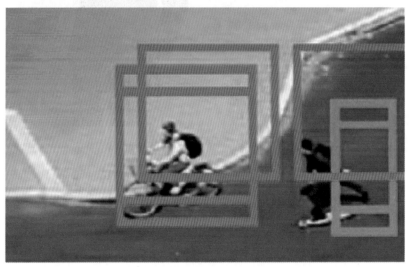

图 6.28　真北系统识别物体

它用不同颜色标记不同对象，例如粉色标志自行车骑手，绿色标志行人，从而实时识别不同对象[33]。

也能实现类似功能，但是真北系统的速度要快得多，而能耗则少得多。其远期目标是建立起有 100 亿个神经元和 100 万亿个突触的系统，但是其体积只有两升，而能耗仅为 1 000 瓦。

为了方便而有效地运行这种芯片，需要为此开发合适的软硬件环境，也就是他们所谓的"生态系统（ecosystem）"。其软件包括模拟程序（simulator）、编程语言（programming language）、集成编程环境（integrated programming environment）、算法和应用程序库、固件（firmware）、使用说明等，这相当于对传统软件从头来起。应用这种系统，他们现在已经可以运行深度学习和卷积网络。为了推广这种系统，IBM 甚至成立了一所虚拟的网上"突触大学（Synapse* University）"进行这种新语言的编程教学。

真北系统最后能否成功，在一定程度上将取决于应用者是否愿意重新投资学习这种新语言进行编程，以换取提高速度和减低能耗。据他们 2016 年 11 月份的报道，当时已有 30 个以上的大学和政府或公司的实验室正在使用这种系统，但是这和现在几乎所有实验室和产业界都在使用的传统计算机比较起来仍然只是沧海一粟。

尽管人们常常把真北系统称为人工脑，但是莫德哈强调说："让我们把事情讲清楚：我们没有建立起脑，也没有建立任何脑一样的东西。我们所建立的只是一种受脑启发而来的计算机。这个计算机的输入和输出都是脉冲。从功能上说起来，它只是把输入脉冲的时空流变换成输出脉冲的时空流。"这可能是因为他在 2009 年曾声称仿真猫脑饱受马克拉姆的攻击而吸取了教训吧。他的这段话也适用于其他神经形态芯片。不过他在另一个场合又说道："在无机硅技术允许的范围之内，我们力图使系统尽可能接近于脑。"

明日之星？——欧盟人脑计划旗下的两大神经形态系统

英国曼彻斯特大学的计算机工程师史蒂夫·弗伯（Steve Furber）在 20 年前就构思了 SpiNNaker（图 6.29），为此他已经设计了 10 多

---

* "突触"这一术语的英语单词 synapse 正好和"神经形态适应性可塑伸缩电子学系统"的缩写 SyNAPSE 一样。

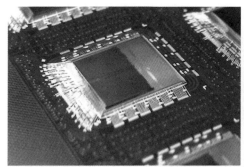
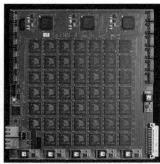
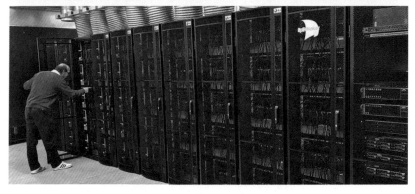

图 6.29　SpiNNaker 系统的构建模块

每个 SpiNNaker 芯片与存储器封装在一起（左上角），然后拼接成较大的设备，如右上角的 48 节点板。多个板子可以连接在一起，形成更大的 SpiNNaker 系统（下图）。（图片来源：UNISEM 欧洲有限公司）

年。弗伯表示，在对作为 SpiNNaker 基础的小型数字芯片进行了大约 6 年的努力之后，他和他的同事们在 2011 年实现了全部功能。从那时起，他们的研究团队一直在将芯片组装成规模不断扩大的机器，最终在 2018 年底建成了有百万处理器的机器[34]。弗伯预计，SpiNNaker 应该能够对小鼠脑中的 1 亿个神经元进行实时建模，而传统的超级计算机做起来要慢 1 000 倍左右。

目前，神经科学家们开始在 SpiNNaker 硬件上运行自己的程序，以仿真脑特定子系统（如小脑、皮层或基底神经节）中所进行的高级处理。例如，研究人员正试图仿真一个小的重复结构单元——皮层微柱，微柱是位于脑外层的负责大多数高级功能的结构单元。弗伯说道："虽然微柱很小，但它仍然有8万个神经元和25亿个突触，所以要想对此建模并非轻而易举。"

他补充说："接下来，我们开始考虑系统层面的问题，而不仅仅是单个的脑区。"我们正逐步接近作为人智能之源的、有850亿个神经元的器官的全脑模型。

SpiNNaker、真北等芯片都能以生物的实际速度运行对神经元和脑的仿真，这意味着研究人员可以使用这些芯片来实时识别刺激，如图像、手势或声音，并立即进行处理和作出响应。这些能力还可以让机器人实时感知环境并做出反应，同时只消耗极少的电力。这比大多数传统的计算机有很大的进步。

在灵活性和学习能力方面，目前的人工智能系统仍然落后于脑。弗伯说道："一旦给谷歌网络看过1 000万张猫的图像，它就会变得非常善于识别猫的图像，但如果你给我两岁的孙子看一只猫，他就会一辈子都识别得出猫。"

2023年12月澳大利亚西悉尼大学（Western Sydney University）的科学家联合其他澳大利亚和德国的科学家声称将在2024年4月把他们研制的一台称为"深南"（DeepSouth）的有人脑规模的神经形态计算机投入应用[35]。

有人期望神经形态工程将能发展出取代冯·诺依曼架构的新一代计算机。不过一个新技术要想得到大发展，广泛应用才是最大的促进剂。在传统计算机依旧飞速发展的今天，除了能耗要求极高的场合，人们是否愿意放弃已经投资了大量时间和金钱而驾轻就熟的编程技术，而重新学习一门前途未卜并且发展还远未成熟的全新系统，这才是关键所在。以笔者的管见，这两种技术在相当长的时间里将是互补的，而在可预见的一段时间里，传统计算机将依然是主流，虽然人们没有理由放弃对神经系统系统的继续探索。

参考文献

［1］ Zrenner E. Will retinal implants restore vision? Science, 2002, 295: 1022－1025.

［2］ Bajaj R. Dagnelie G, Handa J T, Scott A W. Retinal implants for RP: An update on Argus II and others. 2019. https://www.aao.org/eyenet/article/retinal-implants-for-rp#:～:text=Retinal%20Implants%20for%20RP%3A%20An%20Update%20on%20Argus, ...%202%20Future%20Improvements%20...%203%20Conclusion%20.

［3］ Hope E. Bionic eye implants make blind 'see again' in pioneering operation [N/OI.]. London: Associated Newspapers Ltd (2008－04－21) [2010－04－05]. http://www.dailymail.co.uk/news/article-56105/Bionic-eye-implants-make-blind-pioneering-operation.html.

［4］ 许仲琳. 封神演义. 上海：上海古籍出版社，2005：119.

［5］ Abrams M. Can You See With Your Tongue? New York Times. [2003－01－06].

［6］ Restak R. The new brain — How the Modern Age Is Rewiring Your Mind. Emmaus, Pa: Rodale, 2003.

［7］ Brain Fingerprinting Laboratories Inc. Brain Fingerprinting Laboratories[EB/OL] [2010－04－05]. http://www.brainwavescience.com/.

［8］ Zimmer C. Mind over machine. Popular Science, 2004, 264(2): 46－52.

［9］ Velliste M, Perel S, Spalding M C, et al. Cortical control of prosthetic arm for self-feeding. Nature, 2008, 453: 1098－1101.

［10］ 维基百科 "BrainGate" 条目（https://en.wikipedia.org/wiki/BrainGate）.

［11］ Matthew Griffin (2019) Elon Musk unveils Neuralink's brain implants that will help humans merge with AI. Fanatical Futurist (25/07/2019) https://www.fanaticalfuturist.com/2019/07/elon-musk-unveils-neuralinks-brain-implants-that-will-help-humans-merge-with-ai/.

［12］ Elon Musk, Neuralink. An integrated brain-machine interface platform with thousands of channels. bioRxiv, 2019. doi:https://doi.org/10.1101/703801.

［13］ Arielle Pardes (2020) Elon Musk Is About to Show Off His Neuralink Brain Implant. Wired. 28/08/2020 07:00AM (https://www.wired.com/story/elon-musk-neuralink-brain-implant-v2-demo/?bxid=5cec254afc942d3ada0b6b70&cndid=48167859&esrc=&source=EDT_WIR_NEWSLETTER_0_SCIENCE_ZZ&utm_brand=wired&utm_campaign=aud-dev&utm_mailing=WIR_Daily_082820_Science&utm_medium=email&utm_source=nl&utm_term=list1_p2)

［14］ https://techengage.com/wp-content/uploads/2021/04/neuralinks-brain-compter-interface-demo-shows-a-monkey-playing-pong.jpg.

［15］ Eisenberg A. Moving mountains with the brain, not a joystick. New York Times, 2008.

［16］ Ha K & Switzer Z. Synchron Announces Publication of Brain-Computer Interface Clinical Trial in JAMA Neurology. Businesswire, 2023 年 1 月 9 日。（https://www.businesswire.com/news/home/20230106005449/en/Synchron-Announces-Publication-of-Brain-Computer-Interface-Clinical-Trial-in-JAMA-Neurology）

［17］ Miguel Nicolelis. Beyond Boundaries: The New Neuroscience of Connecting Brains with Machines and How It Will Change Our Lives. Times Books, 2011.

［18］ Miguel Pais-Vieira, et al. A Brain-to-Brain Interface for Real-Time Sharing of Sensorimotor Information. Nature SCIENTIFIC REPORTS, 2013, 3: 1319.

［19］ 许峰雄.“深蓝”揭秘：追寻人工智能圣杯之旅. 黄军英，等译. 上海：上海科技教育出版社，2005.

［20］ 王培. 智能论纲要. 上海：上海科技教育出版社，2022.

［21］ 维基百科 Human Brain Project 条目 https://en.wikipedia.org/w/index.php?title=Human_Brain_Project&oldid=1133768049.

［22］ Markram H. The human brain project. Sci. Am, 2012, 6: 50−55.

［23］ Markram H, et al. Reconstruction and simulation of neocortical microcircuitry. Cell, 2015, 163: 456−492.

［24］ Koch C, Buice M A. A biological imitation game. Cell, 2015, 163: 277−280.

［25］ Kushner D. The discover interview − Henry Markram. Discover, 2009, (12): 61−77.

［26］ 蓝脑计划官网 https://www.epfl.ch/research/domains/bluebrain/.

［27］ Linden D J. Think Tank: Forty Neuroscientists Explore the Biological Roots of Human Experience. Yale University Press. New Haven and London, 2018.

［28］ Mauk M D. There is no principle that prevents us from eventually building machines that think. In Linden D J. Think Tank: Forty Neuroscientists Explore the Biological Roots of Human Experience. Yale University Press. New Haven and London, 2018.

［29］ Nicolelis M A L. The human brain, the true creator of everything, cannot be simulated by any Turing machine. In Linden D J. Think Tank: Forty Neuroscientists Explore the Biological Roots of Human Experience. Yale University Press. New Haven and London, 2018.

［30］ 顾凡及，卡尔·施拉根霍夫. 脑研究的新大陆. 顾凡及，译. 上海：上海教育出版社，2019.

［31］ Linden D J. The Accidental Mind: How Brain Evolution Has Given Us Love, Memory, Dreams, and God. Harvard University Press, 2007.
中译本：林登. 不完美的大脑：进化如何赋予我们爱情、记忆和美梦. 沈颖，等译. 上海：上海科学技术出版社，2022.

［32］ McKinstry J L, Edelman G M, Krichmar J L. A cerebellar model for predictive motor control tested in a brain-based device. Proc Natl Acad Sci U S A, 2016, 103: 3387−3392.

［33］ Robert F. Service The brain chip. Science, 2014, 345(6197): 614−616.

［34］ Furber S B, Galluppi F, Temple S, et al. The SpiNNaker Project, Proc IEEE, 2014, 102: 652−655.

［35］ https://www.westernsydney.edu.au/newscentre/news_centre/more_news_stories/world_first_supercomputer_capable_of_brain-scale_simulation_being_built_at_western_sydney_university.

后　记

　　"认识意识以及我们在知觉、动作、学习和记忆时精神过程的生物学基础也许是科学的最后前沿，也是对它的最后挑战。"

——坎德尔

　　虽然在最近100多年里，我们对脑的认识已大大加深，但是未知之处依旧广袤无边，需要有志之士一代又一代地扬帆远航去进行艰苦卓绝却又摄人心魂的探索。我希望这本书能引起一些读者特别是青年读者的兴趣，如果有读者以读本书为契机而走上了研究脑科学的道路，那将是对笔者最大的奖赏。当然，我明白，本书是一本科普读物，它只是脑科学盛宴之前的一道开胃菜，希望品尝正餐的读者，我推荐下面的菜单。

　　对于视觉特别有兴趣的，建议读：

　　寿天德. 视觉信息处理的脑机制（第2版）. 合肥：中国科学技术大学出版社，2010.

　　Gregory R L. Eye and Brain: The Psychology of Seeing. 5th ed.

Oxford: Oxford University Press, 1998.

对交叉学科研究脑科学感兴趣的，可读：

顾凡及，梁培基. 神经信息处理. 北京：北京工业大学出版社，2007.

对于学习和记忆有兴趣的读者，可读：

Kandel E R. In Search of Memory: The Emergence of a New Science of Mind. New York: W. W. Norton & Company, 2006. 中译本：追寻记忆的痕迹. 罗跃嘉，等译. 北京：中国轻工业出版社，2007.

李葆明. 大脑如何记忆. 南京：江苏教育出版社，2003.

如果对意识问题及其脑机制感兴趣，可读：

Crick F H C. The Astonishing Hypothesis: the Scientific Search for the Soul. New York: Charles Scribner's Sons, 1994. 中译本：惊人的假说——灵魂的科学探索. 汪云九，等译. 长沙：湖南科学技术出版社，1998.

Dawkins M S. Through our eyes only? The search for animal consciousness. New York: Oxford University Press, 1998. 中译本：眼见为实：寻找动物意识. 蒋志刚，等译. 上海：上海科学技术出版社，2001.

Edelman G M, Tononi G. A Universe of Consciousness: How Matter Becomes Imagination. Basic Books, 2000. 中译本：意识的宇宙——物质如何转变为精神上海（重译本）. 顾凡及，译. 上海：上海科学技术出版社，2019.

Koch C. The Quest for Consciousness: A Neurobiological Approach. Englewood, Colo: Roberts & Co Pub, 2004. 中译本：意识探秘——意识的神经生物学研究。顾凡及，侯晓迪，译. 上海：上海科学技术出版社，2012（2021 年重版）.

Peña-Guzman D M. When Animals Dream: The Hidden World of Animal Consciousness. Oxford: Princeton University Press. 2022. 中译本：

动物会做梦吗？动物的意识秘境.上海：上海科学技术出版社，2023.

对于智能问题感兴趣的读者，建议读：

王培.智能论纲要.上海：上海科技教育出版社，2022.

对于神经科学史感兴趣的读者，可以读：

Finger S. Origins of Neuroscience: A History of Explorations into Brain Function. New York: Oxford University Press, 1994.

陈宜张.神经科学的历史发展和思考.上海：上海科学技术出版社，2008.

其他关于脑科学的高级科普书：

Damasio A R. Descartes' Error: Emotion, Reason, and the Human Brain. New York: Quill, 2000.（该书作者还有许多佳作，并多有中译本，可从网上查阅。）

Ramachandran V S, Blakeslee S. Phantoms in the Brain: Probing the Mysteries of the Human Mind. New York: William Morrow and Company, 1998. 中译本：脑中魅影——探索心智之谜.顾凡及，译.长沙：湖南科学技术出版社，2018.

关于脑科学的教科书或专著：

Bear M F, Connors B W, Paradiso M A. Neuroscience: Exploring the Brain. 4th ed. Wolters Kluwer, 2016. 中译本：神经科学——探索脑（第四版）.朱景宁，王建军，主译.北京：电子工业出版社，2023.

Nicholls J G, Martin A R, Wallace B G, et al. From Neuron to Brain. 4th edition. Sunderland, MA: Sinauer Associates, 2001. 中译本：神经生物学——从神经元到脑.杨雄里，等译.北京：科学出版社，2003.

Dowling J. Neurons and Networks: An Introduction to Neuroscience. 2nd ed. The Belknap Press of Harvard University Press, 2001.

Gazzaniga M S, Ivry R B, Mangun G R. Cognitive Neuroscience: The

Biology of the Mind. 2nd ed. New York: W. W. Norton & Company, 2009. 中译本：认知神经科学——关于心智的生物学. 周晓林，等译. 北京：中国轻工业出版社，2011.

　　Kandel E R, Schwartz J H, Jessell T M. Principles of Neural Science. 神经科学原理（上、下册）. 5 版. 北京：机械工业出版社，2013.

　　Rosenzweig M R, Breedlove S M, Leiman A L. Biological Psychology. 3rd ed. Sunderland, MA: Sinauer Associates, 2002.

　　Sekuler R, Blake R. Perception. 4th ed. New York: McGraw-Hill, 2002.

　　Wolfe J M, Kluender K R, Levi D M, et al. Sensation & Perception. Sunderland, MA: Sinauer Associates, 2006.

　　Zeki S. A Vision of the Brain. Cambridge, MA: Blackwell Scientific Publications, 1993.

　　有关脑科学的网站：

　　神经科学科普网站"Neuroscience for kids"（http://faculty.washington. edu/chudler/neurok.html）。

　　视觉错觉的网站"78 Optical Illusions & Visual Phenomena (Visual Illusion Optische Tauschung) by Michael Bach" (http://www.michaelbach. de/ot/) 和 "Al Seckel's Homepage of Illusions, Perception & Cognitive Science" (http://www.illusionworks.com/)。

　　教学网站"Annenberg Media" (http://www.learner.org/)。

　　神经科学教育资源虚拟百科全书网站"NERVE" (http://www.ndgo. net/sfn/nerve/)。

　　最后，笔者不避"王公卖瓜"之嫌，想向读者建议，如有兴趣的话，可以读读笔者在本书初版出版以后陆续出版的几本书，这是因为这些书是笔者以写作为由，实际上也是自己重新学习脑科学之所得、所悟。这或许对还没走过这条路的读者会有所帮助。

　　如笔者在自序中所言，在开始科普写作时，笔者的目标是引起读者学习脑科学的兴趣，所以重点是通过每讲一个故事说明一个脑科学的道理，努力写出熔科学性、趣味性和前沿性为一炉的文理融合的读物，这类书就是本书及其姐妹篇《脑科学的新故事——关于心智的故事》（上海科学技术出版社，2017），还有两本专门写给少年儿童的书也属于这一范畴，这就是：

　　顾凡及. 好玩的大脑. 上海：少年儿童出版社，2008.

　　顾凡及. 心智探秘101. 上海：少年儿童出版社，2015.

　　在写作这些作品以及为此而重新学习时，笔者对自己所写的内容提出了个问题：我们怎么知道这些所写的内容是对的，有没有别种可能？也就说，不仅要知其然，而且更重要的还要知其所以然。这样就促使笔者专门学习神经科学史和作出重大发现的神经科学家的传记。为了回答这些问题，就像本书及其姐妹篇一样，也写出了下面的两本姐妹篇：

　　顾凡及. 脑海探险——人类怎样认识自己. 上海：上海科学技术出版社，2014.

　　顾凡及. 三磅宇宙与神奇心智. 上海：上海科技教育出版社，2017.

　　在探究这些问题时，笔者又向自己提出了个新问题，书上讲的，甚至上了教科书的是否都一定对？在脑科学上还存在哪些没有定论的"开放问题"？为此通过友人的介绍，在网上结识了一位素未谋面的密友、德国的退休信息技术工程师卡尔·施拉根霍夫（Karl Schlagenhauf）博士，来回通信讨论这些问题，并在6年讨论的基础上写成三本一套的"脑与人工智能系列"套书：

　　顾凡及，施拉根霍夫. 脑研究的新大陆：一位德国工程师和一位中国科学家之间的对话. 顾凡及，译. 上海：上海教育出版社，2019.

　　顾凡及，施拉根霍夫. 意识之谜与心智上传的迷思：一位德国工程师和一位中国科学家之间的对话.顾凡及，译.上海：上海教育出版社，2019.

顾凡及，施拉根霍夫.人工智能的第三个春天：一位德国工程师和一位中国科学家之间的对话.顾凡及，译.上海：上海教育出版社，2019.

与此同时，在读脑科学家传记时，笔者又思索起为什么这些大师们能对脑科学做出这么大的贡献，而自己则碌碌无为？反思自己的科研道路，对照他们的成功经验，希望找出他们的成才之路和治学之道。我想这对后人也许有些借鉴意义。结果发现大师们出身不一，环境和境遇各不相同，当然每个人的天赋和性格也不可能一样，因此他们的成才之路可以说是千姿百态，并没有一个标准的模式可以拷贝。但是从品质上来说，他们都具有好奇、质疑和坚毅的品质，从治学之道上来说，从志、学、思、问四个方面却确实有共同之处。或者可以用复旦大学的校训"博学而笃志，切问而近思"来加以总结。不过这些如果不通过大师们的事迹具体介绍的话，就未免流于空洞。因此笔者就选择神经科学史上25个关键时刻做出重大贡献的29位大师，通过介绍他们如何成长，以及如何在关键时刻做出具有里程碑意义的发现来介绍他们的共有品质和治学之道。这就是下面这本书：

顾凡及.发现大脑：谁开启了心智之旅.上海：上海科技教育出版社，2021.

虽然按照这样的顺序写书，并非笔者在事先有意为之，不过这确实也是想重新认真学习的合乎逻辑的自然发展。有兴趣的读者不妨考察一下笔者的心路历程，或许会有所得。当然笔者之所思、所写未必都对，笔者欢迎读者的质疑和批评。聊备一格，仅供参考而已。